张志聪

用药心法

主　编　李成文

副主编　方　芳　吴开明

编　委　李成文　方　芳　刘　妍

U0235500

人民卫生出版社

图书在版编目（CIP）数据

张志聪用药心法 / 李成文主编 . —北京：人民卫
生出版社，2019

ISBN 978–7–117–29609–0

Ⅰ. ①张… Ⅱ. ①李… Ⅲ. ①中草药 – 用药法 Ⅳ.
①R28

中国版本图书馆 CIP 数据核字（2019）第 297021 号

人卫智网	www.ipmph.com	医学教育、学术、考试、健康，购书智慧智能综合服务平台
人卫官网	www.pmph.com	人卫官方资讯发布平台

张志聪用药心法

主　　编：李成文
出版发行：人民卫生出版社（中继线 010-59780011）
地　　址：北京市朝阳区潘家园南里 19 号
邮　　编：100021
E - mail：pmph @ pmph.com
购书热线：010-59787592　010-59787584　010-65264830
印　　刷：保定市中画美凯印刷有限公司
经　　销：新华书店
开　　本：710×1000　1/16　　印张：15
字　　数：253 千字
版　　次：2019 年 12 月第 1 版　2019 年 12 月第 1 版第 1 次印刷
标准书号：ISBN 978-7-117-29609-0
定　　价：48.00 元
打击盗版举报电话：010-59787491　E-mail：WQ @ pmph.com
质量问题联系电话：010-59787234　E-mail：zhiliang @ pmph.com

前言

明代著名医学家徐春甫《医学指南捷径六书·不读本草歌》云:"不读本草,焉知药性?专泥药性,决不识病。假饶识病,未必得法。识病得法,工中之甲。能穷《素问》,病受何气?便知用药,当择何味。"清代著名医学家张志聪就是明理、知药、识病、得法之人。

张志聪(约1616—1674),字隐庵,浙江钱塘(今浙江杭州)人。师从伤寒大家张遂辰,重视中医理论研究,撰写《黄帝内经素问集注》《黄帝内经灵枢集注》《伤寒论宗印》《侣山堂类辩》《医学要诀》《针灸秘传》等著作;复受卢之颐《本草乘雅半偈》影响而潜心本草,撰写《本草崇原》。在侣山堂开馆授徒,探讨学术,阐释《黄帝内经》《伤寒论》《金匮要略》《神农本草经》四大经典,医药并举,编纂歌诀,方便教学,对后世产生了深远的影响。其中医理论造诣无人不知,但本草学成就知晓者甚少。张氏本草之论涵盖别名、产地、鉴别、炮制、药性、归经、功效、主治、配伍、禁忌、药效分析、本草歌诀等诸多方面。其在采录名家文献、剖析本草功效、阐发疗病机理等方面有独到见解,因散见于《本草崇原》《侣山堂类辩》《医学要诀》三书,不便同时翻阅,故将三书本草内容给予系统梳理,重新编纂,以药为纲,先论后批,末以歌诀,以便研读者系统领略张志聪用药心法,指导临床用药。

编纂本书时,《本草崇原》参考光绪二十二年上海图书集成书局《医林指月》本,《侣山堂类辩》参考乾隆三十六年宝笏楼刻本,《医学要诀》参考安徽省图书馆藏清刻本。张志聪所加注解放入括号内。《医学要诀》中眉批,排成楷体字。现今不常用药、禁用药不予收录。书后附录笔画索引,便于查找。

本书由方芳编写约11万字,吴开明编写约11万字,李成文通审全稿,刘妍校对。

由于编者水平有限,不当之处敬请斧正。

李成文五十有九 于戊戌孟春

目 录

艾　叶

《尔雅》名冰台，言削冰令圆，举而向日，以艾承其影，则得火。夫阳生于阴，火生于水，艾能得水中之真阳，是以伤寒阴证，厥冷脉绝，中风尸厥，小儿脐风慢惊，有起死回生之功，所谓陷下则灸之也。痈疽初起，灸之则散，火郁则发之也。百病灸之有益者，阳生则阴长也。煎服而治一切失血，及胎产血证者，气行则血归于经也。子宫虚冷服之有妊者，阴中生阳也。止心腹冷痛者，能温中而散气也。老人丹田气弱，脐腹畏冷者，以熟艾入布袋兜其脐腹，妙不可言。寒湿脚气，以此夹入袜内甚效。

【歌诀】

艾叶苦温灸百病，煎止吐血下痢证；

风寒崩漏带下清，虚冷服之有子信。(《医学要诀》别录中品)

【按】"风寒崩漏带下清，虚冷服之有子信"互换为"虚冷服之有子信，风寒崩漏带下清"更上口。

巴　豆

气味辛温，有毒。主治伤寒温疟寒热，破癥瘕结聚，坚积留饮，痰澼，大腹，荡练五脏六腑，开通闭塞，利水谷道，去恶肉，除鬼毒蛊疰邪物，杀虫鱼。

巴豆出巴郡川谷，今嘉州、眉州、戎州皆有之。木高一二丈，叶似樱桃而厚大，初生青色，后渐黄赤，至十二月叶渐凋，二月复渐生，四月旧叶落尽，新叶齐生，即花发成穗，微黄色，五六月结实作房青色，七八月成熟而黄，类白豆蔻，渐渐自落乃收之，一窠有三子，子仍有壳，用之去壳。戎州出者，壳上有纵纹隐起如线，或一道，或二道，或三道，土人呼为金线巴豆，最为上品。

巴豆生于巴蜀，气味辛温，花实黄赤，大热有毒。其性剽悍，主治伤寒温疟寒热者,辛以散之,从经脉而外出于肌表也。破癥瘕结聚,坚积留饮,痰澼,大腹者,温以行之,从中土而下泄于肠胃也。用之合宜,有斩关夺门之功,故荡练五脏六腑,开通闭塞,闭塞开通,则水谷二道自利矣。其性慓悍,故去恶肉。气合阳明,故除鬼毒蛊疰邪物,杀虫鱼。《经》云:两火合并是为阳明。巴豆味极辛,性大温,具两火之性,气合阳明,故其主治如此。

愚按:凡服巴霜,即从胸胁大热,达于四肢,出于皮毛,然后复从肠胃而出。《伤寒论》有白散方,治伤寒寒实结胸用此。古人称为斩关夺门之将,用之若当,真瞑眩瘳疾之药,用之不当,非徒无益而反害矣。(《本草崇原》卷下)

巴豆辛温有大毒,乃斩关夺门之将,能吐能下,能止能行,可升可降药也。与大黄同用,泻人反缓,为其性相畏也。主大腹水胀,荡练五脏六腑,开通闭塞,利水谷道;去恶肉,除毒蛊疰,脏虫邪物,疗女子月闭烂胎;治一切积滞,寒澼宿食,水蛊大腹,泻痢惊痫,心腹疼痛,疝气积疰,风喎耳聋,齿痛喉痹,二便不通,阴毒伤寒,伏暑霍乱,小儿吐泻,痈毒疔疮。

眉批:《别录》云:生热熟寒。畏大黄、黄连。

【歌诀】

巴豆主伤寒寒热,温疟癥瘕积聚结;

留饮痰澼脏腑壅,利水谷道虫毒物。(《医学要诀》草诀)

巴 戟 天

气味辛甘,微温,无毒。主大风邪气,阴痿不起,强筋骨,安五脏,补中,增志,益气。

巴戟天,一名不凋草,始出巴郡及下邳山谷,今江淮、河东州郡亦有,然不及川蜀者佳。叶似茗,经冬不凋,根如连珠,白紫色,以连珠多,肉厚者为胜。

巴戟,生于巴蜀,气味辛甘,禀太阴金土之气化。其性微温,经冬不凋,又禀太阳标阳之气化。主治大风邪气者,得太阴之金气,金能制风也。治阴痿不起,强筋骨者,得太阳之标阳,阳能益阴也。安五脏,补中者,得太阴之土气,土气盛,则安五脏而补中。增志者,肾藏志而属水,太阳天气,下连于水也。益气者,肺主气而属金,太阴天气,外合于肺也。(《本草崇原》卷上)

巴戟天,气味辛温,补肾之药也。天一生水,一元之气,由水中而生。肾气元气充足,则五脏之气皆敷和矣。风为阳邪,补阴气,则阳邪自解,邪正之不两立也。故凡补药,兼主去邪。又主利水消肿者,能温寒水也。

眉批:辛补肾,温补命门。

【歌诀】

巴戟大风邪气逐,阴痿不起强筋骨;

能安五脏兼补中,增志益气虚劳复。(《医学要诀》草诀)

白 扁 豆

豆为水谷,扁豆蔓延而色白,得金水之相生。香薷饮用之清暑者,三伏溽暑,金受火烁,故用白扁豆,吸水气以上资,子能令母实也。故又主消渴崩淋滞下,下者举之也;上下之气交通,则中气和而逆气下矣。

眉批:凡蔓草能引根气上资。

【歌诀】

扁豆甘平主下气,和中益脾止吐利;

霍乱湿热消渴平,清暑治崩并带腻。(《医学要诀》别录中品)

白 豆 蔻

辛温香窜,轻清而升。苏恭曰:补肺益脾,去寒冷心腹疼痛,散胸中滞气之妙品也。又治太阳经内眦红筋目赤。

【歌诀】

白豆蔻主积冷气,噎膈呃逆及反胃;

消谷宽胸滞气疏,止痛益脾兼补肺。(《医学要诀》开宝本草)

白 附 子

白附子,辛热有小毒,乃阳明经药。与附子相似,故得此名,实非附子类也。主心痛血痹,中风头风,慢脾惊风,痰厥眩晕。治喉痹肿痛。用白附子、枯矾等分,研末涂舌上,有涎,吐出即愈。

【歌诀】

白附子主心血痹,面上百病行药势;

中风失音口㖞斜,喉痹头风并疝气。(《医学要诀》别录下品)

白果（银杏）

银杏甘苦平涩。益气定喘，止嗽降痰；缩小便，止白浊。治赤白带下，肠风下血，鼻面酒齇，乳痈水疔。（《医学要诀》药性备考）

白 花 蛇

风善行数变，蛇亦善行数蜕，而花蛇又食石南藤，故能透骨搜风，截惊定搐。为风痹惊搐，癫癎瘰疬，杨梅恶疮要药。取其内走脏腑，外彻皮肤，无处不到，以毒攻毒，而功力胜于诸蛇也。得酒良。凡服蛇酒药，切忌见风。

【歌诀】
白花蛇温主中风，湿痹不仁筋脉疢；
半身不遂口㖞斜，疬癫惊风骨节痛。（《医学要诀》开宝本草）

白 及

气味苦平，无毒。主治痈肿，恶疮败疽，伤阴死肌，胃中邪气，贼风鬼去，痱缓不收。

白及近道处处有之，春生苗，叶如生姜、藜芦，三四月抽出一台，开花红紫色，长寸许，中心吐舌，宛若草兰，今浙人谓之箬兰。花后结实，七月中熟，黄黑色，根似菱，黄白色为末作糊，性稠粘难脱。

白及气味苦平，花红根白，得阳明少阴之气化。少阴主藏精，而精汁生于阳明，故主治痈肿恶疮，贼风痱缓诸证。（《本草崇原》卷下）

白及苦平微寒。主痈疽恶疮败疽，伤阴死肌；胃中邪气，贼风鬼击，痱缓不收，一切疮毒，止痛生肌；止肺血鼻衄。（《医学要诀》药性备考）

白 芥 子

白芥子辛能入肺，温能发散，故有利气豁痰、温中开胃，散痛消肿辟恶之功。丹溪云：痰在胁下及皮里膜外，非白芥子不能达。

【歌诀】

芥子辛温主归鼻,邪恶疰气并喉疾;

利窍发汗去风寒,止嗽豁痰开肺实。(《医学要诀》别录上品)

白　蔹

气味苦平,无毒。主治痈肿疽疮,散结气,止痛除热,目中赤,小儿惊痫,温疟,女子阴中肿痛,带下赤白。

白蔹《本经》名白草,近道处处有之,二月生苗,多在林中,蔓延赤茎,叶如小桑,五月开花,七月结实,根如鸡鸭卵而长,三五枚同一窠,皮黑肉白。一种赤蔹,皮肉皆赤,而花实功用相同。

蔹者,取秋金收敛之义,古时用此药敷敛痈毒,命名盖以此。有赤白二种,赋禀与白及相同,故主治不甚差别。白及得阳明少阴之精汁,收藏于下,是以作糊稠粘。白蔹乃蔓草,性唯上延,而津液濡上,故兼除热清目,小儿惊痫,及女子阴中肿痛,带下赤白。又,治温疟者,主清下焦之热,其性从下而上也。(《本草崇原》卷下)

白蔹苦平。主痈肿疽疮,散结气,止痛除热,目中赤;小儿惊痫温疟,女子阴中肿痛,带下赤白,及疔肿瘰疬。(《医学要诀》药性备考)

白　茅　根

气味甘寒,无毒。主治劳伤虚羸,补中益气,除瘀血血闭,寒热,利小便。

茅草,处处由田野有之,春生芽,布地如针,俗谓之茅针。其叶如矛,边有锋棱,又名刀茅。茅有白茅、菅茅、黄茅、香茅、芭茅数种,叶皆相似。白茅根甚洁白,味甘如蔗,其根柔软如筋,故一名地筋,干之夜视有光,故腐则变为萤火茅,叶可以苫盖,及供祭祀苞苴之用。

白茅,色白味甘,上刚下柔,根多津汁,禀土金水相生之气化。主治劳伤羸瘦者,烦劳内伤,则津液不荣于外,而身体羸瘦。茅根禀水精而多汁,故治劳伤羸瘦。补中益气者,中土内虚,则气不足。茅根禀土气而味甘,故能补中益气。除瘀血血闭者,肝气内虚,则血不荣经,而为瘀血血闭之证。茅根禀金气而色白,故除瘀血血闭。肺金之气外达皮毛,则寒热自愈。皮毛之气下输膀胱,则小便自利。(《本草崇原》卷中)

李时珍曰:白茅根,甘寒能除伏热,利小便,故主止诸血哕逆,喘急消渴,及黄疸水肿。乃良物也,世人因微而忽之。

【歌诀】

茅根劳伤虚羸倦,血闭寒热利小便;

补中益气瘀血除,五淋吐衄诸血见。(《医学要诀》草诀)

白　前

气味甘,微温,无毒。主治胸胁逆气,咳嗽上气,呼吸欲绝。(《别录》)。

陶弘景曰:白前出近道,根似细辛而大,色白,不柔易折。苏恭曰:苗高尺许,其叶似柳,或似芫花,根长于细辛,白色生洲渚沙碛之上,不生近道,俗名石蓝,又名嗽药。马志曰:根似白薇、牛膝辈。陈嘉谟曰:似牛膝粗长坚直,折之易断者,白前也。似牛膝细短柔软,折之不断者,白薇也。近道俱有,形色颇同,以此别之,大致差误。

寇宗奭曰:白前能保定肺气,治嗽多用,以温药相佐使尤佳。李时珍曰:白前色白而味微辛甘,手太阴药也。长于降气,肺气壅实而有痰者宜之。若虚而长哽气者,不可用。张仲景治咳而脉浮者,泽漆汤中亦用之。愚以泽漆汤方有紫参,复有白前,故因紫参而附白前于此也。白前虽《别录》收入中品,而仲祖方中先用之,则弘景亦因古方录取,但出处不若《本经》之详悉,学人须知。(《本草崇原》卷中)

嘉谟[①]曰:似牛膝粗长坚直易断者,白前也;似牛膝短小柔软能弯者,白薇也。近道俱有,形色颇同,以此别之,不致差误。时珍曰:白前色白而味辛甘,手太阴药也。长于降气,肺气壅实而有痰者宜之。若虚而长哽气者,不可用也。凡清利肺气之药,能制奔豚,母能制子逆也。

眉批:亟叶契。急也。

【歌诀】

白前主胸胁逆气,上气呼吸欲绝亟;

咳嗽嗄呷不得眠,能制奔豚清利肺。(《医学要诀》别录中品)

白　石　英

气味甘,微温,无毒。主治消渴,阴痿不足,咳逆,胸膈间久寒,益气,除风

---

① 嘉谟:指明代著名医学家陈嘉谟,字廷采,号月朋子,安徽祁门人,著有《本草蒙筌》。

湿痹。久服轻身长年。

白石英,始出华阴山谷及太山,今寿阳、泽州、虢州、洛州山中俱有。大如指,长二三寸,六面如削,白莹如玉而有光,长五六寸益佳。或问天地开辟,草木始生,后人分移莳植,故他处亦有。今土中所生之石,亦有始生,与他处之分何耶?愚曰:草木金石虫鱼皆为物类,始生者开辟之初,物之先见也。他处者,生育之广,物之繁盛也。天气从东南而西北,则草本始生东南者,未始不生西北,西北虽生,不如东南之力也。地气从西北而东南,则金石之始生西北者,未始不生东南,东南虽生,不如西北之力也。而岂莳植移徙之谓哉!若以草木土石而异视之,何所见之不大也。

紫白石英,品类相同,主治亦不甚远。紫为木火之色,气味甘温,故治心腹、肾脏之寒。白为金方之色,气味甘、微温,亦治肾脏、胸膈之寒,而兼上焦之燥,此大体同而微异也。(《本草崇原》卷上)

石英光莹似瑛,钟山之英气者也。色白属金而主气,故能益气强阴,主治咳逆肺证。气化则消渴解而湿痹除矣。

眉批:白属金,石主肾,得金水子母之相资。

【歌诀】

白石英温除风湿,咳逆久寒在胸膈;

消渴益气阴痿强,肺痿肺痈吐脓血。(《医学要诀》草诀)

白 糖

甘寒。主心腹热胀,口干渴,天行热狂,下痢噤口,上气喘嗽。润心肺大小肠。(《医学要诀》药性备考)

甘寒凉利。主心腹热胀,口干渴。治目中热膜,明目。润心肺燥热,止嗽消痰。(《医学要诀》药性备考)

白 头 翁

气味苦温,无毒,主治温疟,狂狂寒热,癥瘕积聚,瘿气,逐血,止腹痛,疗金疮。

白头翁高山田野处处有之,正月生苗,叶如杏叶,上有细白毛,茎头着花紫色,如木槿花,近根有白茸,根紫色深,如蔓菁,其苗有风则静,无风而摇,与赤箭、独活同也。陶隐居曰:近根处有白茸,状如白头老翁,故以为名。寇宗奭曰:白头翁生河南洛阳界,于新安山野中,屡尝见之。山中人卖白头翁丸,言服之寿考。不失古人命名之义。

白头翁,无风而摇者,禀东方甲乙之气,风动之象也。有风则静者,得西方庚辛之气,金能制风也。主治温疟者,温疟之邪,藏于肾脏,禀木气则能透发母邪也。狂寒热,温疟病也。治癥瘕积聚,瘿气,逐血者,禀金气则能破积聚而行瘀也。止腹痛,乃腹中之痛,有由于积滞者,积滞去,故痛止也。疗金疮,是和血行瘀之效。(《**本草崇原**》卷下)

白头翁苦温,有小毒。主温疟狂狡寒热,癥瘕积聚,瘿气;逐血,止腹痛,疗金疮,治热利下重。(《**医学要诀**》药性备考)

白　　薇

气味苦咸平,无毒。主治暴中风,身热肢满,忽忽不知人,狂惑邪气,寒热酸疼,温疟洗洗,发作有时。

白薇《本经》名春生,出陕西及舒、滁、润、辽诸处。其根黄白色,类牛膝,而短小柔软可曲者,白薇也。坚直易断者,白前也。《乘雅》云:根似牛膝而细长尺许,色黄微白,芳香袭人者,白微也。色白微黄,折之易断者,白前也。

凡草木皆感春气而生,唯《本经》号白薇为春生。谓其能启水天之精气,随春气而生升也。其味苦咸,咸者水也,苦者火也。禀太阳寒水之气在下,标阳之气在上也。根色黄白,又阳明秋金之气,而秋金之气,合肺气于皮毛,亦太阳之所主也。太阳标阳之气,行于肌表,故主治暴中风。太阳寒水之气,周于一身,故主治身热。肢满,风邪淫于四末也。忽忽,眩晕貌。忽忽不知人,风邪行于头目也。夫风者,百病之长,善行数变。狂惑邪气,风淫血分而涉于心包矣。寒热酸痛,风淫肌腠而涉于经脉矣。白薇禀秋金之气,故治诸风之变证。先热后寒,名曰温疟。温疟洗洗,如水洒身之寒也。温疟发作有时,白薇禀寒水之气,上行外达,故治温疟。又得太阳之标阳,故治温疟之洗洗。(《**本草崇原**》卷中)

白薇味苦咸而性寒,白主气,苦走血,咸走骨,寒清热。盖行气血而清风热之妙品也。故治风温温疟,及妇人血厥血厥皆用之。

【歌诀】
白薇暴中风身热,肢满忽忽人不知;
狂惑邪气寒热痛,温疟洗洗发有时。(《**医学要诀**》草诀)

白 鲜 皮

气味苦寒,无毒。主治头风,黄疸,咳逆,淋沥,女子阴中肿痛,湿痹死肌,不可屈伸、起止行步。

白鲜出河中江宁、滁洲、润州皆有之,以川蜀者为胜。苗高尺余,茎青叶稍白,四月开花紫白色,根皮白色,根心内实,其气腥膻。

白鲜臭腥色白,气味苦寒,禀金水之精,而治风热之证,主治头风,金能制风也。治黄疸,水能清热也。禀金气而益肺,故治咳逆。禀水气而益膀胱,故治男子淋沥,女子之阴中肿痛。燥气属金,故治湿痹之死肌。水气主骨,故治骨属不可屈伸,及不可起止行步也。(《本草崇原》卷中)

李时珍曰:白鲜皮气寒善行,味苦性燥,足太阴阳明去湿热药也。兼入手太阴阳明,为诸黄风痹要药。世医止施之疮科,浅矣!

【歌诀】

白鲜头风黄疸清,咳逆淋沥及痫惊;

女子阴中肿痛止,湿痹死肌难屈伸。(《医学要诀》草诀)

【按】"湿痹死肌难屈伸"改为"湿痹死肌难屈行"更好。

白 芷

气味辛温,无毒。主治女人漏下赤白,血闭,阴肿,寒热头风侵目泪出,长肌肤,润泽颜色,可作面脂。

白芷处处有之,吴地尤多。根长尺余,粗细不等,色白气香。

白芷,臭香色白,气味辛温,禀阳明金土之气化。主治妇人漏下赤白,血闭阴肿者,《经》云:阳明胃脉,其气下行而主阖。白芷辛温,禀阳明燥金之气下行,则漏下赤白,血闭阴肿可治也。治寒热头风侵目泪出者,白芷芳香,气胜于味,不但禀阳明燥金之气下行,且禀阳明中土之气上达,故寒热头风侵目泪出可治也。土主肌肉,金主皮肤,白芷得阳明金土之气,故长肌肤。面乃阳明之分部,阳气长,则其颜光,其色鲜,故润泽颜色。白芷色白,作粉如脂,故可作面脂。(《本草崇原》卷中)

白芷色白,味辛臭香,阳明之宣剂也。荣卫气血,皆阳明谷精之所生,是以肌肤长而颜色润泽也。荣卫运行,又何虑风寒漏下之为患乎?又主破宿血,生新血,乳痈发背,瘰疬肠风,鼻衄鼻渊,齿痛目赤,大便风闭,妇人血风眩晕者,能行荣卫而去风寒之邪也。

眉批:治头风在阳明,故治眉棱骨痛。

【歌诀】

白芷辛温主寒热,头风侵目泪欲出;

漏下赤白阴肿疼,血闭长肌润颜色。(《医学要诀》草诀)

白 术

气味甘温,无毒。治风寒湿痹、死肌、痉、疸,止汗,除热,消食,作煎饵。久服轻身、延年、不饥。

术始出南郑山谷,今处处有之,以嵩山、茅山及野生者为胜,其根皮黄、肉白,老则苍赤。质多膏液,有赤白二种《本经》未分,而汉时仲祖汤方始有赤术、白术之分。二术性有和暴之殊,用有缓急之别。

按:《本经》单言曰术,确是白术一种,苍术固不可以混也,试取二术之苗、叶、根、茎、性味禀之,种种各异。白术近根之叶,每叶三岐,略似半夏,其上叶绝似棠梨叶,色淡绿不光。苍术近根之叶,作三五叉,其上叶则狭而长,色青而润。白术茎绿,苍术茎紫。白术根如人指,亦有大如拳者,皮褐色,肉白色,老则微红。苍术根如老姜状,皮色苍褐,肉色黄,老则有朱砂点。白术味始甘,次微辛,后乃有苦。苍术始甘,次苦,辛味特胜。白术性和而不烈,苍术性燥而烈,并非一种可知。后人以其同有术名,同主脾胃,其治风寒湿痹之功亦相近,遂谓《本经》兼二术言之,盖未尝深辩耳。观《本经》所云止汗二字,唯白术有此功,用苍术反是,乌得相混耶!白术之味,《本经》云苦,陶弘景云甘,甄权云甘辛,张杲云味苦而甘,今取浙中所产白术尝之,实兼甘辛苦三味。夏采者,辛多甘少;冬采者,甘多辛少,而后皆归于苦。是知诸说各举其偏,而未及乎全也。隐庵于《本经》原文定苦字为甘字,爰以白术为调和脾土之品,甘是正味,苦乃兼味,故采弘景之说,以订正之耳。

白术气味甘温,质多脂液,乃调和脾土之药也。主治风寒湿痹者,《素问·痹论》云:风寒湿三气杂至,合而为痹。白术味甘,性温,补益脾土,土气运行,则肌肉之气外通皮肤,内通经脉,故风寒湿之痹证皆可治也。夫脾主肌肉,治死肌者,助脾气也。又脾主四肢,痉者,四肢强而不和。脾主黄色,疸者,身目黄而土虚。白术补脾,则痉疸可治也。止汗者,土能胜湿也。除热者,除脾土之虚热也。消食者,助脾土之转运也。作煎饵者,言白术多脂,又治脾土之燥,作煎则味甘温而质滋润,土气和平矣。故久服则轻身延年不饥。

愚按:太阴主湿土而属脾,为阴中之至阴,喜燥恶湿,喜温恶寒。然土有湿气,始能灌溉四旁,如地得雨露,始能发生万物。若过于炎燥,则止而不行,为便难脾约之证。白术作煎饵,则燥而能润,温而能和,此先圣教人之苦心,学者所当体会者也。(《本草崇原》卷上)

术有补土燥湿之功,故能开胃运脾,和中益气,消食化痰,止汗治利。又主生津液者,津液生于胃腑也。能除湿肿胀满,利水道者,脾气运行,则胀满消而水液布矣。利腰脐间血者,气运于上,瘀行于下矣。止呕吐泄痢者,运脾而开胃也。能安胎者,厚土以载物也。

【歌诀】

白术甘温补脾胃,风寒湿痹及下利;

止汗除热痉疽平,消食活肌化痰气。(《医学要诀》草诀)

百　　部

百部乃蔓草,与天冬同类,一名野天门冬,故皆治肺病杀虫。但百部气温,寒嗽宜之。天冬气寒,热嗽宜之。此为异耳。

眉批:虫,阴类也,启阴之药皆能杀虫。

【歌诀】

百部甘温主杀虫,蛔蛲寸白蛀蝇蠓;

尸劳骨热儿疳病,咳嗽气逆黄肿通。(《医学要诀》别录中品)

百　草　霜

此山间人烧百草柴之突烟也。消化积滞,止上下诸血;黄疸疟痢,噎膈呕吐,咽喉口舌诸疮,妇人崩中带下,逆产横生,胎前产后诸病。宜年久者。(《医学要诀》药性备考)

百　　合

气味甘平,无毒。主治邪气腹胀心痛,利大小便,补中益气。

百合近道山谷处处有之。三月生苗,高二三尺,一茎直上,叶如竹叶,又似柳叶,四向而生,五月茎端开白花,芬芳六出,四垂向下,昼开夜合,故名夜合花。其根如蒜,细白而长,重叠生二三十瓣。煮食甘美,取瓣分种,如种蒜法,一种花红不四垂者,山丹也。一种花红带黄而四垂,上有黑斑点,其子黑色,结在枝叶间者,卷丹也。其根皆同百合,皆可煮食,而味不美。盖一类三种,唯白花者入药,余不可用。

百合色白属金,味甘属土,昼开夜合,应天道之昼行于阳,夜行于阴,四向六合,应土气之达于四旁。主治邪气腹胀心痛者,邪气下乘于脾,则地气不升而腹胀。邪气上乘于肺,则天气不降而心痛。盖腹者脾之部,肺者心之盖也。利大小便者,脾气上升,肺气下降,则水津四布,糟粕营运矣。补中者,补脾。益气者,益肺也。(《本草崇原》卷中)

百合庭前植百合、紫苏各数茎,见百合花昼开夜合,紫苏叶朝挺暮垂,因悟草木之性,感天地阴阳之气而为开阖者也。如春生、夏长、秋成、冬殒,四时之开阖也;昼开、夜合、朝出、暮入,一日之开阖也。是以一岁之中有四时,一日之中有四时,而人、物应之。百合色白气平,其形象肺,能助呼吸之开阖,故主邪气腹胀心痛,盖气行,则邪散而胀痛解矣,主利大小便者,气化则出也;主补中益气者,气之发原于中也。苏色紫赤,枝茎空通,其气朝出暮入,有如经脉之气,昼行于阳,夜行于阴,是以苏叶能发表汗者,血液之汗也(白走气分,亦走血分)。枝茎能通血脉,故易思兰先生常用苏茎通十二经之关窍,治咽膈饱闷,通大小便,止下利赤白。予亦常用香苏细茎,不切断,治反胃膈食,吐血下血,多奏奇功。盖食气入胃,散精于肝。浊气归心,肝主血,而心主脉。血脉疏通,则食饮自化。《经》云:阳络伤则吐血,阴络伤则下血。通其络脉,使血有所归,则吐下自止。夫茜草、归、芎之类,皆能引血归经,然不若紫苏昼出夜入之行速耳!于戏,阴阳开阖,天地之道也,进乎技矣!(《侣山堂类辩》卷下)

百合色白,其形像肺。昼开夜合,如气之日行于阳,夜行于阴。而肺为气之帅也,故主补中益气,清肺健脾。主邪气者,能补正气也。利大小便者,能司开合,气化则便自出矣。治心痛者,肺乃心之盖,金水之气,能济火也。气清,则腹胀消而咳嗽止矣。《别录》治浮肿胪胀,痞满寒热,通身疼痛,乳难喉痹,涕泪惊悸,乳痈疽毒,癫邪狂叫,肺病吐血,皆取其补中去邪而司开合也。仲景以百合治百合病,乃百脉一宗为病,肺朝百脉也。

【歌诀】

百合甘平主邪闭,大便能通小便利;

心痛腹胀咳嗽清,补肺补中并益气。(《医学要诀》草诀)

柏子仁(柏实)

气味甘平,无毒。主治惊悸,益气,除风湿,安五脏。久服令人润泽美色,耳目聪明,不饥不老,轻身延年。

柏木处处有之,其实先以太山者为良,今以陕州、宜州、乾州为胜。柏有数种,叶扁而侧生者,名侧柏叶,可以入药。其实皆圆柏所生,若侧柏之实,尤为佳妙,但不可多得尔,仁色黄白,其气芬香,最多脂液。万木皆向阳,柏独西顾,故字从白,白者西方也。《埤雅》云:柏之指西,犹针之指南也。寇宗奭曰:予官陕西登高望柏,千万株皆一一西指。

柏叶,经冬不凋,禀太阳之水气也。仁黄臭香,禀太阴之土气也。水精上资,故治心肾不交之惊悸。土气内充,故益气、除风湿。夫治惊悸,益气,除风湿,则五脏皆和,故安五脏也。仁多脂液,久服则令人润泽而美色,且耳目聪明,五脏安和,津液濡灌,故不饥不老,轻身延年。(《本草崇原》卷上)

柏实 万木皆向阳,而柏独西指,有贞德而顺受其制,制则生化矣。具木之体,得火之用,为厥阴少阴之主药。故主惊悸,定惊痫,安脏神,聪耳目,滋肝肾,润大肠,养心气,杀鬼魅,安魂定魄,益智宁神。柏叶主吐血衄血,泻血尿血,月水不断,带下赤白。盖肝木主血,能顺受西金之制也。枝节主治历节风癫,亦此义焉。

眉批:制则生化,我生者为用。

【歌诀】

柏实甘平主惊悸,能安五脏并益气;

润泽美色耳目聪,益寿兼除风湿痹。(《医学要诀》草诀)

败 酱 草

气味苦平,无毒。主治暴热火疮赤气,疥瘙,疽痔,马鞍热气。

败酱俗名苦菜,处处原野皆有。春初生苗,深冬始凋,野人多食之。

败酱味苦性寒,故主治暴热火疮赤气,而疥瘙疽痔,马鞍热气,皆为火热之病。马者,火之畜也。《金匮》方有薏苡附子败酱散,亦主肠痈而消热毒。(《本草崇原》卷中)

败酱一名苦蘵菜,味苦平。主暴热火疮赤气,疥瘕疽痔,腹痛癥结,鼻衄吐血,赤白带下。(《医学要诀》药性备考)

斑　蝥

气味辛寒,有毒。主治寒热鬼疰蛊毒,鼠瘘恶疮,疽蚀,死肌,破石癃。

斑蝥,甲虫也,斑言其色,言蝥其毒,如矛刺也。所在有之,七八月在大豆叶上,长五六分,大者寸许,黄黑斑纹,乌腹尖喙。《太平御览》引《神农本草经》云:春食芫花为芫青,夏食葛花为亭长,秋食豆花为斑蝥。冬入地中为地胆,其斑蝥甲上有黄黑斑点。芫青青绿色,亭长黑身赤头,地胆黑头赤尾,色虽不同,功亦相近。斑蝥感秋气,食豆花,气味辛寒,色兼黄黑,盖禀金水之化而为毒虫,故主散恶毒,消恶疮,攻死肌,破石癃,乃以毒而攻毒也。(《本草崇原》卷下)

斑蝥辛寒有毒。治寒热鼠瘘,鬼疰蛊毒疮疽,蚀死肌,破石癃,治瘰疬,堕胎。(《医学要诀》药性备考)

半　边　莲

辛平。主蛇虺伤。捣汁饮,以滓围涂之。(《医学要诀》药性备考)

半　夏

气味辛平,有毒。主治伤寒寒热,心下坚,胸胀咳逆,头眩,咽喉肿痛,肠鸣,下气,止汗。

半夏,青、齐、江、浙在处有之。二月生苗,一茎高八九寸,茎端三叶,三三相偶,略似竹叶,其根圆白,五月八月采根晒干,不厌陈久。

《月令》:五月半夏生,盖当夏之半也。《脉解篇》云:阳明者,午也。五月盛阳之阴也,半夏生当夏半,白色味辛,禀阳明燥金之气化。主治伤寒寒热者,辛以散之也。阳明胃络上通于心。胃络不通于心,则心下坚。胸者,肺之部。阳明金气上合于肺。金气不和于肺,则胸胀咳逆。半夏色白属金,主宣达阳明之气,故皆治之。金能制风,故治头眩,以及咽喉肿痛。燥能胜湿,故治肠鸣之下气而止汗也。(《本草崇原》卷下)

《月令》五月半夏生,当夏之半也。其形圆,其色白,其味辛,阳明胃腑之药也。阳明秉秋金之燥气,半夏启一阴之气,上与戊土相合,戊癸合而化火,故阳明为燥热之腑,能化水谷之精微。天花粉别名瑞雪,根粉洁白,气味苦寒,茎引藤蔓,能启阴液,从脉络而上滋于秋金(藤蔓者,走经脉),故有天花、瑞雪之名。盖水阴之气,上凝于天而为雪;天花者,天雨之六花也。一起阴气于脉外,上与阳明相合,而成火土之燥;一起阴液于脉中,天癸相合,而能滋润其燥金。是以《伤寒》《金匮》诸方,用半夏以助阳明之气,渴者燥热太过,即去半夏,易花粉以滋之。先圣贤立方加减,岂轻忽欤!(《侣山堂类辩》卷下)

半夏 《月令》五月半夏生,感一阴初动之气而生,至夏而大,得阴中之生气者也。色白味辛,气分之药也。气化则咳逆寒热诸证自除,故又主痰结留饮,反胃霍乱,胸满腹胀,呕吐哕逆,白浊梦遗,痰疟带下,痈肿痿黄,瘤瘿痞膈。消肿散结,开胃健脾,皆取其行气之功焉。

眉批:气味辛平。《别录》曰:生寒熟温。色白形圆,阳明药也。

【歌诀】

半夏咳逆及头眩,伤寒寒热心下坚;

胸胀咽喉中肿痛,肠鸣下气止汗涩。(《医学要诀》草诀)

贝　　母

气味辛平,无毒。主治伤寒烦热,淋沥邪气,疝瘕,喉痹,乳难,金疮风痉。

贝母,《尔雅》名莔,《国风》名虻。河中、荆襄、江南皆有,唯川蜀出者为佳,其子在根下,内心外瓣,其色黄白,如聚贝子,故名贝母。

贝母,川产者味甘淡,土产者味苦辛。《本经》气味辛平,指苗而言也。根形象肺,色白味辛,生于西川,故属肺金之药也。主治伤寒烦热者,寒邪在胸中,则而为热。贝母清肺,故胸中之烦热可治也。其淋沥邪气者,邪入膀胱,不能随太阳而出于肤表,故小便淋沥。贝母通肺气于皮毛,故淋沥邪气可治也。而疝瘕乃肝木受病。治疝瘕,金能平木也。喉痹乃肺窍内闭,治喉痹,通肺气也。乳难乃阳明津汁不通。金疮风痉,乃阳明经脉受伤,贝母色白味辛,禀阳明秋金之气,内开郁结,外达皮肤,故皆治之。(《本草崇原》卷中)

贝母色白,形亦如肺,手太阴药也。忧郁伤肺,故《诗》言升高以舒忧想之情,采虻以疗郁结之疾。贝母清肺,能开郁结而豁痰。肺主气,正气和畅,则寒热风痉之邪自解。气化,则淋沥自通,痰嗽自止。治疝瘕者,金能制木也。通乳难者,肺主脉也。喉痹,肺病也。金疮,对治也。又主明目去翳,吐血衄血,瘿瘤痈毒,黄疸恶疮,盖苦寒而能开郁结也。

眉批:虻,贝母也。治人面疮,故曰恶疮。《别录》曰:苦微寒。

【歌诀】

贝母辛平主伤寒,烦热淋沥邪气良;

金疮风痉消痰嗽,喉痹疝瘕并乳难。(《医学要诀》草诀)

荜 茇

荜茇,番语也。气味辛热,虚冷者宜之。辛能去风,故主头风鼻渊,风虫牙痛。但能耗气动火,多服令人目昏。

【歌诀】

荜茇温中消痰食,胃冷心疼阴疝癖;

头痛鼻渊牙齿疼,虚泄肠鸣补腰膝。(《医学要诀》开宝本草)

荜 澄 茄

此茄生于海南诸番,与胡椒一类二种,性味辛温无毒,脾胃虚冷者宜之。

【歌诀】

荜澄茄主下气食,噎膈呕吐及哕逆;

心腹胀满皮肤风,一切冷气并痰澼。(《医学要诀》药性本草)

萆 薢

气味苦平,无毒。主治腰脊痛强,骨节风寒湿周痹,恶疮不瘳,热气。

萆薢,处处有之,出川蜀、怀庆者佳。苗引延蔓,茎叶俱青有刺,叶作三叉,花有红黄白数种,亦有无花结白子者,根黄白色,多枝节而硬,故《别录》一名赤节萆薢,犹卑解也。以其专精在根,性引延上,从下解上之义。

凡草木之根荄,坚硬而骨胜者,主肾。有刺而藤蔓者,走经脉。萆薢骨胜藤蔓,故主治腰脊痛强,骨节风寒而主肾。又,治湿痹、周痹,而主经脉。苦能清热,故治恶疮不瘳之热气。(《本草崇原》卷中)

性味苦平,根多枝节,故名赤节,一名百枝。凡根节木节之类,能治骨痿,利关节,故主强阴而利腰脊。筋骨强而关节利,则周痹邪热自清。

【歌诀】

萆薢腰脊痛强利,骨节风寒湿周痹;

阴痿失溺五缓强,恶疮不瘳并热气。(《医学要诀》草诀)

蓖 麻 子

甘辛有毒热。气味颇近巴豆,亦能利人,故下水气。其性善走,能开通诸窍经络,故能治偏风失音、口眼㖞斜、头风、七窍诸病,舌胀、喉痹。用油燃纸,烧烟熏之。催生下胎,用蓖麻二个、巴豆二个、麝香一分。研,贴脐并足心,不拘生胎死胎,及胞衣立下(下宜即洗去)。子宫脱下,盘肠生产,研膏涂顶心腹上。又主耳卒聋闭,脚气丹瘤,汤火灼伤,针刺骨鲠,剩骨留血,疮痒浮肿。

【歌诀】

蓖麻子仁治水癥,中风㖞斜口失音;

瘰疬喉痹舌肿胀,胞衣不下难产生。(《医学要诀》唐本草)

【按】"中风㖞斜口失音"改为"中风㖞斜音失哽"更好。

萹 蓄

气味苦平,无毒。主治浸淫疥瘙疽痔,杀三虫。

萹蓄一名扁竹,处处有之,多生道旁,春时蔓延布地,苗似瞿麦,叶细绿如竹箬,茎促节,节紫赤似钗股。三月开细红花,如蓼蓝花状,结细子,炉火家烧灰炼霜用。

《金匮要略》曰:浸淫疮从口流向四肢者,可治。从四肢流来入口者,不可治。盖口乃脾窍,脾属四肢,蓄禀火气而温土,故主治脾湿之浸淫。充肤热肉之血,不淡渗于皮毛,则为疥瘙。萹蓄禀东方之木气,故主治疥瘙,浸淫可治,则疽痔亦可治矣。疥瘙可治,则三虫亦可治矣。缘其禀木火之气,通利三焦,从经脉而达于肌腠皮肤,故主治如此。(《本草崇原》卷下)

萹蓄多生道旁,茎叶如竹,气味苦平,乃清凉之通剂也。故主治热淋涩痛,黄疸疮疡,小儿魅病。系《本经》下品。

眉批:瞿麦、萹蓄皆形如竹,俱主利小便,盖中通而清凉者也。

【歌诀】

萹蓄苦平杀三虫,侵淫疥瘙疽疮痔;

女子阴蚀小儿蛔,霍乱黄疸小便利。(《医学要诀》嘉祐本草)

鳖 甲

气味咸平,无毒。主治心腹癥瘕,坚积寒热,去痞疾,息肉,阴蚀,痔核,恶肉。

鳖,水中介虫也,江河池泽处处有之。水居陆生,穿脊连胁,与龟同类。夏日孚乳,其抱以影。《埤雅》云:卵生思抱,其状随日影而转,在水中上必有浮沫,名鳖津,人以此取之。《淮南子》曰:鳖无耳,以目听,名曰神守。陆佃云:鱼满三千六百,则蛟龙引之而飞,纳鳖守之则免,故一名神守。《管子》云:鳖畏蚊,生鳖遇蚊叮则死,老鳖得蚊煮而烂。熏蚊者,复用鳖甲,物性相报复,如是异哉。甲以九肋者为胜,入药以醋炙黄用。

鳖生池泽,随日影而转,在水中必有津沫上浮,盖禀少阴水气,而上通于君火之日。又,甲介属金,性主攻利,气味咸平,禀水气也。主治心腹癥瘕,坚积寒热者,言心腹之内,血气不和,则为癥为瘕,内坚积而身寒热。鳖禀少阴之气,上通君火之神,神气内藏,故治在内之癥瘕坚积。又曰:去痞疾者,言癥瘕坚积,身发寒热。若痞疾,则身无热寒,而鳖甲亦能去也。夫心腹痞积,病藏于内。若息肉,阴蚀,痔核,恶肉,则病见于外。鳖甲属金,金主攻利,故在外之恶肉阴痔,亦能去也。(《本草崇原》卷中)

鳖色青而味咸走血,肝经血分药也。故主治皆厥阴血分之病。能破积即能致新,除骨蒸劳热,补阴益虚者,能生养新血也。又主吐血难产,痛疽淋痛,小儿惊痫,阴冰疮烂,能平肝而养血也。

眉批:蚀音食,形不足者补之以味。

【歌诀】

鳖甲心腹癥瘕积,寒热恶血及痞疾;

息肉劳热老疟清,痔核恶疮并阴蚀。(《医学要诀》草诀)

冰片(龙脑)

辛苦微寒,清凉而香散者也。大能通利关膈热塞,故主目赤喉痹,中风痰迷诸证。治难产,水服立下。调猪血,治痘疮黑陷躁狂。

【歌诀】

龙脑产难及喉痹,耳聋目赤去肤翳;

鼻息齿疼并舌出,痘疮狂陷中风迷。(《医学要诀》别录上品)

槟　榔

苦辛温涩。南人以代茶御障,故又名洗障丹。乃宣壅导滞之通剂也。故主胸腹痞满诸痛,脚气奔豚,泄痢下重,冲脉为病、逆气里急,水肿宿食,大小便秘。

【歌诀】

槟榔消谷除痰澼,逐水杀虫破癥结;

痞满疟痢诸痛平,宣利壅滞通关节。(《医学要诀》别录中品)

薄　荷

薄荷气味清凉,轻宣之剂也。大能消风散热,通关格,利关节,去愤气,消痰涎,疗阴阳毒,破血止痢,利咽喉口齿头目,治瘰疬瘾疹疮疡,去头脑风及小儿风涎为要药。

眉批:亦以唐宋始创主治编为歌韵,后人增添者选入注内。

【歌诀】

薄荷辛温主贼风,心腹胀满恶气冲;

伤寒发汗止霍乱,消食化痰关格通。(《医学要诀》唐本草)

补　骨　脂

骨脂以功能而命名,味辛温而色黑,温补命门之药也。命门者,呼吸之门,三焦之原,守邪之神,元气之本也,故曰:补脾不如补肾。盖中焦胃冷,必得肾中元气,为釜底之燃。故二神丸,配肉豆蔻以补脾;青娥丸,配胡桃肉以补肾。胎系于命门,元气虚而频堕者宜之。又主虚热牙疼,兴阳,明目。

【歌诀】

补骨脂主腰膝疼,五劳七伤风虚冷;

骨髓伤败冷精流,妇人血气胎频陨。(《医学要诀》开宝本草)

蚕砂（原蚕沙）

气味甘辛温，无毒。主治肠鸣，热中消渴，风痹，隐疹。《别录》附。

原蚕，晚蚕之母蚕也，故名原蚕，在头蚕之前先养数百，出蛾生子，俟头蚕茧后，然后育此子，为二蚕。是原蚕先得桑叶始发之纯情，故去风、清热、续绝之功最大，此沙极少。《日华子》释原蚕为晚蚕，此误释也。原蚕沙难得，今医俱用晚蚕砂。夫晚蚕即原蚕所育之二蚕也，与其用原蚕所育之二蚕，不若竟用头蚕之沙矣。品虽闲冷，不可不知。

按：《周礼》有禁原蚕之文。郑康成注云：原，再也，谓再养者为原蚕，自古已然。隐庵乃释为晚蚕之母蚕，正恐未的，古人于蚕蛾、蚕沙俱用。晚蚕者，盖取其得夏时火令深耳。（《本草崇原》卷中）

原蚕沙系二蚕之种蚕屎也，甘辛温，主肠鸣，热中消渴，风痹隐疹，偏风不遂，筋骨瘫缓。（《医学要诀》药性备考）

苍　耳　子

气味甘温，有小毒。主治风头寒痛，风湿周痹，四肢拘挛痛，恶肉死肌，膝痛。久服益气。

《诗》名卷耳。《本经》名菜耳。处处有之，七八月开细白花，结实如妇女珥珰，外壳坚韧，刺毛密布，生青熟黄，中列两仁，其色黄白，嫩苗熟食可以救饥，其仁炒，去皮研为面，可作烧饼食。

苍耳，《本经》名菜耳，该茎叶而言也。今时用实，名苍耳子，子内仁肉，气味甘温，外多毛刺，故有小毒，花白实黄，禀阳明燥金之气。金能制风，故主治风头寒痛，谓头受风邪，为寒为痛也。燥能胜湿，故主治风湿周痹，四肢拘挛痛，谓风湿之邪，伤周身血脉而为痹，淫于四肢而为拘挛疼痛也。夫周痹，则周身血脉不和，周痹可治，则恶肉死肌，亦可治也。四肢拘挛痛可治，则膝痛亦可治也。久服则风湿外散，经脉流通，故益气。（《本草崇原》卷中）

诗人谓之卷耳，《尔雅》谓之苍耳，《广雅》谓之枲耳。性味甘温，内含两仁，其形若肾，益肾之药也。故能强志益气，耳目聪明。荣卫气血，皆资始于肾，从下而上，由阴而阳。荣卫克行，则风湿死肌皆苏散矣。又主鼻渊流涕，牙齿肿痛者，能温散头脑之风寒也。

眉批：肾开窍于耳。

【歌诀】

苍耳主风头寒痛，益气强志耳目聪；

风湿周痹四肢拘，挛痛死肌恶肉用。（《医学要诀》草诀）

苍　术

气味苦温，无毒。主治风寒湿痹、死肌、痉、疸，除热，消食，作煎饵。久服轻身延年不饥。

白术性优，苍术性劣，凡欲补脾则用白术，凡欲运脾则用苍术，欲补运相兼则相兼而用。如补多运少则白术多而苍术少，运多补少则苍术多而白术少。品虽有二，实则一也。

《本经》未分苍白，而仲祖《伤寒》方中皆用白术，《金匮》方中又用赤术，至陶弘景《别录》则分而为二，须知赤白之分，始于仲祖，非弘景始分之也。赤术即是苍术，其功用与白术略同，故仍以《本经》术之主治为本，但白术味甘，苍术兼苦，白术止汗，苍术发汗，故止汗二字，节去不录。后人谓：苍术之味苦，其实苍术之味，甘而微苦。（《本草崇原》卷上）

上古止曰术，而后人分为苍白，是以功用相同。但白者补而苍运，故有止汗发汗之殊功。夫脾胃运行，则荣卫气血充足；风寒湿痹，积聚痰食，痉疸死肌，癥瘕疟癖，靡不消矣。

【歌诀】

苍术功能白术同，更兼燥湿散寒风；

发汗破坚消腹胀，豁痰止呕及宽胸。（《医学要诀》草诀）

草豆蔻（草果）

建宁所产者，圆小而辛香；滇广所产者，长大如诃子而辛臭。南人复用一种火杨梅伪充，乃山姜实也，不可不辨。草蔻性味辛热，能除寒燥湿，开郁化痰。如寒邪冷食，气滞湿痰，胃脘作痛者，服之甚效。又主瘴疠寒疟，伤暑吐泻，泄痢痞满，饮食积聚，妇人恶阻带下，盖能开郁而行气也。

【歌诀】

豆蔻温中心腹痛，呕吐痞积湿痰壅；

补胃健脾并下气,客寒疟痢暑伤功。(《医学要诀》别录上品)

草　乌

气味辛温,有大毒。主治中风,恶风洗洗出汗,除寒湿痹,咳逆上气,破积聚寒热。其汁煎之,名射罔,杀禽兽。《别录》附。

《本经》名乌头,《别录》名乌喙,今时名草乌,乃乌头之野生者,处处有之。其根外黑内白,皱而枯燥。其性大毒,较之川乌更烈,与前条洁古所言者,不可一例用也。

草乌头今杭人多植于庭院,九月开花淡紫娇艳,与菊同时谓之鹦鸽菊,又谓之双鸾菊、鸳鸯菊、僧鞋菊,皆以花之形状名之。根有大毒,与川中所出之乌头大别。古时或名乌头,或名乌喙,随时所称,未有分别。后人以形正者,有似乌鸟之头;其两岐相合而生者,有似乌鸟之喙,以此别之。然形状虽殊,主治则一,亦可不必分别。隐庵以乌头判属川乌,以乌喙判属草乌,盖恐后人以混称误用,或致伤人故耳。虽属强分,其用心大有益于天下后世。

乌喙虽亦名乌头,实乃土附子也。性劣有毒,但能搜风胜湿,开顽痰,破坚积,治顽疮,以毒攻毒,不能如附子益太阳之标阳,助少阳之火热,而使神机之环转,用者辨之。

草乌之毒甚于川乌,盖川乌由人力种莳,当时则采。草乌乃野生地上,多历岁月,故其气力尤为勇悍。犹之芋子,人植者无毒可啖,野生者有毒不可啖,其理一也。又,川乌先经盐淹杀其烈性,寄至远方,为日稍久,故其毒少减。草乌未经淹制,或兼现取宜,其毒之较甚也。卢不远曰:人病有四痹风痿厥。草乌力唯宜痹风。阳行有四,曰升降出入。草乌力唯从升出,但阳喜独行而专操杀业。如刚愎人所当避忌。采乌头捣汁煎之,名曰射罔。猎人以付箭镞射鸟兽,中者立死,中人亦立死。《日华本草》云:人中射罔毒,以甘草、蓝汁、小豆叶、浮萍、冷水、荠苨皆可解,用一味御之。(《本草崇原》卷下)

侧　柏　叶

气味苦,微温,无毒。主治吐血、衄血、痢血、崩中赤白,轻身益气,令人耐寒暑,去湿痹,生肌(《别录》)。

凡草木耐岁寒,冬不落叶者,阴中有阳也。冬令主太阳寒水,而水府属太阳,水脏属少阴,柏叶禀寒水之气,而太阳为标,禀少阴之气而君火为本,故气味苦,微温。主治吐血、衄血、痢血、崩中赤白者,得水阴之气而资养其血液也。轻身益气,令人耐寒暑,去湿痹,生肌者,得太阳之标,少阴之本,而补益其阳气也。柏子仁气味甘平,故禀太阳寒水而兼得太阴之土气。侧柏叶气味苦微温,故禀太阳寒水而兼得少阴之君火。叶实之所以不同者如此。(《本草崇原》卷上)

茶

苦甘微寒。治瘘疮,利小便,去痰热,止烦渴,清头目。治中风伤暑。令人少睡、有力,悦志。同芎䓖葱白煎饮,止头痛。同姜醋煎,止泄痢。同醋饮,止年久心痛。(《医学要诀》药性备考)

柴 胡

气味苦平,无毒。主心腹肠胃中结气,饮食积聚,寒热邪气,推陈致新。久服轻身,明目,益精。

柴胡一名地燕,叶名芸蒿,始出宏农川谷及冤句,今长安及河内近道皆有。二月生苗甚香,七月开黄花,根淡赤色,苗之香气直上云间,有鹤飞翔于上,过往闻者,皆神气清爽。柴胡有硬软二种,硬者名大柴胡,软者名小柴胡。小柴胡生于银州者为胜,故又有银柴胡之名。今市肆中另觅草根白色而大,不知何种,名银柴胡,此伪充也,不可用。古茈从草,今柴从木,其义相通。

柴胡,春生白蕈,香美可食,香从地出,直上云霄。其根苦平,禀太阴坤土之气,而达于太阳之药也。主治心腹肠胃中结气者。心为阳中之太阳而居上,腹为至阴之太阴而居下,肠胃居心腹之中,柴胡从坤土而治肠胃之结气,则心腹之正气自和矣。治饮食积聚,土气调和也。治寒热邪气,从阴出阳也。从阴出阳,故推陈莝而致新谷。土地调和,故久服轻身。阴气上出于阳,故明目。阳气下交于阴,故益精。

愚按:柴胡乃从太阴地土、阳明中土而外达于太阳之药也。故仲祖《卒病论》言:伤寒中风,不从表解,太阳之气逆于中土,不能枢转外出,则用小柴胡汤达太阳之气于肌表,是柴胡并非少阳主药。后人有病在太阳而用柴胡则引邪入于少阳之说,此庸愚无稽之言,后人宗之,鄙陋甚矣。(《本草崇原》卷上)

《本经》名曰地薰,香气直上云霄,十一月发蒙,二月苗长,得一阳初升之气,少阳经之宣剂也。少阳主枢,枢转则外内之邪皆解矣。出于银州者佳,名银茈胡。主劳热赢瘦,潮热往来,目障耳鸣,胸肋满痛,湿痹拘挛,痰热咳嗽。

【歌诀】

茈胡寒热邪气平,饮食积聚陈致新;

心腹肠胃中结气,益精明目以轻身。(《医学要诀》草诀)

蝉　蜕

气味咸甘寒,无毒。主治小儿惊痫,妇人生子不下。烧灰水服,治久痢。《别录》附。

李时珍曰:凡用蜕壳,沸汤洗去泥土、翅足,浆水洗过晒干用。

古人用身,后人用蜕。蜕者,褪脱之义。故眼膜翳障,痘瘄不起,皮肤隐疹,一切风热之证,取而用之。学者知蝉性之本原,则知蝉蜕之治疗矣。(**《本草崇原》卷中**)

蟾蜍（虾蟆）

气味辛寒,有毒。主治邪气,破癥坚血,痈肿阴疮。服之不患热病。

《本经》下品有虾蟆,《别录》下品有蟾蜍,乃一类二种也。虾蟆生陂泽中,背有黑点,身小能跳,作呷呷声。举动极急。蟾蜍在人家湿处,身大青黑,无点多痱瘟,不能跳,不解作声,行动迟缓,功用大同小异。李时珍曰:古方多用虾蟆,今方多用蟾蜍,考二物功用亦不甚远,今人只用蟾蜍有效,而虾蟆不复入药,疑古人所用者,亦多是蟾蜍,盖古时通称蟾蜍为虾蟆耳。王荆公《字说》云:俗言虾蟆怀土取置远处,一夕复还其所,虽或遏之,常慕而返,故名虾蟆。今俗传其能作土遁,盖亦有所本云。

虾蟆生于阴湿阪泽,能作土遁,其色黄黑,气味辛寒,盖禀土金水之气化所生。主治邪气者,辛以散之也。禀金气,故破癥坚血。禀土气,故治痈肿阴疮。禀水气,故服之不患热病。(《本草崇原》卷下)

辛凉微毒。治阴蚀疽疬恶疮,猘犬伤,小儿五疳劳瘦。蟾酥,甘辛温有毒。治小儿疳疾,脑疳,拔疔黄疔毒。以面丸梧子大,一丸安舌下,黄毒即出也。又治发背喉痹,一切牙痛。(《医学要诀》药性备考)

常　山

气味苦寒，有毒。主治伤寒寒热，热发温疟，鬼毒，胸中痰结，吐逆。

常山又名恒山，出益州及汉中，今汴西、淮浙、湖南州郡皆有。生山谷间，茎高三四尺，圆而有节，其叶似茗，两两相对，二月作白花，青萼，五月结实青圆。常山者，根之名也。状似荆根，细实而黄者，谓之鸡骨常山，用之最胜，其苗别名蜀漆。古时根苗皆入药用，今时但用常山，不用蜀漆，犹之赤箭、天麻，但用天麻，无有用赤箭者，盖以其苗不复远市耳。

恒山，北岳也。后以汉文帝讳恒，遂改名常山。此草名常山，亦名恒山。李时珍疑其始出于常山，故得此名，余以此思常山之草，盖禀西北金水之化而气出于东南。主治伤寒之寒热者，从西北之阴而外出于阳也。热发温疟者，乃先发热之温疟。温疟病藏于肾，常山从西北而出于东南，则温疟可治也。神气乃浮，则鬼毒自散。阳气外行，则胸中痰结自消，痰结消而吐逆亦平矣。

愚按：伤寒寒热，言伤寒之病，先寒后热也。热发温疟，言温疟之病，先热发而后寒也。言不尽意，以意会之。

《阴阳离合论》云：圣人南面而立，前曰广明，后曰太冲，太冲之地，名曰少阴，少阴之上，名曰太阳，是太阳之气根于少阴，主于肤表。常山从少阴而达太阳之气以外出，所谓因于寒，欲如运枢，起居如惊，神气乃浮者，是也。(**《本草崇原》卷下**)

桐君云：味辛有毒。丹溪云：性暴悍，善驱逐，有劫痰截疟之功。盖无痰不作疟，疟家多蓄痰涎黄水，或停潴心下，或结澼胁间，乃生寒热者宜用之。苗名蜀漆，性味功能，与常山相同。

眉批：常，恒也。生于北之真定，故又名恒山。一云：山泽通气，故有是名。

【歌诀】

常山苦寒主伤寒，寒热热发温疟强；

胸中痰结及吐逆，鬼毒瘿瘤诸疟痰。(**《医学要诀》草诀**)

车　前　子

气味甘寒，无毒。主治气癃，止痛，利水道小便，除湿痹。久服轻身耐老。

车前草，《本经》名当道，《诗》名芣苢。好生道旁及牛马足迹中，故有车前当道，及牛遗马舄之名。江湖淮甸处处有之，春生苗叶，布地中，抽数茎作穗如鼠尾，花极细密，青色微赤，结实如葶苈子，赤黑色。

乾坤皆有动静，夫坤其静也翕，其动也辟。车前好生道旁，虽牛马践踏不死。盖得土气之用，动而不静者也。气癃，膀胱之气癃闭也。气癃则痛，痛则水道之小便不利。车前得土气之用，土气行则水道亦行，而膀胱之气不癃矣。不癃则痛止，痛止则水道之小便亦利矣。土气运行，则湿邪自散，故除湿痹。久服土气升而水气布，故轻身耐老。《神仙服食经》云：车前，雷之精也。夫震为雷，为长男。《诗》言：采采芣苢，亦欲妊娠而生男也。(**《本草崇原》卷上**)

按：《神仙服食经》云：车前，雷之精也，震主东方肝木，震为长男。肝主疏泄，车前甘寒平淡，而能疏利闭癃，催生种子。《诗》名芣苢，故妇人采之。属肝，故主明目。《别录》：治女子淋沥，强阴益精者，子能令母实也。去肝中风热，养肝气者，雷之精也。主心胸烦热者，雷气通于心也。治阴下痒痛者，渗泄厥阴之湿热也。

眉批：能催生种子，故妇人采之。

【歌诀】

车前甘温主气癃，止痛利水小便通；

男女热淋并湿痹，种子益精明目功。(**《医学要诀》草诀**)

沉　香

稼穑作甘，其臭香，故凡芳香之药，主清胃运脾，止呕逆疼痛，能疏利中焦之郁滞也。但其人素本虚者，香窜之药，恐伤中气。沉香色黑性沉，气辛微温，能补先天之元气，与诸香之不同也。三焦和畅，则风水毒肿，恶气鬼疰，自消散矣。又主上热下寒，气逆喘急，大肠虚闭，小便气淋，癥瘕泻痢，风湿麻痹。益精壮阳，温暖腰膝。盖能疏气而沉补也。配茯神二两，沉香五钱，蜜丸，名朱雀丸，主心神不足，惊悸健忘。

【歌诀】

沉香主治心腹疼，呃逆霍乱止转筋；

风水毒肿去恶气，补脏调中益命门。(**《医学要诀》别录上品**)

陈　皮

气味苦辛温，无毒。主治胸中瘕热逆气，利水谷。久服去臭，下气，通神。

橘生江南及山南山谷,今江、浙、荆、襄、湖、岭皆有。枝多坚刺,叶色青翠,经冬不凋,结实青圆,秋冬始熟,或黄或赤,其臭辛香,肉味酸甜,皮兼辛苦。

橘实形圆色黄,臭香肉甘,脾之果也。其皮气味苦辛,性主温散,筋膜似络脉,皮形若肌肉,宗眼如毛孔,乃从脾脉之大络而外出于肌肉毛孔之药也。胸中瘕热逆气者,谓胃上邪郭之间,浊气留聚,则假气成形,而为瘕热逆气之病。

橘皮能达胃络之气,出于肌腠,故胸中之瘕热逆气可治也。利水谷者,水谷入胃,借脾气之散精,橘皮能达脾络之气,上通于胃,故水谷可利也。久服去臭者,去中焦腐秽之臭气,而肃清脾胃也。下气通神者,下肺主之气,通心主之神,橘皮气味辛苦,辛入肺,而苦入心也。

愚按:上古诸方,只曰橘皮个用不切,并无去白之说。李东垣不参经义,不礼物性,承《雷敩炮制》谓:留白则理脾健胃,去白则消痰止嗽。后人习以为法,每用橘红治虚劳咳嗽。夫咳嗽非只肺病。有肝气上逆而咳嗽者,有胃气壅滞而咳嗽者,有肾气奔迫而咳嗽者,有心火上炎而咳嗽者,有皮毛闭拒而咳嗽者,有脾肺不和而咳嗽者。《经》云:五脏六腑皆令人咳,非独肺也。橘皮里有筋膜,外黄内白,其味先甘后辛,其性从络脉而外达于肌肉、毛孔,以之治咳,有从内达外之义。若去其白,其味但辛,只行皮毛,风寒咳嗽似乎相宜,虚劳不足,益辛散矣。后人袭方书糟粕,不穷物性本原,无怪以讹传讹,而莫之止。须知雷敩乃宋人,非黄帝时雷公也。业医者当以上古方制为准绳,如《金匮要略》用橘皮汤治干呕哕,义可知矣。《日华子》谓:橘瓢上筋膜,治口渴吐酒,煎汤饮甚效。以其能行胸中之饮而行于皮肤也。夫橘皮从内达外,凡汗多里虚,阳气外浮者,宜禁用之。

青橘皮(附) 气味苦辛温,无毒。主治气滞,下食,破积结及隔气(《图经本草》)。

橘叶(附) 气味苦平,无毒。主导胸膈逆气,入厥阴。行肝气,消肿散毒。乳痈胁痛,用之行经(《本草衍义补遗》)。(**《本草崇原》卷上**)

橘皮臭香色黄,味甘而带辛,甘、香、黄主土,辛主金。夫胃土主脉络(胃又属阳明,秋金其色白),脾土主肌肉,肺金主皮毛,橘皮在内之白膜,如胃腑所主之络脉,皮内之白若肌肉,皮外之宗眼如毛孔,是从中达外,由脉而络,络而肌,肌而皮也。橘皮能宣发阳明之汗,解胃气之逆呃,盖能宣达胃气,外出于皮毛,若夫皮腠之邪,逆于内而为喘急,膈上之痰,结于上而为咳嗽,欲消痰降气而从下解者,是又从肌而络,络而脉,脉而胃也。是邪正之气,欲出欲入,而用橘皮为导引者,皆借皮内之白膜,如去其膜白,则断截出入之道路,故《本经》止曰橘

皮,而并无留白、去白之分。(《侣山堂类辩》卷下)

味辛走气,温能补中,兼之色黄臭香,和中之圣药也。故主下气通神,消痰化食,开胃健脾,分利水谷,及呕逆、反胃、霍乱、噎膈、泄利、咳嗽、癥瘕痃癖。又主脚气冲心,妇人乳吹乳痈者,皆阳明胃经之所主也。核主肾疝腰疼、膀胱气痛,小肠疝气,阴核肿痛,取其象形而行气也。叶主胸胁肿痛,乳闭乳痈,取其色青而行厥阴肝经之义也。

眉批:气化则瘕癖自消。(《本草崇原》卷上)

【歌诀】

陈皮胸中瘕热清,下气止呕咳逆平;

停痰脾不能消谷,开胃宽中小便分。(《医学要诀》草诀)

柽　柳

一名雨师,天之将雨,柽先知之,起气以应。又负霜雪不凋,乃木之圣者也。《尔雅》一名西河柳。《衍义》名三眠柳。一岁三花、一日三眠三起,是以缪仲淳广之以治瘄疹。盖疹亦一日三烹三隐,而柳性清凉,又能祛风而解毒也。

【歌诀】

柽柳甘温主败毒,消瘄解醒小便清;

剥驴马血毒入肉,一切诸风及瘄疹。(《医学要诀》开宝本草)

赤石脂

气味甘平,无毒。主治黄疸,泄痢,肠澼脓血,阴蚀,下血赤白,邪气痈肿,疽痔、恶疮,头疡疥瘙。久服补髓益气,肥健不饥,轻身延年。五色石脂,各随五色,补五脏。

《本经》概言五色石脂,今时只用赤白二脂。赤白二脂,赤中有白,白中有赤,总名赤石脂。不必如《别录》分为二也。始出南山之阳及延州、潞州、吴郡山谷中,今四方皆有。此石中之脂。如骨之髓,故揭石取之,以理腻粘舌缀唇者为上。

石脂乃石中之脂,为少阴肾脏之药。又,色赤象心,甘平属土。主治黄疸、泄痢、肠澼脓血者,脾土留湿,则外疸黄而内泄痢,甚则肠澼脓血。石脂得太阴之土气,故可治也。阴蚀下血赤白,邪气痈肿、疽痔者,少阴脏寒,不得君火之阳热以相济,致阴蚀而为下血赤白,邪气痈肿而为疽痔。石脂色赤,得少阴之火气,故可治也。恶疮、头疡、疥瘙者,少阴火热不得肾脏之水气以相滋,致火热上炎,而为恶疮之头疡疥瘙。石脂生于石中,得少阴水精之气,故可治也。久服则脂液内生,气血充盛,故补髓益气。补髓助精也,益气助神也,精神交会于中土,则肥健不饥,而轻身延年。《本经》概言五色石脂,故曰各随五色补五脏。(《本草崇原》卷上)。

石脂夹石而生,凝腻如脂,山石之膏血也,故能养心气,益精血而主脓血下痢等证。

眉批:痛痒疮疡皆属于心。阴络伤则便血。

【歌诀】

赤石脂温养心气,腹痛肠澼赤白痢;

明目益精痈毒消,崩漏能清小便利。(《医学要诀》草诀)

赤 小 豆

气味甘酸平,无毒。主下水肿,排痈肿脓血。

赤豆出江淮间,今关西、河北、汴洛皆有,夏至后下种,苗科高尺许,枝叶似豇豆;至秋开花淡银褐色,有腐气,结荚长二三寸,皮色微白带红,豆如绿豆而色赤,可作粥饭,煮熟署黯,可作香豉入药,以紧小而赤黯者为良。豆,谷类也,赤小豆乃赤豆之小者,今药肆中知以何物,草子赤黑相间者,伪充赤小豆,其谬已甚。夫既名为豆,岂可于谷外求之耶。

赤豆煮熟,其味则甘,生时其气微酸,故曰甘酸平。豆者,水之谷也,其性下沉,是主从上属火,又主从下而上,由内而外。《本经》主下水肿,乃从上而下,由外而内也。排痈肿脓血,乃从下而上,由内而外矣。(《本草崇原》卷中)

豆为水谷,赤,火色也。有水火交济之义,故主寒热胀满,吐逆泄痢诸证。水得火化,则水肿小便自通。火得水资则痈肿消渴自解。又治脚气血淋,舌上出血,重舌鹅口,丹毒乳痈,小儿不语,频致堕胎,妇人产难,胞之不下,乳汁不通,肠痔下血,牙疼颊痛,痘后发痈。皆取其水火上下制化之义也。

眉批:《纲目》用食用赤豆,取其细小而赤黯色者。

【歌诀】

赤小豆下水肿捷,热毒痈肿排脓血;

消渴泄痢小便通,胀满吐逆疗寒热。(《医学要诀》草诀)

茺 蔚 子

气味辛甘,微温,无毒。主明目,益精,除水气。久服轻身。

茺蔚,《本经》名益母,又名益明。《尔雅》名萑。今处处有之,近水湿处甚繁。春生苗如嫩蒿。入夏长三四尺,其茎方,其叶如艾,节节生穗,充盛蔚密,故名茺蔚。五月采穗,九月采子,每萼内有细子四粒,色黑褐。

茺蔚,茎叶甘寒,子辛温。《本经》辛甘微温,概苗实而言也。茎方子黑,喜生湿地,禀水土之气化,明目益精,得水气也。除水气,土气盛也。久服则精气充蔚,故轻身。

茺蔚子,明目益精而补肾,复除水气以健脾,故有茺蔚之名。益母草清热而解毒,凉血以安胎,故有益母之名。

李时珍曰:茺蔚子治妇女经脉不调,胎产,一切血气诸病妙品也。其根茎花叶实并皆入药,可同用。若治手足厥阴血分风热,明目,益精,调女人经脉,则单用茺蔚子为良。若治肿毒疮疡,消水行血,妇人胎产诸病,则宜并用为良。盖其根茎花叶专于行,而子则行中有补故也。又曰:茎叶味辛而苦,花味微苦甘,根味甘,并无毒。

茺蔚茎叶花穗(附) 气味甘寒,微苦辛。主治隐疹,可作浴汤。

《诗》言:中谷有萑,暵其干矣。益母草得水湿之精,能耐旱暵,滋养皮肤,故主治隐疹,可作汤浴。(《**本草崇原**》卷上)

《毛诗》名萑,《尔雅》谓其能奈旱暵,盖得阴气者也,故能养阴益精。益精之子,故能明目。益母,《本经》止作汤浴瘾疹,盖取其清凉血热也。后人以益母之名,为胎产要药;然子能明目益精,是为血分之补药矣,其于胎产也甚宜。又主治恶毒疔肿,乳痈丹游,血晕淋带,崩漏泄痢等证,皆取其凉血行血之功。

【歌诀】

茺蔚子温主明目,益精除水宜常服;

茎名益母气微寒,瘾疹痒疡作汤浴。(《医学要诀》草诀)

川 楝 子

楝可练物,具清洁之质。性味苦寒,能解大热。又能导小肠膀胱之热。因引心包相火下行,故心腹痛及疝痛为要药。

【歌诀】

楝实苦寒主温疾,伤寒大热狂烦剧;

澈利小便水道通,疥疡三虫疝痛急。(《医学要诀》草诀)

川 芎

气味辛温,无毒。主治中风入脑头痛,寒痹,筋挛缓急,金疮,妇人血闭无子。

芎藭,今关陕、川蜀、江南、两浙皆有,而以川产者为胜,故名芎藭。清明后宿根生叶,似水芹而香,七八月开碎白花,结黑子。川芎之外,次则广芎,外有南芎,只可煎汤沐浴,不堪入药。川芎之叶,名蘼芜,可以煮食。《本经》列于上品。

芎藭,气味辛温,根叶皆香,生于西川,禀阳明秋金之气化。名芎藭者,乾为天、为金,芎,芎窿也,藭,穷高也,皆天之象也。主治中风入脑头痛者,芎藭禀金气而治风,性上行而头脑也。寒痹筋挛缓急者,寒气凝结则痹,痹则筋挛缓急,弛纵曰缓,拘掣曰急。芎藭辛散温行,不但上彻头脑而治风,且从内达外而散寒,故寒痹筋挛,缓急可治也。治金疮者,金疮从皮肤而伤肌肉,芎藭禀阳明金气,能从肌肉而达皮肤也。治妇人血闭无子者,妇人无子,因于血闭,芎藭禀金气而平木,肝血疏通,故有子也。沈括《笔谈》云:川芎不可久服、单服,令人暴死。夫川芎乃《本经》中品之药,所以治病者也,有病则服,无病不宜服。服之而病愈,又不宜多服。若佐补药而使之开导,久服可也。有头脑中风寒痹筋挛之证,单用可也。遂以暴死加之,谓不可久服、单服,执矣。医执是说,而不能圆通会悟,其犹正墙而立也与。(**《本草崇原》卷中**)

气味辛温,上行头目,下行血海,血中之气药也。大能行血止血,破瘀养新,兼之辛能发散,故主头脑风痛,寒痹拘挛。能行气开郁,故主治痈疽瘰疬,瘿赘瘕癥,吐血溺血及心胸郁结之证。

眉批:开郁宜用抚芎。

【歌诀】

川芎中风入头脑,寒痹筋挛缓急扰;

金疮目泪心腹坚,妇人血闭无子好。(**《医学要诀》草诀**)

穿山甲（鲮鲤甲）

此乃鳞介之属，一名川山甲，穴山而居，寓水而食。出阴入阳，甲介之有神者。肺虫曰介，悲伤啼泣，皆属肺病。脏真高于肺，主行营卫阴阳。此药入肺，能穿经络，通关窍，入脏腑，达病所。故主通乳汁，治乳吹乳岩，痈疽瘰疬，疔肿肠痔，中风瘫痪，痘疮变黑，耳鸣耳聋，下痢里急；盖能通经络而行营卫气血也。

眉批：味咸微寒，有毒，尾甲力胜。

【歌诀】

鲮鲤甲主邪惊啼，悲伤酒服方寸匕；

通经利窍能杀虫，痈肿疟痰及风痹。（《医学要诀》别录下品）

椿　樗

香者为椿，臭者为樗。有涩血燥湿，去肺胃陈痰之功。治泄痢带下，有除湿实肠之力。椿皮色赤而香，樗皮色白而奥。椿入血分而性涩，樗入气分而性利。多服微利人。丹溪曰：凡血分受病不足者，宜用椿皮；气分受病有郁者，宜用樗皮，此心得之微也。

【歌诀】

椿樗苦温主痔蚀，鬼疰传尸蛊毒匿；

赤白带痢精滑遗，泻血血崩及痰湿。（《医学要诀》唐本草）

磁石（慈石）

气味辛寒，无毒。主治周痹，风湿，肢节中痛，不可持物，洗洗酸消，除大热烦满，及耳聋。

慈石出太山山谷及慈山山阴。今慈州、徐州及南海旁山中皆有之。《南州异物志》云：涨海崎头水浅而多慈石，大舟以铁叶固之者，至此皆不得过。以此言之，南海所出尤多也。慈州者，岁贡最佳，能吸铁，虚连数十铁，或一二斤刀器，回转不落者，尤良。其石中有孔，孔中有黄赤色，其上有细毛，功用更胜。土宿真君曰：铁受太阳之气，始生之初，卤石产焉，百五十年而成慈石，二百年孕而成铁,是慈石乃铁之母精也。

慈石色黑味辛性寒,盖禀金水之精气所生。周痹者,在于血脉之中,真气不能周也。慈石能启金水之精,通调血脉,故能治之。风湿肢节中痛,不可持物,洗洗酸消者。风湿之邪伤于肢节而痛,致手不能持物,足洗洗酸消不能行。酸消,犹瘦削也。慈石禀阳明、太阳金水之气,散其风湿,故能治之。除大热烦满及耳聋者,乃水济其火,阴交于阳、亦慈石引针,下而升上之义。(**《本草崇原》卷中**)

磁石法水,而属铁之母。得金水相生之气,故能治眼障耳聋,消除大热。并主补肾益精,强坚筋骨。磁之熠铁,互为嘘吸,无情之情,气相感召,故治周痹风湿,肢节中痛,洗洗酸疼。又主痈肿鼠瘘,颈核喉痛者,能通气也。主小儿惊痫者,寒凉而镇重也。

【歌诀】

磁石主周痹风湿,肢节中痛难持物;

烦满眼障及耳聋,洗洗酸消除大热。(**《医学要诀》草诀**)

刺 蒺 藜

气味苦温,无毒。主治恶血,破癥瘕积聚,喉痹,乳难。久服长肌肉,明目,轻身。

蒺藜,始出冯翊平泽或道旁,今西北地多有。春时布地,蔓生细叶,入夏做碎小黄花,秋深结实,状如菱米,三角四刺,其色黄白,实内有仁,此刺蒺藜也。《尔雅》名茨。《诗》言:墙有茨者是也。又,同州沙苑一种,生干牧马草地上,亦蔓生布地,茎间密布细刺,七月开花黄紫色,九月结实作荚,长寸许,内子如脂麻,绿色,状如羊肾,味甘微腥,今人谓之沙苑蒺藜,即白蒺藜也。今市肆中以茨蒺藜为白蒺藜,白蒺藜为沙苑蒺藜,古今名称互异,从俗可也。

蒺藜子,坚劲有刺,禀阳明之金气,气味苦温,则属于火。《经》云:两火合并,故为阳明,是阳明禀火气而属金也。金能平木,故主治肝木所瘀之恶血,破肠胃郛郭之癥瘕积聚,阴阳交结之喉痹,阳明胃土之乳难,皆以其禀锐利之质而攻伐之力也。久服则阳明土气盛,故长肌肉。金水相生,故明目。长肌肉,故轻身。

其沙苑蒺藜一种,生于沙地,形如羊肾,主补肾益精,治腰痛虚损,小便遗

沥。所以然者,味甘带腥,禀阳明土金之气,土生金而金生水也。(《**本草崇原**》卷上)

疾速利锐,刺利色白而质坚,具金革之体,故能攻积聚,开喉痹,而固齿明目也。味甘温而性攻利,大能益母运脾,故主长肌肉,下乳汁。又主治风痒头疼蛔痛者,金能制风也。主益精疗水脏冷者,母能益子也。治咳逆肺痿,痈肿痔漏者,辛金主肺,能行荣卫阴阳也。治奔豚肾气者,母能制子也。主催生坠胎者,取其疾利也。又同州沙苑一种,茎间亦多强刺,而子若羊肾,其功专于补肾。治腰痛泄精,虚损劳乏,以其象形而补也。

眉批:虫生于风。治大便风秘,能制风而疾利也。

【歌诀】

蒺藜能攻恶血凝,破癥积聚喉痹清;

固齿明目长肌肉,风痒乳难痈肿平。(《**医学要诀**》草诀)

刺 猬 皮

气味苦平,无毒。主治五痔,阴蚀,下血赤白五色,血汁不止,阴肿,痛引腰背。

猬处处山野中时有,俗名刺鼠。头嘴足爪俱似鼠,刺毛如豪猪,见人则卷缩,形如芰房及栗房,攒毛外刺,溺之即开。陶弘景曰:其脂烊铁中,入少水银则柔如铅锡。愚按:猬脂柔铁,即羚羊角碎金刚石之义。

猬形同鼠,毛刺若针,乃禀金水所生之兽,故能益肠解毒,清热平肝。主治五痔,益肠也。治阴蚀,解毒也。治下血赤白五色,血汁不止,清热也。治阴肿痛引腰背,平肝也。(《**本草崇原**》卷中)

猬,刺鼠也。癸水之位在子,气通于肾。《经》云:肾脉微涩为沉痔。又足太阳是主筋所生病者为痔。又曰:筋脉横解,肠澼为痔。盖痔为水藏之阴疮也。猬主入肾,而具坚利之刺,故能攻阴疮,止阴血,消阴疝之久积。治少阴太阳之腰背。又止鼻衄,及鼻中息肉。盖肾为本,肺为末,肺开窍于鼻也。是以有肺病者,得痔则解。

眉批:味苦平。权曰:有小毒。足太阳寒水主气。又肺与大肠为表里。

【歌诀】

猬皮主五痔阴蚀,下血赤白或五色;

血汁不止阴肿疼,痛引腰背及疝积。(《**医学要诀**》草诀)

大　葱

葱臭厚而味辛,能发散风寒之汗。盖辛主散而心主臭,汗乃心之液也。邪散则脏腑之气皆利矣。中空而能通关利窍,故主面目浮肿,是以《伤寒》白通汤用葱茎者,取其上而通下也。头痛之用根须者,取其下而宣上也。又主喉痹心痛,便闭淋沥,衄血下血,盘肠内钓,疔肿痈疽,霍乱转筋,奔豚脚气,下乳安胎,皆取其散邪而利窍也。

【歌诀】

葱性辛温主伤寒,寒热中风能出汗;

面目浮肿及头疼,喉痹安胎利五脏。(《医学要诀》草诀)

大豆黄卷

气味甘平,无毒。主治湿痹、筋挛、膝痛,不可屈伸。

黑大豆水浸出芽,约五寸长,使干之,名为黄卷。李时珍曰:一法壬癸日以井华水浸大豆。候生芽,取皮阴干用。

《金匮》薯蓣丸治虚劳不足,风气百疾,内用大豆黄卷,义可知矣。(《本草崇原》卷中)

大豆黄卷用壬癸日,以井华水,浸黑大豆,俟芽生五寸长,连皮使干,治湿痹筋挛膝痛,水病肿胀,胃中积热。(《医学要诀》药性备考)

大腹皮

大腹子与槟榔同功。皮味辛而微温,其功亦长于降逆消胀。盖邪在肠胃者宜腹子,邪在皮肤空郭之间者宜腹皮也。李时珍谓:能清胎气恶阻胀闷。是以陈文中治痘疮灰白,十一味木香散用之者,良有以也。

眉批:能消阻滞即能发痘疹,山楂发痘者,亦取其消滞也。

【歌诀】

大腹皮主消蛊毒,冷热气上攻心腹;

痰膈醋心痞满消,水气肿浮霍乱伏。(《医学要诀》开宝本草)

大　黄

气味苦寒，无毒。主下瘀血，血闭寒热，破癥瘕积聚，留饮宿食，荡涤肠胃，推陈致新，通利水谷，调中化食，安和五脏。

大黄《本经》谓之黄良，后人谓之将军，以其有伐邪去乱之功力也。古时以出河西、陇西者为胜，今蜀川河东，山陕州郡皆有，而以川中锦纹者为佳。八月采根，根有黄汁，其性滋润，掘得者，竿于树枝上，经久始干。

大黄味苦气寒，色黄臭香，乃肃清中土之剂也。其性走而不守，主下瘀血血闭。气血不和，则为寒为热，瘀血行而寒热亦除矣。不但下瘀血血闭，且破癥瘕积聚，留饮宿食。夫留饮宿食，在于肠胃，癥瘕积聚，陈垢不清，故又曰：荡涤肠胃，推陈致新。夫肠胃和则水谷通利，陈垢去则化食调中，故又曰：通利水谷，调中化食也。《玉机真脏论》云：五脏者，皆禀气于胃。胃者，五脏之本也。胃气安则五脏亦安，故又曰：安和五脏。

愚按：大黄抑阳养阴，有安和五脏之功，故无毒，而《本经》名曰黄良。但行泄大迅，下瘀破积，故别名将军，而列于下品。

西北之人，土气敦厚，阳气伏藏，重用大黄，能养阴而不破泄。东南之人，土气虚浮，阳气外泄，稍有大黄，即伤脾胃，此五方五土之有不同也。又，总察四方之人，凡禀气厚实，积热留中，大黄能养阴，而推陈致新，用之可也。若素禀虚寒，虽据证当用大黄，亦宜量其人而酌减，此因禀质之有不同也。至《伤寒·阳明篇》中，三承气汤，皆用大黄。大承气、调胃承气与芒硝同用，所以承在上之火热而调其肠胃，使之下泄也。小承气但用大黄，不用芒硝，所以行肠胃之燥结也。燥结行而阴阳上下内外皆和。今人不知伤寒精义，初起但发散而消食，次则平胃而挨磨，终则用大黄以攻下，不察肌表经脉之浅深，不明升降出入之妙义。胸膈不舒，便谓有食，按之稍痛，更云有食。外热不除，必绝其谷，肠虚不便，必下其粪，处方用药，必至大黄而后已。夫禀质敦厚，或感冒不深，虽遭毒害，不即殒躯，当一二日而愈者，必至旬日，当旬日而愈者，必至月余。身愈之后，医得居功。若正气稍虚，或病邪猖獗，亦以此医治之，此医但知此法，鲜不至死。噫，医所以寄死生，可以盲瞽不明者，而察秋毫之末乎。不思结网，但知羡鱼，耻也。旁门管窥，居之不疑，耻更甚焉。(**《本草崇原》卷下**)

大黄苦寒无毒，气味俱厚，性沉而降，阴也。配枳朴芒硝，则推坚破积，骏快下行。配甘草，则调胃和中，养阴生液。是以邪热实于心胸者，非此不能除，热邪去则阴气生。如下之切当,正所以养阴也。故《本经》云:荡涤肠胃,推陈致新,通利水谷,调中化食,安和五脏。如用之差误,致有亡阴之戒矣。《金匮》配黄连,治心气不足,吐血衄血。《简要方》配生地,治吐血刺痛。又主热毒下痢,赤白浊淋,痈毒乳肿,大风癫疮,骨蒸积热,小儿热痱,痰结黄疸,齿痛口疮,通女子经,利水肿水气。其人中胃素本虚寒者,不可妄用。

眉批:天阙西北、地陷东南,故《内经》以苦寒之药更宜于西北,温暖之药多宜于东南,盖以东南土虚、易动其泄利故也。

【歌诀】

大黄下瘀血血闭,寒热癥瘕破积聚;

推陈致新五脏和,留饮宿食涤肠胃。(《医学要诀》草诀)

大 茴

茴香性味辛平。煮臭物下少许即香,故名茴香。舶上来者名大茴香,又名八角茴香。近地种者形如米谷,名小茴香,功用相同。又主大小便闭,小便频数。时珍曰:小茴性平,理气开胃。大茴性热,多食伤目。

眉批:诸方用大茴居多。

【歌诀】

茴香辛平治诸瘘,胃寒霍乱及吐哕;

脚气疝气腰重疼,止痛调中补命门。(《医学要诀》唐本草)

大 戟

气味苦寒,有小毒。主治蛊毒,十二水,腹满急痛,积聚,中风皮肤疼痛,吐逆。

大戟始出常山,今近道皆有之,多生平泽,春生红芽,渐长丛高,茎直中空,叶长狭如柳,折之有白汁,三四月开黄紫花,根皮有紫色,有黄白色,浸于水中,水色青绿。杭州紫大戟为上,江南土大戟次之,北方绵大戟根皮柔韧于如绵而色白,甚峻利能伤人。

大戟生于西北,茎有白汁,味苦气寒,皮浸水中,其色青绿,乃禀金水木相生之气化。水能生木,则木气运行,故主治蛊毒。治蛊毒者,土得木而达也。金能生水,则水气运行,故主治十二水。十二经脉环绕一身,十二水者,一身水气不行而肿也。腹满急痛，积聚，言蛊毒之病，则腹满急痛，内有积聚，大戟能治之。中风皮肤疼痛，言十二水之病，则身中于风而皮肤疼痛，大戟亦能治之。吐逆者，腹满急痛，积聚，则土气不和。中风皮肤疼痛，则肌表不通，皆致吐逆，而大戟皆能治之也。（《本草崇原》卷下）

大戟苦寒带辛，有小毒。大有泻水之功，故能消痰去积。盖痰之本，水也，湿也。大戟浸水，其色青绿，肝胆之药也，故百祥丸在治嗽而吐青绿水。仲景治心下痞满引胁下痛，干呕短气者，十枣汤主之。此皆少阳之色证，实则泻其子也。是以又治温疟黄病，风毒瘾疹。

眉批：百祥丸治痘疮黑陷，亦泻子以通母气。

【歌诀】

大戟苦寒主蛊毒，十二水满痛在腹；

积聚中风肤膝疼，吐逆下痰泻药毒。（《医学要诀》草诀）

大　蓟

根甘温。主女子赤白沃，安胎。止吐血鼻衄，崩中下血，舌血，九窍出血。叶，治肠痈恶疮疥癣，腹脏瘀血，扑损金疮，令人肥健。（《医学要诀》药性备考）

大　麦

酸温微寒。主消渴，除热，益气调中。久服令发不白，和针砂末子，染发黑色。（《医学要诀》药性备考）

大　青　叶

味苦大寒。主时气头痛，大热口疮，热痢黄疸，喉痹丹毒。（《医学要诀》药性备考）

大　蒜

蒜辛温，有小毒，归脾肾。主霍乱腹中不安，积年心痛，阴肿腹胀，蛊毒溪毒,温疟邪痹,痈肿噩疮,水肿腹痛,齿痛喉痹,禁口下痢。消丹毒,通关格,止衄血,通幽门,除风邪,下疟癖。治吐血,止鼻渊。小儿惊风脐风,产后风痉,金疮中风,头风中暑,利大小便。贴足心引热下行。消谷醒脾,温中下气。(《医学要诀》药性备考)

大　枣

气味甘平,无毒。主心腹邪气,安中,养脾气,平胃气,通九窍,助十二经,补少气,少津液,身中不足,大惊,四肢重,和百药。久服轻身延年(《本经》)。

枣,始出河东平泽,今近北州郡及江南皆有,唯青州、晋州所生者肥大甘美。五月开白花,八九月果熟黄赤色,烘曝则黑,入药为良。其南方所产者谓之南枣,北方所产不肥大者谓之小枣,烘曝不黑者谓之红枣,只充果食,俱不入药。

大枣,气味甘平,脾之果也。开小白花,生青熟黄,熟极则赤,烘曝则黑,禀土气之专精,具五行之色性。《经》云:脾为孤脏,中央土,以灌四旁。主治心腹邪气。安中者,谓大枣安中,凡邪气上干于心,下干于腹,皆可治也。养脾气,平胃气,通九窍,助十二经者,谓大枣养脾则胃气自平,从脾胃而行于上下则通九窍,从脾胃而行于内外则助十二经。补少气、少津液、身中不足者,谓大枣补身中之不足,故补少气而助无形,补少津液而资有形。大惊、四肢重、和百药者,谓大枣味甘多脂,调和百药,故大惊而心主之神气虚于内,四肢重而心主之神气虚于外,皆可治也。四肢者,两手两足,皆机关之室,神气之所畅达者也。久服则五脏调和,血气充足,故轻身延年。(《本草崇原》卷上)

大枣　枣色黄、味甘,脾家果也。夫木末之实,而为心家果者,生化之道也;木末之实,而为脾家果者,制化之道也。盖天地所生之万物,咸感五运六气之生化,明乎阴阳、生克之理,则凡物之性,可用之而生化于五脏六腑矣。元如曰:桃为肺之果,核主利肝血;杏为心之果,核主利肺气。亦制化之理然与! (《侣山堂类辩》卷下)

枣色黄味甘,脾之果也。五脏六腑,十二经脉,津液气血,皆资生于中焦土谷之精。大枣补助脾胃,土灌四旁,故主安中逐邪,通利经脉九窍,补气生津。又主四支沉重者,土属四支也。能和百药者,味主中和也。仲景治伤寒中风,用大枣配生姜以辛甘发散而和荣卫也。

眉批:《经》云脾为孤藏,中央土以灌四旁,其不及,则令人九窍不通。(《医学要诀》草诀)

【歌诀】

大枣心腹邪气清,安中养脾胃气平;

助十二经通九窍,补气定惊津液生。(《医学要诀》草诀)

代 赭 石

气味苦寒,无毒。主治鬼疰,贼风,蛊毒,杀精物恶鬼,腹中毒邪气,女子赤沃漏下。

代赭石《本经》名须丸,《别录》名血师,研之作朱色,可以点书,故俗名土朱,又名铁朱。《管子》曰:山上有赭,其下有铁。《北山经》曰:少阳之山中多美赭。《西山经》曰:石脆之山灌水出焉,中有流赭皆谓此石。《别录》曰:代赭生齐国山谷,赤红青色,如鸡冠有泽,染爪甲不渝者良。今代州、河东、江东处处山中有之,以西北出者为良。

赭石,铁之精也,其色青赤,气味苦寒,禀水石之精,而得木火之化。主治鬼疰贼风蛊毒者,色赤属火,得少阴火热之气,则鬼疰自消也。石性镇重,色青属木,木得厥阴风木之气,故治贼风蛊毒也。杀精物恶鬼,所以治鬼疰也。腹中毒,所以治蛊毒也。邪气,所以治贼风也。赭石,一名血师,能治冲任之血,故治女子赤沃漏下。(《本草崇原》卷下)

赭乃赤色,代即雁门所产。《管子》云:山上有赭,其下有铁,故名铁朱,铁之精也。得坚金之气,故能去贼风,杀鬼疰精物,及蛊毒邪气。赤走血而入肝,质坚而为重剂,故主小儿急慢惊风,吊眼撮搦,及小肠疝气,吐血衄血,眼赤喉痹,血崩血痢,盖能平肝而制风也。赤沃漏下,亦风毒之为害。

眉批:气味苦寒。

【歌诀】

代赭鬼疰贼风侵,兼杀蛊毒恶鬼精;

腹中毒邪及惊气,女子赤沃漏下平。(《医学要诀》草诀)

丹 参

气味苦,微寒,无毒。主心腹邪气,肠鸣幽幽如走水,寒热积聚,破癥除瘕,止烦满,益气。

丹参出桐柏川谷及太山,今近道处处有之。其根赤色。大者如指,长尺余,一苗数根。

丹参、玄参,皆气味苦寒,而得少阴之气化,但玄参色黑,禀少阴寒水之精,而上通于天,丹参色赤,禀少阴君火之气,而下交于地,上下相交,则中土自和。故玄参下交于上,而治腹中寒热积聚;丹参上交于下,而治心腹邪气,寒热积聚。君火之气下交,则土温而水不泛溢,故治肠鸣幽幽如走水。破癥除瘕者,治寒热之积聚也。止烦满益气者,治心腹之邪气也。夫止烦而治心邪,止满而治腹邪,益正气所以治邪气也。(《本草崇原》卷中)

丹参味苦色赤,其性微寒,能益心气而清心火。君主之令行于上,积聚风痹之邪无不下矣。邪气除,则正气自益。又主破宿血,生新血者,心主血也。调妇人经脉,通利关脉者,心主脉也。能安生胎,落死胎,止血崩带下,散瘿赘恶疮,辟邪魅鬼祟,皆益心养血之功也。

眉批:心为阳中之太阳,阳盛则阴鬼自消。

【歌诀】

丹参主心腹邪闭,肠鸣幽幽如走水;

寒热积聚破癥瘕,烦恼风痹并益气。(《医学要诀》草诀)

淡 菜

甘温。主虚劳,补精血,止吐血,久痢常下疝瘕。(《医学要诀》药性备考)

淡 豆 豉

大豆色黑性沉,水脏肾之谷也。熟而成轻浮,能导阴液上资,以清阳热之邪气。肾主液,上入心而为汗,故能发汗。伤寒栀子豉汤,能升降阴阳水火,详《伤寒论宗印》。

【歌诀】

淡豉苦寒主伤寒,头痛寒热温疟瘴;

虚劳喘吸烦闷消,恶毒躁烦能发汗。(《医学要诀》别录中品)

淡 竹 叶

此原野处处有之,苗高数寸,茎叶如竹,气味甘寒。主去烦热,利小便。根名辟骨子,言其能催生堕胎也。

【歌诀】

淡竹叶寒去烦热,清心堕胎小便澈。(《医学要诀》本草纲目)

当　归

气味苦温,无毒。主治咳逆上气,温疟寒热洗洗在皮肤中,妇人漏下绝子,诸恶疮疡金疮,煮汁饮之。

当归,始出陇西川谷及四阳黑水,今川蜀、陕西诸郡皆有。春生苗,绿叶青茎,七八月开花,似莳萝娇红可爱,形圆象心,其根黑黄色,今以外黄黑、内黄白、气香肥壮者为佳。

当归花红根黑,气味苦温,盖禀少阴水火之气。主治咳逆上气者,心肾之气上下相交,各有所归,则咳逆上气自平矣。治温疟寒热洗洗在皮肤中者,助心主之血液从经脉而外充于皮肤,则温疟之寒热洗洗然,而在皮肤中者,可治也。治妇人漏下绝子者,助肾脏之精气从胞中而上交于心包,则妇人漏下无时,而绝子者,可治也。治诸恶疮疡者,养血解毒也。治金疮者,养血生肌也。凡药皆可煮饮,独当归言煮汁饮之者,以中焦取汁变化而赤,则为血。当归滋中焦之汁以养血,故曰煮汁。谓煮汁饮之,得其专精矣。《本经》凡加别言,各有意存,如术宜煎饵,地黄作汤,当归煮汁,皆当体会。(《本草崇原》卷中)

当归苦辛气温,能使气血之各有所归,故能止咳逆上气,尤为血分之要药。故主漏下绝子,及胎前产后,肠结痢疾。为行血养血,止血补血,去风定痛之用。温疟洗洗在皮肤中者,气分血分之邪相抟也,气血足而各有所归,邪不战则自解矣。能养血行血,故主经闭经逆,失血尿血,及癥癖痈疽。

眉批: 当归芹属□水,辛主行血上行,故得酒良。梢主下降。主冲脉带脉为病。

【歌诀】

当归咳逆上气通,温疟寒热皮肤中;

妇人漏下绝子嗣,金疮诸恶疮疡功。(《医学要诀》草诀)

灯　心　草

此草生于泽地,气味甘寒而平淡。其性轻虚而浮,中通外直,清凉而淡渗者也。又止破伤出血,衄血喉痹。夜不睡者,以灯心代茶饮即睡。小儿夜啼,烧灰涂乳饲儿即止。

【歌诀】

灯心草寒治五淋,湿热黄疸利水道;

止血通气心火降,泻肺清喉开阴窍。(《医学要诀》开宝本草)

地 肤 子

气味苦寒,无毒。主治膀胱热利小便,补中,益精气。久服耳目聪明,轻身耐老。

地肤子,多生平泽田野,根作丛生,每窠有二三十茎,七月间开黄花,结子青白,晒干则黑,似初眠蚕沙之状。

地肤子,气味苦寒,禀太阳寒水之气化,故主治膀胱之热而利小便。膀胱位居胞中,故补中而益水精之气。久服则津液滋灌,故耳目聪明,轻身耐老。

虞抟《医学正传》云:抟兄年七十,秋间患淋,二十余日,百方不效,后得一方,取地肤草,捣自然汁服之,遂通。至贱之物,有回生之功如此,是苗叶亦有功也。(《本草崇原》卷上)

夫天为阳,地为阴;火为阳,水为阴。天地水火,总属一阴阳耳。地肤气味苦寒,得地水之阴气,而敷布于肤表,具足太阳标本之化,故能清膀胱,解肤热。阳气生于阴,耳目本于肾,故主补中而聪明耳目。邪热清,则阴强而精益矣。又主疝气阴痿者,能启阴而出阳也。

【歌诀】

地肤主治膀胱热,通利小便肤热清;

强阴补中益精气,久服轻身耳目明。(《医学要诀》草诀)

地 骨 皮

气味苦寒。主去骨热、消渴。(《本草崇原》卷上)

地 龙(蚯蚓)

气味咸寒,无毒。主治蛇瘕,去三虫,伏尸鬼疰,蛊毒,杀长虫。

蚯蚓生湿土中,凡平泽膏壤地中皆有之,孟夏始出,仲冬蛰藏,雨则先出,晴则夜鸣,其蝼如丘,其行也引而后伸,故名蚯蚓。能穿地穴,故又名地龙。入药宜大而白颈,是其老者有力。《日华子》曰:路上踏杀者,名千人踏,入药更良。

蚯蚓冬藏夏出,屈而后伸,上食槁壤,下饮黄泉,气味咸寒,宿应轸水,禀水土之气化。主治尸疰虫蛊,盖以泉下之水气上升,地中之土气上达,则阴类皆从之而消灭矣。蜈蚣属火,名曰天龙。蚯蚓属水,名曰地龙。皆治鬼疰,蛊毒,蛇虫毒者,天地相交,则水火相济,故禀性虽有不同,而主治乃不相殊。(《**本草崇原**》卷下)

蚓之行也,引而后申,其蝼如丘,故名蚯蚓。上食槁壤,下饮黄泉,在物应土德,在星禽为轸水。其性寒而下行,性寒故能解诸热疫,下行故能利小便,治足疾。《别录》名地龙,谓其能行地中,故主通脉络,而活络丹用之,盖脉以法地也。又,龙凤丹,大解小儿痘毒,用白项蚓一条,入鸡子内蒸熟,去蚓食鸡子。盖蚓入水脏则能解毒,痘之毒,藏于肾也。又配五福化毒丹,治急惊。配附子治慢惊。

眉批:宜白项者入药。(《医学要诀》草诀)

蚯蚓泥 一名六一泥。甘寒无毒。主赤白热痢,伤寒谵语,蜈蚣螫毒。救狂犬伤,出犬毛神效。(《医学要诀》药性备考)

【歌诀】

蚯蚓咸寒主蛇瘕,伏尸鬼疰及虫毒;

能去三虫杀长虫,并疗伤寒狂热伏。(《医学要诀》草诀)

地　　榆

气味苦微寒,无毒。主治妇人产乳痉病,七伤,带下,五漏,止痛,止汗,除恶肉,疗金疮。

地榆,处处平原川泽有之,宿根在土,三月生苗,初生布地,独茎直上,高三四尺,叶似榆叶而狭长如锯齿状,其根外黑里红,一名玉豉,又名酸赭。

地榆一名玉豉,其臭兼酸,其色则赭,故《别录》又名酸赭,盖禀厥阴木火之气,能资肝脏之血也。主治妇人产乳病者,谓产后乳子,血虚中风而病。地榆益肝脏之血,故可治也。七伤者,食伤,忧伤,饮伤,房室伤,饥伤,劳伤,经络营卫气伤,内有干血,身皮甲错,两目黯黑也。地榆得先春之气,故能养五脏而治七伤。带下五漏者，带漏五色，或如青泥，或如红津，或如白涕，或如黄瓜，或如黑虾血也。止痛者，止妇人九痛，一阴中痛，二阴中淋痛，三小便痛，四寒冷痛，五月经来时腹痛，六气满来时足痛，七汗出阴中如虫啮痛，八胁下皮肤痛，九腰痛。地榆得木火之气，能散带漏下之瘀，而解阴凝之痛也。止汗者，止产后血虚汗出也。除恶肉，疗金疮者，生阳气盛则恶肉自除，血气调和则金疮可疗。(**《本草崇原》卷中**)

宗奭曰：其性沉寒，能除下焦热。故大小便血，及血痢淋带者宜之。阳甚则痉，沉寒者能养阴，故主痉痛及七伤。并能止汗。

【歌诀】

地榆苦寒主七伤，妇人产乳痉痛良；

带下五漏诸失血，止痛止汗疗金疮。(**《医学要诀》草诀**)

冬　　瓜

甘寒。主水肿，痈毒，丹毒，马肝鱼毒。(**《医学要诀》药性备考**)

冬　葵　子

气味甘寒滑，无毒。主治五脏六腑寒热，羸瘦，五癃，利小便。久服坚骨，长肌肉，轻身延年。

葵菜处处有之，以八九月种者，覆养过冬，至春作子，谓之冬葵子。如不覆养，正月复种者，谓之春葵。三月始种，五月开红紫花者，谓之蜀葵。八九月开黄花者，谓之秋葵。葵种不一，此外尚有锦葵、黄葵、终葵、菟葵之名，花具五色及间色，更有浅深之不同。

葵花开五色，四季长生，得生长化收藏之五气，故治五脏六腑之寒热羸瘦。冬葵子覆养过冬，气味甘寒而滑，故治五癃。夫膀胱不利为癃。五为土数，土不运行，则水道闭塞，故曰五癃。治五癃，则小便自利。久服坚骨，得少阴之气也。长肌肉，得太阴之气也。坚骨长肌，故轻身延年。(**《本草崇原》卷上**)

冬葵子，气味甘寒而滑，故能利窍通乳，消肿滑胎。又主大便不通，小便淋血，关格胀满，痈肿无头，皆取其通滑之功。九窍通利，则脏腑寒热自除。荣卫运行，则肌骨自能坚长。

眉批：葵性向日能导心气以下行。此亦上品。

【歌诀】

葵子坚骨长肌肉,五脏六腑寒热逐;

羸瘦五癃小便通,消水滑胎下丹毒。(《医学要诀》草诀)

独　活

独活苦平,无风独动,遇风不摇,得乾金旋转之气,故能制风木而疗金疮也。金主气而乾刚,故能破疝瘕之阴结。金为水之母,故能制子性之乱奔。金属肺而主行荣卫阴阳,故能散痈疽疮毒。

【歌诀】

独活风寒所击良,金疮止痛活疽疡;

女子疝瘕头齿痛,奔豚痫痉痛风降。(《医学要诀》草诀)

杜　仲

气味辛平,无毒。主腰膝痛,补中,益精气,坚筋骨,强志,除阴下痒湿,小便余沥。久服轻身耐老。

杜仲木皮,状如厚朴,折之有白绵相连,故一名术绵。杜字从土,仲者中也。此木始出豫州山谷,得中土之精,《本经》所以名杜仲也。李时珍曰:昔有杜仲,服此得道,因以名之谬矣。在唐宋本草或有之矣,《神农本经》未必然也。

杜仲皮色黑而味辛平,禀阳明、少阴金水之精气。腰膝痛者,腰乃肾府,少阴主之。膝属大筋,阳明主之。杜仲禀少阴、阳明之气,故腰膝之痛可治也。补中者,补阳明之中土也。益精气者,益少阴肾精之气也。坚筋骨者,坚阳明所属之筋,少阴所主之骨也。强志者,所以补肾也。阳明燥气下行,故除阴下痒湿,小便余沥。久服则金水相生,精气充足,故轻身耐老。

愚按:桑皮、桑叶有丝,蚕食桑而结茧,其色洁白,其质坚牢,禀金气也。藕与莲梗有丝,生于水中,得水精也。杜仲色黑味辛而多丝,故兼禀金水之气化。

(《本草崇原》卷上)

杜仲味甘微辛,其气温平。甘温能补,辛能滋肾,皮色黑而多绵,故主补骨坚筋,益精强志,乃治腰肾冷痛之圣药也。又主频惯坠胎者,胞系于腰之命门也。

眉批：臀叶既，腰痛也。一名木绵。

【歌诀】

杜仲补中益精气，补骨坚筋及强志；

阴下痒湿腰膝疼，小便余沥肾冷。（《医学要诀》草诀）

阿 胶

气味甘平，无毒。主治心腹内崩，劳极洒洒如疟状，腰腹痛，四肢酸疼，女子下血，安胎，久服轻身益气。

山东兖州府，古东阿县地有阿井，汲其水煎乌驴皮成胶，故名阿胶。此清济之水，伏行地中，历千里而发现于此井。济居四渎之一，内合于心。井有官舍封禁，岁煮胶以供天府，故真胶难得，货者多伪。其色黯绿，明净不臭者为真，俗尚黑如漆。故伪造者，以寻常之水煎牛皮成胶，搀以黑豆汁，气臭质浊，不堪入药。

《本草乘雅》云：东阿井在山东兖州府阳谷县，东北六十里，即古之东阿县也。《水经注》云：东阿井大如轮，深六七丈，水性下趋，质清且重，岁常煮胶以贡。煮法必取乌驴皮刮净去毛，急流水中浸七日，入瓷锅内渐增阿井水煮三日夜，则皮化，滤清再煮稠黏，贮盆中乃成耳。冬月易干，其色深绿且明亮轻脆，味淡而甘，亦须陈久，方堪入药。设用牛皮及黄明胶并杂他药者，慎不可用。

余尝逢亲往东阿煎胶者，细加询访，闻其地所货阿胶，不但用牛马诸畜杂皮，并取旧箱匣坏皮及鞍辔靴屧，一切烂损旧皮皆充胶料。人间尚黑，则入马料、豆汁以增其色。人嫌秽气，则加樟脑等香，以乱其气，然美恶犹易辨也。今则作伪者，日益加巧，虽用旧皮浸洗日久，臭秽全去，然后煎煮，并不入豆汁及诸般香味，俨与真者相乱。人言真胶难得，真胶未尝难得，特以伪者杂陈，并得真者而亦疑之耳。人又以胶色有黄有黑为疑者，缘冬月所煎者，汁不妨嫩，入春后嫩者，难于坚实，煎汁必老。嫩者色黄，老者色黑，此其所以分也。昔人以光如黳漆，色带油绿者为真，犹未悉其全也。又谓：真者拍之即碎。夫拍之即碎，此唯极陈者为然，新胶安得有此。至谓真者，绝无臭气，夏月亦不甚湿软，则今之伪者，未尝不然，未可以是定美恶也。又闻古法先取野狼溪水以浸皮，后取阿井水以煎胶。野狼溪发源于洪范泉，其性阳，阿井水之性阴，取其阴阳相配之意，火用桑薪煎炼四日夜而后成。又谓：烧酒为服胶者所最忌，尤当力戒。

此皆前人所未言者,故并记之。

阿胶乃滋补心肺之药也。心合济水,其水清重,其性趋下,主清心主之热而下交于阴。肺合皮毛,驴皮主导肺气之虚而内入于肌。又,驴为马属,火之畜也,必用乌驴,乃水火相济之义。崩,堕也,心腹内崩者,心包之血不散经脉,下入于腹而崩堕也。阿胶益心主之血,故治心腹内崩。劳极,劳顿之极也。洒洒如疟状者,劳极气虚,皮毛洒洒如疟状之先寒也。

阿胶,益肺主之气,故治劳极洒洒如疟状。夫劳极,则腰腹痛。洒洒如疟状,则四肢痉痛。心腹内崩,则女子下血也。心主血,肺主气,气血调和,则胎自安矣。滋补心肺。故久服轻身益气。

按:《灵枢·经水》篇云:手少阴外合于济水,内属于心。隐庵心合济水之说,盖据此也。李中梓谓:《内经》以济水为天地之肝,故阿胶入肝功多,当是误记耳。(**《本草崇原》卷上**)

气味甘平。用阿井水煎驴皮而成。阿水乃济水伏行地中,千里所注,清而且重,其性下趋,故止虚劳咳嗽、衄血吐血。心合济水,肺主皮毛,皮毛血肉之剂,大能滋补心肺之血气,故主内崩劳瘵诸证。气血虚,则阴阳相乘而洒洒如疟状也。又主男女一切风,及腰腹四肢酸痛者,盖能养血也。主痈肿者,能补荣卫也。治肺痿吐脓血,清利大小便,润燥化痰者,能清肺也。

眉批:《日华子》曰:驴能治风。临川[①]曰:治风先治血,血行风自灭。肺与大肠为表里,气化则小便痰水自行。

【歌诀】

阿胶心腹主内崩,腰腹四肢各酸痛;

劳极洒洒如疟形,止血安胎劳嗽用。(**《医学要诀》草诀**)

阿　　魏

时珍曰:阿魏臭重,主消肉积,杀小虫,故能解毒辟邪,治疟痢痔劳尸疰,心腹冷痛,霍乱五噎诸证。

【歌诀】

阿魏辛平杀小虫,破癥下积有殊功;

鬼疰传尸蛊毒魅,痞癥噎膈自能通。(**《医学要诀》唐本草**)

---

① 临川:此指南宋著名医学家陈自明。陈自明,字良甫,江西临川(抚州)人,著有《妇人大全良方》《外科精要》。

莪术（莪荗）

辛温，微香色黑，破气中之血，治积聚诸气为要药。正元散、七香丸，皆治气短不能接续，盖气之发原在肾，因中有所阻（通则上下相交）。好古云能益气者，非也。

【歌诀】

蓬莪荗主心腹痛，疝癖冷气及奔豚；

中恶鬼疰并霍乱，消瘀破结大通经。（《医学要诀》开宝本草）

鹅 不 食 草

辛寒。主通鼻气，利九窍，吐风痰，目赤耳聋，头痛脑酸，齆鼽鼻窒，鼻肉疮肿，痰疟痔痛。去目翳。按：塞鼻中，翳膜自落。（《医学要诀》药性备考）

发 髪

此童男女发也。发者血之余，埋之土中，千年不朽。熬之至枯，复有液出。夫心藏神，肾主液，液入心化赤而为血，神化之也。盖服之仍自还于心神，复归心肾之故道。故《经》云：仍自还神化也。是以治五癃，利小便水道，小儿惊痫百病，皆心肾之所主。关格不通，阴阳水火之不交也。痫属太阳，少阴之标病也。又止血闷血晕，瘀血五淋，鼻血吐血，诸窍出血。月水不通，胞衣不下，疔肿痫疾，骨疽恶疮，皆心肾之病也。

眉批：气味苦温微寒。

【歌诀】

发髪五癃小便通，关格不通水道下；

大人疔证小儿惊，服之仍自还神化。（《医学要诀》草诀）

防 风

气味甘温，无毒。主大风头眩痛，恶风风邪，目盲无所见，风行周身，骨节疼痛烦满。久服轻身。

防风,始出沙苑川泽及邯郸、琅琊、上蔡,皆属中州之地。春初发嫩芽,红紫色,三月茎叶俱青,五月开细白花,六月结实黑色,九月、十月采根,色黄空通。

防风茎、叶、花、实,兼备五色,其味甘,其质黄,其臭香,禀土运之专精,治周身之风证。盖土气厚则风可屏,故名防风。风淫于头,则大风头眩痛。申明大风者,乃恶风之风邪,眩痛不已,必至目盲无所见,而防风能治之。又,风邪行于周身,甚至骨节疼痛,而防风亦能治之。久服则土气盛,故轻身。

元人王好古曰:病头痛、肢节痛、一身尽痛,非羌活不能除,乃却乱反正之主君药也。李东垣曰:防风治一身尽痛,随所引而至,乃卒伍卑贱之职也。

愚按:《神农》以上品为君,羌活、防风皆列上品,俱散风治病,何以贵贱迥别若是。后人发明药性,多有如此谬妄之论,虽曰无关治法,学者遵而信之,陋习何由得洗乎! (《本草崇原》卷上)

防风,按《神农本草》三百六十种,以上品一百二十种为君,中品一百二十种为臣,下品一百二十种为使。羌活、防风,皆《本经》上品。有谓羌活治一身尽痛,乃却乱反正之君主,防风治一身尽痛,乃卒伍卑贱之职,随所引而至。噫!神农列于上品之君药,后人改为卑贱之卒伍,何防风之不幸也!夫君令传行,亦随邮使所引,遍及万方,若以随所引至为卑贱,则羌活亦可为卒伍矣。如此议论,虽不大有关系,但使后人从而和之,则陋习终不可挽回矣。(《侣山堂类辩》卷下)

张元素曰:能补中益神,治五劳七伤。盖风木之邪,贼伤中土;防风甘温,色黄臭香,具土德之化,能厚土以御邪,故能补中而主劳伤也。又云:能止上部见血者,风为阳邪,贼伤阴气,则迫血妄行,故去风即能养血,是以止血而主目盲。又止汗出者,风伤气则汗出,而卫气生于阳明也。主妇人崩漏者,厚土以防崩也。通利五脏关脉者,黄中通理也。主拘挛瘫痪者,驱风而兼补也。

眉批:《本经》名芸,以其气香如芸也。为脾经引经药。防风黄中通理横偏之药,故能止血逆上行。

【歌诀】

防风大风头眩痛,风行周身骨节疼;

风邪目盲无所见,补中劳伤及轻身。(《医学要诀》草诀)

防　己

气味辛平，无毒。主治风寒温疟热气，诸痫，除邪，利大小便。

防己，《本经》名解离，以生汉中者为佳，故名汉防己，江南诸处皆有，总属一种。因地土同，致形有大小，而内之花纹皆如车辐。所谓木防己者，谓其茎梗如木，无论汉中他处皆名木防己，即通草，名木通之义非。出汉中者，名汉防己，他处者，名木防己也。上古诸方，皆云木防己汤，是木防己，乃其本名，生汉中佳，故后人又有汉防己之称，其茎蔓延如葛，折其茎一头吹之，气从中贯，严如木通，其根外白内黄，破之黑纹四布，故名解离。

防己，气味辛平，色白纹黑，禀金水相生之气化。其茎如木，木能防土，己者土也，故有防己之名。主治风寒温疟热气者，风寒之邪，藏于肾脏，发为先热后寒之温疟。温疟者，热气有余之疟也。《经》云：温疟者，先热后寒，得之冬中于风寒，此病藏于肾。防己启在下之水精而输转于外，故治风寒温疟热气也。诸痫除邪者，心包受邪，发为牛马猪羊鸡诸痫之证。

防己，中空藤蔓，能通在内之经脉，而外达于络脉，故治诸痫除邪也。利大小便者，土得木而达，木防其土，土气疏通，则二便自利矣。

愚按：防己气味辛平，茎空藤蔓，根纹如车辐，能启在下之水精而上升，通在内之经脉而外达，故《金匮要略》云：膈间支饮，其人喘满，心下痞坚，面色黧黑者，其脉沉紧，得之数十日，医吐下之，不愈，木防己汤主之。又云：风水脉浮身重，汗出恶风者，防己黄芪汤主之。皮水为病，四肢肿，水气在皮肤中，四肢聂聂动者，防己茯苓汤主之。《千金方》治遗尿小便涩，三物木防己汤主之。而李东垣有云：防己乃下焦血分之药，病在上焦气分者，禁用。试观《金匮》诸方所治之证，果在气分乎？血分乎？抑在上焦乎？下焦乎？盖防己乃行气通上之药，其性功与乌药、木通相类，而后人乃以防己为下部药，不知何据。东垣又云：防己大苦寒，能泻血中湿热，比之于人，则险而健者也，幸灾乐祸，能为乱阶，然善用之，亦可敌凶突险，此瞑眩之药也。故圣人存而不废。噫神农以中品之药为臣，主通调血气，祛邪治病，无毒有毒，斟酌其宜，随病而用。如防己既列中品，且属无毒，以之治病，有行气清热之功。险健为乱之说，竟不知从何处得来，使后人遵之如格言，畏之若毒药，非先圣之罪人乎。东垣立言，多属臆说，盖其人富而贪名，又无格物实学。李时珍乃谓千古而下，唯东垣一人，误矣。嗟嗟！安得伊耆再治世，更将经旨复重宣。（《本草崇原》卷中）

防己 《经》云:水道不行,则形气消索。是水有随气而营运于肤表者,有水火上下之相济者,如气滞而水不行,则为水病痰病矣。防己生于汉中者,破之纹作车辐,茎蔓空通,主通气行水,以防己土之制,故有防己之名,《金匮》方治水病,有防己黄汤、防己茯苓汤;治痰饮,有木防己汤、防己加茯苓芒硝汤。孙思邈治小便闭涩,有三物木防己汤。盖气运于上,而水能就下也。今相沿为下部之药,缘前人创论于前,后人随文附会尔!杲曰:防己如险健之人,幸灾乐祸,首为乱阶,若善用之,亦可敌凶突险,此瞑眩之药也,故圣人存而不废。如上焦气分之病,皆不可用,乃下焦血分之药耳!噫,如此议论,不知从何处参出?夫气化而后水行,防己乃行气利水之品,反云上焦气分不可用。《神农本草》分上、中、下三品,以养生补益、延年不老者为上品,治病者次之,毒药为下。防己能营运去病,是运中有补,故《本经》列于中品之前,奚为存而不废?且气味辛平无毒,奚为瞑眩之药?如此议论,不能枚举,无裨治道,反疑惑后学。予观今世惟卢子田先生,学识渊博,惟宗圣经,独不为前人所愚。(《侣山堂类辩》卷下)

防己茎蔓似葛,气从中贯,有如木通,故亦能通九窍,开腠理。盖藤蔓而通者,有如经络之贯通,故十剂曰:通可去滞。木通、防己之属是也。防己辛平,故兼治水肿,温热脚气,辛能走气也。藏器曰:治风用木防己。治水用汉防己。

眉批:经名解离,纹如车辐,行而不守者也。仲景用治膈上痰饮,取其通经络也。后人以为下部所用,又云嗅眩之药,皆系野论。

【歌诀】
防己辛平主风寒,温疟热气诸痫良;
利大小便除邪气,疗水风肿清膀胱。(《医学要诀》草诀)

榧　　子

甘平涩。治五痔,去三虫;杀寸白虫,蛊毒鬼疰;恶毒吐血,小儿好食茶叶。(《医学要诀》药性备考)

蜂蜡（蜜蜡）

气味甘,微温,无毒。主治下痢脓血,补中,续绝伤金疮,益气,不饥耐老。蜜蜡乃蜜脾底也。取蜜后将底炼过,滤入水中候凝,取之即成蜡矣。今人谓之黄蜡,以其生自蜜中,故名蜜蜡。黄蜜之底,其色则黄,白蜜之底,其色则白,但黄者多,而白者少,故又名黄蜡。汪机《本草会编》:一种虫白蜡,乃是小虫所作。其虫食冬青树汁,叶涎粘嫩茎上,化为白脂,至秋刮取,以水煮溶,滤置冷水中,则凝聚成块。此虫白蜡也,与蜜蜡之白者不同。

蜂采花心,酿成蜜蜡,蜜味甘,蜡味淡,禀阳明太阴土金之气,故主补中益气。蜜蜡味淡,今日甘者,淡附于甘也。主治下痢脓血,补中,言蜜蜡得阳明中土之气,治下痢脓血,以其能补中也。续绝伤金疮,益气,言蜜蜡得太阴金精之气,续金疮之绝伤,以其能益气也。补中益气,故不饥耐老。(《本草崇原》卷上)

《本经》上品。甘微温。主下痢脓血,补中,续绝伤金疮,益气不饥。白蜡,治泄澼后重,补绝伤,利小儿。孕妇胎动,下血欲死,以鸡子大煎三五沸,投美酒半升,服,主瘥。此蜡之白色者,非虫白蜡也。(《医学要诀》药性备考)

蜂　蜜

气味甘平,无毒。主治心腹邪气,诸惊痫痓,安五脏诸不足,益气补中,止痛,解毒,除众病,和百药。久服强志轻身,不饥不老,延年神仙。

蜂居山谷,蜜从石岩下流出者,名石蜜。蜂居丛林,蜜从树木中流出者,名木蜜。皆以色白如膏者佳。若人家作桶,收养割取者,是为家蜜,此蜜最胜。春分节后,蜂采花心之粉,置之两髀而归,酝酿成蜜。如遇牡丹、兰蕙之粉,或负于背,或戴于首,归以供王蜂。王所居层叠如台,有君臣之义。寒冬无花,深藏房内,即以酿蜜为食,春暖花朝后,复出采花也。

草木百卉,五色咸具,有五行之正色,复有五行之间色,而花心只有黄白二色,故蜜色有黄白也。春夏秋集采群芳,冬月退藏于密,得四时生长收藏之气,吸百卉五色之精。主治心腹邪气者,甘味属土,滋养阳明中土,则上下心腹之正气自和,而邪气可治也。诸惊痫痓,乃心主神气内虚,蜂蜜花心酿成,能和心主之神,而诸惊痫痓可治也。安五脏诸不足者,花具五行,故安五脏之不足。益气补中者,气属肺金,中属胃土,蜂采黄白金土之花心,故益气补中也。止痛解毒者,言蜂蜜解毒,故能止痛也。除众病,和百药者,言百药用蜂蜜和丸,以蜂蜜能除众病也,久服强志,金生水也。轻身不饥,土气盛也。轻身不饥,则不老延年,神仙可冀。(《本草崇原》卷上)

蜂采百花而酿蜜,色黄味甘,大补中气者也。脾胃气盛,何脏不安?何邪不解?故能除众病,补诸不足,强志延年。百卉合成,故能和百药。

按《本经》多云：能除痹者，风寒湿也。能清热者，暑燥火也。盖人之夭寿，总关乎邪正阴阳。邪者，外因六淫之邪；正者，精气神也。精气足而神气安，阳生阴长，无扰乎邪，皆可以轻身延年，长生不老。

眉批：金疮火疮绝伤者，不内外因也。

【歌诀】

蜂蜜补中并益气，心腹邪气惊痫痉；

能补不足五脏安，解毒止痛兼治痢。（《医学要诀》草诀）

凤 尾 草

苦寒。治发背痈疮结核，通五淋，凉血，解硫黄丹毒。浸油涂头生发，乌须。（《医学要诀》药性备考）

伏 龙 肝

灶心釜月下黄土也。主妇人崩中吐血，肠风带下，尿血泄精，催生下胞，中风口噤，心腹疼痛，小儿重舌，脐疮丹毒。醋调涂痈肿毒气最妙。宜年久者。（《**医学要诀**》药性备考）

茯 苓

气味甘平，无毒。主治胸胁逆气，忧恚惊邪，恐悸，心下结痛，寒热，烦满，咳逆，口焦舌干，利小便。久服安魂养神，不饥延年。

茯苓，生大山古松根下，有赤白二种。下有茯苓，则上有灵气如丝之状，山中人亦时见之。《史记·龟策传》作茯苓谓松之神灵，伏结而成。小者如拳，大者如斗，外皮皱黑，内质光白，以坚实而大者为佳。

茯苓，本松木之精华，借土气以结成，故气味甘平，有土位中央而枢机旋转之功。禀木气而枢转，则胸胁之逆气可治也。禀土气而安五脏，则忧恚惊恐悸之邪可平也。里气不和，则心下结痛。表气不和，则为寒为热。气郁于上，上而不下，则烦满咳逆，口焦舌干。气逆于下，交通不表，则小便不利。茯苓位于中土，灵气上荟，主内外旋转，上下交通，故皆治之。久服安肝藏之魂，以养心藏之神。木生火也，不饥延年，土气盛也。（《**本草崇原**》卷上）

赤茯苓主破结气（《药性本草》），泻心、小肠、膀胱湿热，利窍行水（《本草纲目》）。

茯苓气味甘平，无毒。主辟不祥，疗风眩、风虚、五劳、口干，止惊悸、多恚怒、善忘，开心益智，安魂魄，养精神（《别录》）。

离松木本体，不附根而生者，为茯苓。不离本体，抱根而生者，为茯神。虽分二种，总以茯苓为胜。（《本草崇原》卷上）

茯苓乃松之灵气归伏于根。《史记》谓之伏灵。神灵归伏，故主逆气烦满，能安五脏之神。神安，则七情之邪自灭。气味甘淡，能布渗津液而制泄水邪，是以止消渴痰水，水肿淋沥，虚汗惊痫，奔豚肺痿，呕逆遗精，健忘劳瘦，安神益智，开胃健脾，皆灵伏渗泄之功也。茯神与苓同功，上古无分二种。陶弘景谓辟百祥，疗风眩，养精神，开心智，利小肠，定恚怒。治偏风口面喎斜，脚气诸筋牵缩，而神有殊功焉。皮治水肿肤胀，开水道腠理。

茯苓皮主治水肿肤胀，利水道，开腠理（《本草纲目》）。（《本草崇原》卷上）

神木（附） 主治偏风，口面喎斜，毒风筋挛，不语，心神惊掣，虚而健忘（《药性本草》）。

即茯神心内木也，又名黄松节。

愚谓：茯苓之皮与木，后人收用，各有主治，然皆糟粕之药，并无精华之气，不堪列于上品，只因茯苓而类载之于此。（《本草崇原》卷上）

【歌诀】

茯苓胸胁主逆气，忧恚惊思并恐悸；

结痛烦满咳逆消，口焦舌干小便利。（《医学要诀》草诀）

浮萍（水萍）

气味辛寒，无毒。主治暴热身痒，下水气，胜酒，长须发，止消渴。久服轻身。

水萍，处处池泽止水中皆有。季春始生，而盛于夏。一叶过宿即生数叶，叶下有微须，即其根也。叶小而圆，面青背紫，其紫赤若血者，谓之紫背浮萍，入药为良。七月收采，置竹筛内，下以盆水映之晒日中，方易干也。

太阳之气，根于水中，而外浮于肤表。萍生水中，浮于水面，盖禀太阳之气化。其背紫赤，皆连于水，乃太阳之气，根于水中也。盛于暑夏，乃太阳之气，开浮而主夏也。气味辛寒者，辛属乾金，太阳如天而合乾。寒本太阳，太阳标阳而本寒也。主治暴热身痒者，风热之邪，暴客皮肤，一身苦痒。水萍禀寒水之气,外行肤表,故暴热身痒可治也。下水气者,太阳之气外达皮毛,则膀胱之水气自下也。胜酒者,酒性辛温而剽悍,先行皮肤。水萍辛寒而解热,亦先行皮肤,故能胜酒。长须发者,太阳为诸阳主气,而熏肤泽毛,须发长也。得寒水之精气,故止消渴。久服则阴精盛而阳气充,故轻身。

太阳之气出于水中,上与君火相合而主日。水萍下为水映,上为日晒方干,乃太阳之气,上下相通,此物理自然之妙也。(**《本草崇原》卷中**)

水萍辛寒。主暴热身痒,长须发,止消渴。丹溪曰:浮萍发汗,胜于麻黄。又紫萍一粒丹,治左瘫右痪,三十六种风,偏正头风,大风癞疾。(**《医学要诀》药性备考**)

附 子

气味辛温,有大毒。主治风寒咳逆邪气,寒湿踒躄拘挛,膝痛不能行走,破癥坚积聚,血瘕金疮。

附子以蜀地绵州出者为良,他处虽有,为薄不堪用也。绵州领县八,惟彰明出附子。彰明邻乡二十,惟赤水、廉水、昌明、会昌四乡出附子,而又推赤水一乡出者为最佳。其初种而成者,为乌头,形如乌鸟之头也。其附母根而生,虽相须实不相连者为附子,如子附母也。旁生支出而小者,名侧子。种而独生无所附,长三四寸者,名天雄。附子之形以蹲坐正节,而侧子少者为上,有节多乳者次之。形不正而伤缺风皱者为下。其色以花白者为上,黑色者次之,青色者为下,俗呼黑附子,正以其色黑,兼以别于白附之子名耳。

附子禀雄壮之质,具温热之性,故有大毒。《本经》下品之药,大毒、有毒者居多,《素问》所谓毒药攻邪也。夫攻其邪而正气复,是攻之即所以补之。附子味辛性温,生于彰明赤水,是禀大热之气,而益太阳之标阳,助少阳之火热者也。太阳阳热之气,不循行于通体之皮毛,则有风寒咳逆之邪气。附子益太阳之标阳,故能治也。少阳火热之气,不游行于肌关之骨节,则有寒湿踒躄拘挛、膝痛不能行走之证。附子助少阳之火热,故能治也。癥坚积散,阳气虚而寒气内凝也。血瘕,乃阴血聚而为瘕。金疮,乃刀斧伤而溃烂。附子具温热之气,以散阴寒,禀阳火之气,以长肌肉,故皆治之。

《经》云:草生五色,五色之变,不可胜视。草生五味,五味之美,不可胜极。天食人以五气,地食人以五味。故在天时,宜司岁备物;在地利,在五方五土之宜。附子以产彰明、赤水者为胜,盖得地土之专精。夫太阳之阳,天一之水也,生于膀胱水府，而彰明于上。少阳之阳，地二之火也，生于下焦之火，而赤日行天。据所出之地，曰彰明、曰赤水者，盖亦有巧符者矣。学人欲知物性之精微，而五方生产之宜，与先圣命名之意，亦当体认毋忽。今陕西亦莳植附子，谓之西附，性辛温，而力稍薄，不如生于川中者，土厚而力雄也。又，今药肆中零卖制熟附子，皆西附之类。盖川附价高，市利者皆整卖，不切片卖，用者须知之。

凡人火气内衰，阳气外驰，急用炮熟附子助火之原，使神机上行而不下殒，环行而不外脱，治之于微，奏功颇易。奈世医不明医理，不识病机，必至脉脱厥冷，神去魄存，方谓宜用附子。夫附子治病者也，何能治命？甚至终身行医，而终身视附子为蛇蝎。每告人曰：附子不可服，服之必发狂，而九窍流血；服之必发火，而痈毒顿生；服之必内烂五脏，今年服之，明年毒发。嗟嗟！以若医而遇附子之证，何以治之。肯后利轻名而自谢不及乎？肯自居庸浅而荐贤以补救乎？必至今日药之，明日药之，神气已变，然后覆之，斯时虽有仙丹，莫之能救。贤者于此，或具热衷，不忍立而视其死，问投附子以救之，投之而效，功也。投之不效，亦非后人之过。前医唯恐后医奏功，祇幸其死，死后推过，谓其死由饮附子而死。噫！若医而有良心者乎，医不通经旨，牛马而襟裾，医云乎哉。

如用附子，本身有一两余者，方为有力。侧子分两须除去之，土人欲增分两，用木杸将侧子敲平于上，故连侧子重一两五六钱者，方好。土人又恐南方得种，生时以戎盐淹之，然后入杸敲平。是附子本无咸味，而以盐淹之，故咸也。制附子之法，以刀削去皮脐，剖作四块，切片，用滚水连泡二次，去盐味、毒味，晒半燥，于铜器内炒熟用之。盖上古司岁备物，火气司岁，则备温热之药。《经》曰：司岁备物，专精者也。非司岁备物，气散者也。后世不能如上古之预备，故有附子火炮之说。近世皆以童便煮之，乃因讹传讹，习焉不知其非耳。（《**本草崇原**》卷下）

附子如芋，子附母生，故名附子。旁之小子曰侧子，土人欲重其斤两，用木杸将侧子敲平于上，然母子之体不相合，故须拣子之少者，又当估去小子，有一两余方可用，若连子而重一两五六钱，更为有力。近时俗人，咸谓一两外者为天雄。不知天雄长三寸以上，旁不生子，故名曰雄。土人尤忌生此，以为不利，即禳祷之，谓其不能子母之相生也。今人多取重一两者，若侧子多而去其二三钱，则母身止重七八钱之川乌矣。此缘失于考究，故沿袭时俗之讹。又如附子之尖，乃下行之根，其性趋下，有欲治上而用其尖者，颠倒物性，尤为可笑。（《**侣山堂类辩**》卷下）

附子、干姜、甘草、人参、白术、黄芪，补中气之品也，是以吐伤中气者，用理中圆,乃人参、甘草、干姜、白术四味。附子乃助下焦之生气者也,是以手足厥冷,脉微欲绝者,用四逆汤,乃附子、干姜、甘草三味。夫启下焦之生气者宜生附,补下焦之元气,或汗漏不止,而阳欲外脱者,宜熟附以固补之。盖元气发原于下,从中焦而达于四肢,故生气欲绝于下者,用下焦之附子,必配中焦之甘草、干姜,或加人参、白术。若止伤中气,而下焦之生原不伤者,止用理中,而不必附子矣。不格物性中下之分,不体先圣立方之意,有以生附配干姜,补中有发,附子得生姜则能发散之说者;有以附子无干姜不热,得甘草则性缓之说者。盖以姜、附为同类,疑惑后人,误事匪细。如生气欲绝于下,所当急温者,若不用附而以姜试之,则不救矣!元如曰:不敢用附,而先以桂代之者,亦误事不浅。(《侣山堂类辩》卷下)

附子辛热有大毒,禀雄壮中正之气,有斩关夺将之能,追复散失之元阳,回转阴寒之厥冷,能引补气补血之药直至经络脏腑。是以阴证伤寒,中风冷厥,小儿慢惊,厥阴寒疝,风寒头痛,肾厥头疼,霍乱转筋,癫痫柔痉,皆有起死回生之功。又主久痢脾泄,阴疟脚气,心腹冷痛,反胃噎膈,半身不遂,口眼㖞斜,大肠冷结,小便虚秘,胃冷呃逆,阳虚吐血,阴毒痈疽,鼻渊喉痹,齿痛耳聋,蛔厥麻痹。督脉为病,脊强而痛,小儿顶软囟陷,妇人血风经闭。补命门,坚筋骨,温中强阴,功力为最。川乌主诸风风痹血痹,半身不遂,除寒冷,破诸积冷毒,补命门肝虚,助阳退阴。功同附子而稍缓。时珍曰:寒病宜附子,风痰宜川乌。乌头附子尖,治风厥癫痫,脐风撮口,木舌牙疼,盖取其锐气直达病所。

眉批:如芋之附母而生,故名附子,旁之小者名侧子。小于附子其形如乌,出于西川,故名川乌。附生尖在下而底在上。

【歌诀】

附子风寒咳逆清,癥坚积聚血瘕平;

邪气寒湿致痿躄,拘挛膝痛不能行。(《医学要诀》草诀)

覆 盆 子

气味酸平,无毒。主安五脏,益精气,长阴,令人坚,强志倍力,有子。久服轻身不老。

《别录》名覆盆。《本经》名蓬蘽。始出荆山平泽及宛句,今处处有之。藤蔓繁衍,茎有倒刺,就蒂结实,生则青黄,熟则紫黯,微有黑色,状如熟椹,至冬苗叶不凋。马志曰:蓬蘽乃覆盆之苗,覆盆乃蓬蘽之子。李时珍曰:蓬蘽、覆盆一类二种,覆盆早熟,蓬藟晚熟。然近时只知有覆盆,不知有蓬藟矣。愚以覆盆、蓬藟功用相同,故合而为一。

《本经》名蓬藟,以其藤蔓繁衍,苗叶不凋,结子则蓬蓬而藟藟也。《别录》名覆盆,以其形圆而扁,如釜如盆,就蒂结实,倒垂向下,一如盆之下覆也。气味酸平,藤蔓繁衍,具春生夏长之气,覆下如盆。得秋时之金气,冬叶不凋。得冬令之水精,结实形圆。具中央之土气,体备四时,质合五行,故主安五脏。肾受五脏之精而藏之,故益精气而长阴。肾气充足,则令人坚,强志倍力,有子。是覆盆虽安五脏,补肾居多,所以然者,水天上下之气,交相轮应也。天气下覆,水气上升,故久服轻身不老。(《本草崇原》卷上)

蓬藟即覆盆子。覆有阴义,一名阴藟,养阴之药也。蓬藟者,言其繁衍也。夫脏为阴,脏者藏也。五脏之气,宜充盛而收藏,蓬藟繁盛而味酸收,故能安养五脏。肾藏精志,强阴有子,皆养阴也。

【歌诀】

蓬藟子酸安五脏,能益精气使志强;

长阴令坚倍气力,无子阴虚久服良。(《医学要诀》草诀)

干 姜

气味辛温,无毒。主治胸满咳逆上气,温中,止血,出汗,逐风湿痹,肠澼下痢,生者尤良。

干姜用母姜晒干,以肉厚而白净,结实明亮如天麻者为良,故又名白姜。临海、章安、汉温、池州诸处皆能作之,今江西、浙江皆有,而三衢开化者佳。

太阴为阴中之至阴,足太阴主湿土,手太阴主清金。干姜气味辛温,其色黄白,乃手足太阴之温品也。胸满者,肺居胸上,肺寒则满也。咳逆上气者,手足太阴之气不相通贯,致肺气上逆也。温中者,言干姜主治胸满咳逆上气,以其能温中也。脾络虚寒,则血外溢。干姜性温,故止血也。出汗者,辛以润之,开腠理,致津液通气也。逐风湿痹者,辛能发散也。肠澼下痢,乃脾脏虚寒。《伤寒论》云:脾气孤弱,五液注下,下焦不合,状如豚肝。干姜能温脾土,故治肠下痢。生者尤良,谓生姜能宣达胃气,用之尤良。

按:桂枝、葛根、柴胡诸汤,并胃逆呕吐,表寒诸证,多用生姜。夫生姜乃老姜所生之子姜,阳明为太阴之府,故干姜治脾,生姜治胃。脏腑者,子母之谓也。

按:《神农本经》只有干姜、生姜,而无炮姜,后人以干姜炮黑,谓之炮姜。

《金匮要略》治肺痿用甘草干姜汤，其干姜亦炮，是炮姜之用，仲祖其先之矣。姜味本辛，炮过则辛味稍减，主治产后血虚身热，及里寒吐血、衄血、便血之证。若炮制太过，本质不存，谓之姜炭，其味微苦不辛，其质轻浮不实，又不及炮姜之功能矣。即用炮姜，亦必须三衢开化之母姜，始为有力。今药肆中多以伤水变味之生姜，晒干炮用，未免有名无实。（《本草崇原》卷中）

干姜、甘草、人参、白术、黄芪，补中气之品也，是以吐伤中气者，用理中圆，乃人参、甘草、干姜、白术四味。附子乃助下焦之生气者也，是以手足厥冷，脉微欲绝者，用四逆汤，乃附子、干姜、甘草三味。夫启下焦之生气者宜生附，补下焦之元气，或汗漏不止，而阳欲外脱者，宜熟附以固补之。盖元气发原于下，从中焦而达于四肢，故生气欲绝于下者，用下焦之附子，必配中焦之甘草、干姜，或加人参、白术。若止伤中气，而下焦之生原不伤者，止用理中，而不必附子矣。不格物性中下之分，不体先圣立方之意，有以生附配干姜，补中有发，附子得生姜则能发散之说者；有以附子无干姜不热，得甘草则性缓之说者。盖以姜、附为同类，疑惑后人，误事匪细。如生气欲绝于下，所当急温者，若不用附而以姜试之，则不救矣！元如曰：不敢用附，而先以桂代之者，亦误事不浅。（《侣山堂类辩》卷下）

辛走气而温补中，大温中之品也。气血生于中焦，中气虚寒，而致胸满咳逆，汗出泄痢，呕吐霍乱痞结者，并宜用之。夫血生于胃，而统摄于脾，中气虚冷，则血不能入脏归经，干姜通四肢关节，开五脏六腑，宣诸络脉，是以吐血衄血下血，有阴无阳，致血妄行者，亦宜用之。乃热因热用，从治之法也。干者温中，生者宣发，久服去臭气，通神明。炮者补中，兼能益肾。以其色黑而辛润也。

眉批：《本经》云：生者尤良。生姜宣胃气，干姜温阴土。

【歌诀】

干姜胸满咳逆气，温中能逐风湿痹；

止血出汗呕吐良，痞结肠澼及下痢。（《医学要诀》草诀）

干　漆

气味辛温，无毒。主治绝伤，补中，续筋骨，填髓脑，安五脏，五缓六急，风寒湿痹。生漆去长虫。久服轻身耐老。

漆树，始出汉中山谷，今梁州、益州、广东、金州、歙州、陆州皆有。树高二三丈。干如柿，叶如椿，花如槐，实如牛奈子，木心色黄，六七月刻取滋汁，或以斧凿取。干漆不假日爆。乃自然干者，状如蜂房孔，孔间隔者为佳。

漆木，生于西北，凿取滋汁而为漆，日曝则反润，阴湿则易干，如人胃腑水谷所化之津液，奉心则化赤为血，即日曝反润之义也。入肾脏则凝结为精，即阴湿易干之义也。干漆气味辛温，先白后赤，生干则黑，禀阳明金精之质，而上奉于心，以资经脉，下交于肾，以凝精髓之药也。主治绝伤，资经脉也。补中，阳明居中土也。续筋骨者，治绝伤，则筋骨亦可续也。填髓脑者，凝精髓也。阳明水谷之精，滋灌五脏，故安五脏。弛纵曰缓，拘挚曰急，皆不和之意。五脏不和而弛纵，是为五缓；六腑不和而拘挚，是为六急。五缓六急，乃风寒湿之痹证，故曰风寒湿痹也。《素问·痹论》云：五脏皆有外合，六腑亦各有俞。皮肌脉筋骨之痹，各以其时，重感于风寒湿之气，则内舍五脏。五脏之痹，犹五缓也。风寒湿气中其俞，而食饮应之。循俞而入，各舍其腑。六腑之痹，犹六急也。是五缓六急，乃风寒湿痹也。生漆色白属金，金能制风，故生漆去长虫。久服则中土之精，四布运行，故轻身耐老。（《本草崇原》卷上）

干漆辛温有毒，木体而多汁，色赤而稠粘，补血填髓之药也，久服轻身耐老。有毒，故能解蛊毒杀虫。又主咳嗽瘀血，痞结痂瘕，尸劳心痛，经闭腰疼。生漆杀长虫。

眉批：以上二种系上品。

【歌诀】

干漆绝伤兼补中，能填髓脑续筋骨；

五缓六急五脏安，风寒湿痹及虫毒。（《医学要诀》草诀）

甘　草

气味甘平，无毒。主五脏六腑寒热邪气，坚筋骨，长肌肉，倍气力，金疮𩩲，解毒，久服轻身延年。

张志聪注：甘草始出河西川谷、积沙山及上郡，今陕西河东州郡皆有之。一名国老，又名灵通。根长三四尺，粗细不定，皮色紫赤，上有横梁，梁下皆细根也，以坚实断理者为佳。调和脏腑，通贯四旁，故有国老、灵通之名。

甘草味甘，气得其平，故曰甘平。《本经》凡言平者，皆谓气得其平也。主治五脏六腑之寒热邪气者，五脏为阴，六腑为阳。寒病为阴，热病为阳。甘草味甘，调和脏腑，通贯阴阳，故治理脏腑阴阳之正气，以除寒热阴阳之邪气也。坚筋骨，长肌肉，倍气力者，坚肝主之筋、肾主之骨，长脾主之肉，倍肺主之气、心主之力。五脏充足，则六腑自和矣。金疮乃刀斧所伤，因金伤而成疮。金疮<ruby>膒</ruby>，乃因金疮而高膒也。解毒者，解高膒无名之毒，土性柔和，如以毒物埋土中，久则无毒矣。脏腑阴阳之气皆归土中，久服则土气有余，故轻身延年。（《**本草崇原**》卷上）

甘草黄中通理，厚德载物之君子也。肌肉筋骨，脏腑气血，皆由中焦土谷之所生。《别录》：主温中下气，烦满短气，通经脉，利血气者，取其和中通理也。止烦渴咳嗽，惊悸劳伤者，津液血液，中土之所生也。治痈毒悬痈者，解毒而生肌也。治咽痛金疮、肺痿吐脓者，能清脏腑之寒热，而土能生金也。清表里之寒热者，甘能发散也。稍治茎中痛者，清热而下行也。通九窍利百脉者，脉生于胃，土灌四旁也。

眉批：生能泻火，熟能补中。

【歌诀】

甘草甘平能解毒，筋骨强坚长肌肉；

五脏六腑寒热除，气力倍加金疮复。（《医学要诀》草诀）

甘　松

甘松芳香，能开脾郁，少加入脾胃药中，甚醒脾气。寿禅师作五香饮，更加别药，止渴兼补益最妙。一沉香饮，二丁香饮，三檀香饮，四泽兰饮，五甘松饮也。

眉批：以上九种系芳草。

【歌诀】

甘松香温主恶气，心腹卒痛牙疳䘌；

肾虚齿痛面皯疱，调理中元去气郁。（《医学要诀》开宝本草）

甘　遂

气味苦寒，有毒。主治大腹，疝瘕，腹满，面目浮肿，留饮宿食，破癥坚积聚，利水谷道。

甘遂始出太山及代郡，今陕西、江东、京口皆有。苗似泽漆，茎短小而叶有汁，根皮色赤，肉色白，作连珠状，大如指头，实重者良。

土味曰甘，径直曰遂。甘遂味苦，以其泄土气而行隧道，故名甘遂。土气不和,则大腹。隧道不利,则疝瘕。大腹则腹满,由于土不胜水,外则面目浮肿,内则留饮宿食。甘遂治之,泄土气也。为疝为瘕则癥坚积聚。甘遂破之,行隧道也。水道利则水气散,谷道利则宿积除。甘遂行水气而通宿积,故利水谷道。

《乘雅》论:甘遂其为方也,为大,为急。其于剂也,为通,为泄。但气味苦寒,偏于热,为因寒则非所宜矣。(《本草崇原》卷下)

甘遂苦寒有毒,专于行水攻饮,直达水气所结之处,乃泄水之圣药。故大陷胸汤用之者,能直达上而泄下也。主泻十二种水疾,去痰水脚气,阴囊肿坠,痰迷癫痫;噎膈痞塞。

按:以上三种,性皆苦寒而有毒。盖苦能泄下,寒能清热,毒能破坚也。

【歌诀】

甘遂留饮并宿食,大腹疝瘕痛满急;

面目浮肿水胀消,利水谷道破癥积。(《医学要诀》草诀)

甘　蔗

甘平。主下气和中,消痰止渴,助脾气,除烦热,利大小肠。止呕哕反胃,宽胸膈。(《医学要诀》药性备考)

橄　榄

酸甘温。生津液,止烦渴,消酒毒。治咽喉齿痛。小儿初生,烧灰同朱砂研服,解胎毒。核,磨服,治鱼骨鲠。又治小儿痘疮倒服黡,肠风下血,烧研服之。同荔枝、山楂核烧服,治阴子癀肿。(《医学要诀》药性备考)

高　良　姜

子名红豆蔻,性皆辛热纯阳、浮也。入足太阴阳明经,胃寒呕吐清水,霍乱反胃,哕噫噎膈,心脾冷痛为要药。又主泻痢冷癖,酒毒瘴疟。

【歌诀】

高良姜温主暴冷,胃中冷逆霍乱甚;

健脾温胃宿食消,心腹冷痛寒疟净。(《医学要诀》别录中品)

藁　本

气味辛温,无毒。主治妇人疝瘕,阴中寒肿痛,腹中急,除风头痛,长肌肤,悦颜色。

藁本始出崇山山谷,今西川河东、兖州、杭州山中皆有。根似芎藭而轻虚,味麻不堪作饮,正月、二月采根,曝干三十日成。

藁,高也。藁本始生崇山,得天地崇高之气,禀太阳标本之精。故下治妇人疝瘕,阴中寒肿痛,中治腹中拘急,上除头风痛。盖太阳之脉本于下,而上额交巅,出入于中上也。太阳阳气有余,则长肌肤,悦颜色。(《本草崇原》卷中)

藁本与川芎同功,厥阴血分之药也。肝主血而主色,故主润肤悦色及妇人疝瘕,阴中寒痛。厥阴与督脉会于巅,故巅顶痛,非此不能除。又主督脉为病,脊强则厥也。又为太阳引经药,盖太阳为诸阳主气,其经脉交巅会督,出项而连于督脉之风府也。太阳经脉入脑,故能治大寒入脑。

眉批:太阳、督脉皆总督诸阳。

【歌诀】

藁本除风头痛良,妇人疝瘕阴中寒;

阴中肿痛腹中急,长肌泽肤悦颜色。(《医学要诀》草诀)

蛤　蚌

介虫三百六十,皆具坚甲之象,感金气而生,金生水也,外刚内柔,离之象也。故蚌蛤之肉皆主清凉,在外之壳,又能燥湿,是一物而有水火寒热之分焉。非惟蚌蛤之为然也。如坎为水,水生木,其于木也,为坚多心,是木皮之清凉者,其心则热。又非惟木之为然也。凡物之极寒者必有热,极热者必有寒,盖物极则变,变则生化。玉师曰:如麻黄大发汗,而根节又能止汗;西瓜大凉,而子性大热。(《侣山堂类辩》卷下)

蛤　蚧

补肺气定喘,止消渴,益阴血,治劳损痿弱,功同人参。许叔微治消渴用之,取其滋补也。刘纯云:气液衰,阴血竭者,宜用之。定喘止嗽,莫佳于此。含少许,奔走不喘息者,始为真也。配阿胶、鹿角胶、犀角、羚羊角各二钱半,煎汁,时时仰卧细呷;治久嗽不愈,虚热成痈,咳吐脓血,喉中气塞、胸膈噎痛甚效。此物牝牡上下相呼累日,情治乃交,两相抱负,人往捕之,虽死不开,故又为房中兴阳之药。

眉批:有阴阳交感之义,阴阳合化则气血和平。

【歌诀】

蛤蚧咸平治久嗽,肺劳传尸及肺痈;

喘急消渴并咳血,淋沥经闭水道壅。(《医学要诀》开宝本草)

葛 根

气味甘辛平,无毒。主治消渴,身大热,呕吐,诸痹,起阴气,解诸毒。

葛,处处有之,江浙尤多。春生苗,延引藤蔓,其根大如手臂,外色紫黑,内色洁白,可作粉食,其花红紫,结实如黄豆荚,其仁如梅核,生嚼腥气。《本经》所谓葛谷者是也。

葛根,延引藤蔓,则主经脉,甘辛粉白,则入阳明,皮黑花红,则合太阳,故葛根为宣达阳明中土之气,而外合于太阳经脉之药也。主治消渴身大热者,从胃府而宣达水谷之津,则消渴自止,从经脉而调和肌表之气,则大热自除。治呕吐者,和阳明之胃气也,治诸痹者,和太阳之经脉也。起阴气者,藤引蔓延,从下而上也,解诸毒者,气味甘辛,和于中而散于外也。

元人张元素(应为金人,编者注)曰:葛根为阳明仙药,若太阳初病,未入阳明而头痛者,不可便用升麻、葛根,用之反引邪入阳明,为引贼破家也。

愚按:仲祖《伤寒论》方有葛根汤,治太阳病,项背强几几,无汗,恶风。又治太阳与阳明合病。若阳明本病,只有白虎、承气诸汤,并无葛根汤证,况葛根主宣通经脉之正气以散邪,岂反引邪内入耶? 前人学不明经,屡为异说。李时珍一概收录,不加辩证,学人看本草发明,当合经论参究,庶不为前人所误。

卢子由① 曰:《本经》痹字与风寒湿相合之痹不同,如消渴、身热、呕吐及阴气不起,与诸毒皆痹也,故云诸痹。

葛谷(附) 气味甘平,无毒。主治下痢,十岁以上。

葛花(附) 气味甘平,无毒。主消酒(《别录》),治肠风下血(《本草纲目》)。

---

① 卢子由:指明末清初著名医学家卢之颐,字子繇,一字繇生,浙江钱塘人,今浙江杭州人。著有《本草乘雅半偈》。由疑为繇之误。

葛叶（附） 主治金疮,止血,捣傅之(《别录》)。

葛蔓（附） 主治卒喉痹,烧研,水服方寸匕(《唐本草》)。(**《本草崇原》卷中**)

葛根色白,入土极深,味甘辛平,藤蔓似络,阳明之宜品也。太阳主气而在肤表,阳明主络而涉于肌荣,是以邪在太阳之表而无汗者宜麻黄,邪在阳明而涉于肌络者宜葛根也。邪在阳明,则消渴呕吐,能宣通经络,故止呕逆,及吐衄下血。宣发阳明太阴之土气,故主起阴气而开肌络,疗诸痹也。

眉批:土为至阴,阳明主络,太阴主肌。

【歌诀】

葛根消渴起阴气,身热呕吐及诸痹;

能解诸毒疗金疮,伤寒中风肌络闭。(**《医学要诀》草诀**)

钩藤（钓藤）

甘苦微寒,色紫多钩,藤蔓有如筋脉,手足厥阴药也。足厥阴主风,手厥阴主火,惊痫眩晕,皆肝风相火之眚。钩藤性味清凉,通心包于肝木,风静火息,则诸证自除。

眉批:肝主筋,心主包络主脉。

【歌诀】

钩藤小儿寒热用,十二惊痫身瘈疭;

能除心热平肝风,内钓胎风兼腹痛。(**《医学要诀》别录下品**)

狗　　脊

气味苦平,无毒。主治腰背强,机关缓急,周痹,寒湿膝痛,颇利老人。

狗脊,出常山川谷及太行山、淄青、眉州山野,处处有之。茎节如竹有刺,叶圆有赤脉,两两对生,边有锯齿,根形如狗之脊骨凸凹龃龉,金毛密布。李时珍曰:狗脊有二种,一种根黑色如狗脊骨,一种有金黄毛如狗形,皆名狗脊。《本经》一名百枝,以形名也。《别录》一名强膂,一名扶筋,以功名也。

狗脊,根坚似骨,叶有赤脉,主利骨节而通经脉之药也。治腰背强,机关缓急,利骨节也。血脉不和,则为周痹,或因于寒,或因于湿,皆能为痹。治周痹寒湿,通经脉也。又曰膝痛者,言机关缓急,则膝亦痛。老人精血虚而机关不利,故颇利老人。(**《本草崇原》卷中**)

《别录》名强脊扶筋,以功能而名也。《本经》名百枝,以根长多岐,状如狗之脊骨。主补肝肾,强筋骨,故能去寒湿风痹。

眉批:《本经》苦平,《别录》、岐伯:甘微温。

【歌诀】

狗脊主治腰背强,机关缓急周痹畅;

寒湿膝痛利老人,失溺脚痛及目暗。(《医学要诀》草诀)

狗　　肉

《本经》中品。肉,咸酸温。主安五脏,补绝伤,壮阳道,暖腰膝,益气力,补虚劳。牡狗阴茎,六月上伏日取,阴干百日。主伤中阴痿不起,令强壮大生子,女子带下十二疾。屎中粟,治噎膈风病,痘疮倒靥。屎中骨,治小儿惊。(《医学要诀》药性备考)

枸　　杞

味苦寒,无毒。主五内邪气、热中、消渴、周痹风湿。久服坚筋骨,轻身不老,耐寒暑。

枸杞,始出常山平泽及丘陵阪岸,今处处有之。以陕西甘州者为胜。春生,苗叶如石榴,叶软嫩可食,七月开小紫花,随结实,圆红如樱桃,凌冬不落。李时珍曰:枸杞二树名。此木棘如枸刺,茎若杞条,故兼而名之。《本经》气味、主治概根苗花实而言,初未分别,后人以买为枸杞子,根名地骨皮,主治稍不同矣。

枸杞根苗苦寒,花实紫赤,至严冬霜雪之中,其实红润可爱,是禀少阴水阴之气,兼少阴君火之化者也。主治五内邪气、热中、消渴。谓五脏正气不足,邪气内生,而为热中、消渴之病。枸杞得少阴水阴之气,故可治也。主治周痹风湿者,兼得少阴君火之化也。岐伯曰:周痹者,在于血脉之中,随脉以上,随脉以下,不能左右,各当其所。枸杞能助君火之神,出于血脉之中,故去周痹而除风湿。久服坚筋骨,轻身不老,耐寒暑。亦得少阴水火之气,而精神充足,阴阳交会也。

枸杞苗(附)　气味苦寒,主除烦,益志,补五劳七伤,壮心气,去皮肤、骨节间风,消热毒,散疮肿(《日华本草》)。

枸杞子（附） 气味甘寒。主坚筋骨,耐老,除风,去虚劳,补精气(《食疗本草》)。(《本草崇原》卷上)

枸杞 《神农本经》总名枸杞,无地骨皮、枸杞子之分。盖枸字谐狗,杞字谐己,狗属戌,而戌主右肾,肾主骨,而己属阴土,故有地骨之名,而久服能坚筋骨。气味苦寒,能清热中消渴,盖能助水土之气,上滋心肺者也。其子色赤性寒,能补两肾之精气,骨之精为瞳子,故助瞳子之光明。(《侣山堂类辩》卷下)

子名枸杞子,根名地骨皮,以其能补阴而坚骨也。性味苦寒,能益精气,泻肺火,止吐血消渴,烦热骨蒸。子性苦寒,能补虚劳,益精明目,盖子乃地骨之精,故能补精。骨之精为瞳子,故主明目也。精气足,则邪痹自除。骨皮又主痈疽恶疮,有益阴清肺之功也。

眉批:《本经》止枸杞,后贤分根皮。

【歌诀】

枸杞五内主邪气,热中消渴清周痹;

筋骨强坚风湿除,补肾益精并润肺。(《医学要诀》草诀)

谷 精 草

谷田余气所生,故曰谷精草。体轻性浮,能上行阳明分野,凡治目中诸病,加而用之甚良。明目退翳之功,似在菊花之上。

【歌诀】

谷精辛温主喉痹,齿痛头风去目翳;

痘后生翳止鼻衄,小儿雀目及疮痍。(《医学要诀》开宝本草)

骨 碎 补

骨碎补,以功能而命名。气味苦温,依石而生,故能补骨。肾主骨,足少阴之补剂也。故主五劳六极,手足不收,齿痛耳鸣,肾虚久泄。

【歌诀】

骨碎补主补折伤,破血止血清上热;

五劳六极牙齿疼,肾虚耳鸣久泻泄。(《医学要诀》开宝本草)

瓜　蒂

气味苦寒，有毒，主治大水，身面四肢浮肿，下水，杀蛊毒，咳逆上气，及食诸果，病在胸腹中，皆吐下之。

一名苦丁香，乃甜瓜蒂也。《别录》云：瓜蒂生嵩高平泽，七月七日采，阴干。今则甜瓜一种，北土中州处处皆莳植矣。三月下种，延蔓而生叶，大数寸，五六月开黄花，六七月瓜熟。其类最繁，有圆有长，有尖有扁，大或径尺，小或一捻，或有棱，或无棱，或色或青、或绿、或黄斑、或糁斑、或白路、或黄路，其瓤或白或红，其子或黄或赤、或白或黑。王祯《农书》云：瓜品甚多，不可枚举，以状得名者，有龙肝、虎掌、兔头、狸首、羊髓、蜜筒之称。以色得名者，有乌瓜、白团、黄觚、白觚、小青、大斑之别。然其味不出乎香甜而已。雷敩曰：凡使勿用白瓜蒂，要取青绿色，瓜气足时，其蒂自然落在蔓上者，采得系屋东有风处吹干用。

今浙中之香瓜即甜瓜也。诸瓜之中唯此瓜最甜，故名甜瓜。亦唯此瓜有香，故谓之香瓜，余瓜不尔也。今人治黄疸初起，取其蒂烧灰存性，用少许吸鼻中，流出黄水而愈，极验。

甜瓜生于嵩高平泽，味甘，臭香，色黄。盖禀天地中央之正气，其瓜极甜，其蒂极苦，合火土相生之气化，故主治大水，及身面四肢浮肿。所以然者，禀火土之气，达于四旁，而能制化其水湿，故又曰：下水。土气营运，故杀蛊毒。苦主下泄，故治咳逆上气。苦能上涌，又主下泄，故食诸果病在胸腹中者，皆可吐下之也。

愚按：苦为阴，甘为阳，此系蔓草，性唯上延。以极苦之蒂，生极甜之瓜，直从下而上，从阴而阳，故《伤寒》《金匮》方作为吐剂。（《本草崇原》卷下）

瓜楼（栝蒌）

凡草木之根，其性上升，梢杪子实，性复下降，物之理也。栝楼蔓延结实，则根粉尽消，实黄赤而子白润，气味苦寒，是以天花粉能启阴液以上滋于心肺，栝楼实复能导心肺之气以下行，故《本经》主治胸痹。元如曰：如苏子、萝葡子、白芥、云苔之类，性皆下行，所谓"上行极而下"也。（《侣山堂类辩》卷下）

根即天花粉也。色白性寒，能解大热，故有天花瑞雪之名。具金水之体用，其性蔓延，能吸阴液上滋，故主补虚安中，消渴烦满。凡补药而藤蔓者，能续绝伤。治痈肿疸黄者,清凉而散蔓也。实名瓜蒌子,性味苦寒,主胸痹肺痿,伤寒结胸,咳嗽结痰,虚劳吐血,发背乳痈,下痢泻血,咽痛齿疼,黄疸狂热,利大肠通小便。盖根之在下,取其吸水液以上滋;子实在上,取其清火热以下泄。此药性升沉之大意也。

眉批:《本经》总言栝楼。

【歌诀】

栝蒌苦寒主消渴,身热烦满及大热;

补虚安中续绝伤,八疸乳痈诸肿灭。(《医学要诀》草诀)

贯 众

气味苦,微寒,有毒。主治腹中邪热气,诸毒,杀三虫。

贯众所在山谷有之,多生山阴近水处,数根丛生,交相贯穿,故《本经》名贯节,又名百头。形如大瓜,直而多枝,皮黑肉赤,黑须丛簇。春生赤苗,圆叶锐茎,黑毛布地,冬夏不死,四月花白,七月实黑。

贯众气味苦寒,色多赤黑,盖禀少阴水火之气。主治腹中邪热气,诸毒,禀水气也。杀三虫,禀火气也。(《本草崇原》卷下)

苦,微寒,有毒。主腹中邪热气诸毒;杀三虫,破癥瘕;止鼻血下血;崩中带下;产后血气胀痛。(《医学要诀》药性备考)

龟 甲

气味甘平,无毒。主治漏下赤白,破癥瘕疟疾,五痔,阴蚀,湿痹,四肢重弱,小儿囟不合。久服轻身不饥。

龟凡江湖间皆有之,近取湖州、江州、交州者为上。甲白而厚,其色分明,入药最良。有出于水中者,有出于山中者,入药宜用水龟。古时上下甲皆用,至《日华子》只用下板,而后人从之。陶弘景曰:入药宜生龟炙用。《日华子》曰:腹下曾灼十通者,名败龟板,入药良。吴球曰:先贤用败龟板补阴,借其气也。今人用钻过及煮过者,性气不存矣。唯灵山诸谷,因风堕自败者最佳。田池自败者次之。人打坏者又次之。愚谓:龟通灵神而多寿,若自死者,病龟也。灼过者,灵性已过。唯生龟板炙用为佳。

介虫三百六十,而龟为之长,龟形象离,其神在坎,首入于腹,肠属于首,是阳气下归于阴,复通阴气上行之药也。主治漏下赤白者,通阴气而上行也。破癥瘕者,介虫属金,能攻坚也。痎疟,阴疟也。阳气归阴,则阴寒之气自除,故治痎疟。五痔、阴蚀者,五痔溃烂缺伤,如阴虫之蚀也。阳入于阴,则阴虫自散。肠属于首,则下者能举,故五痔阴蚀可治也。湿痹四肢重弱者,因湿成痹,以致四肢重弱。龟居水中,性能胜湿,甲属甲胄,质主坚强,故湿痹而四肢之重弱可治也。小儿囟不合者,先天缺陷,肾气不充也。龟藏神于阴,复使阴出于阳,故能合囟。久服则阴平阳秘,故轻身不饥。《本经》只说龟甲,后人以甲熬胶,功用相同,其质稍滞。甲性坚劲,胶性柔润,学者以意会之,而分用焉,可也。(《**本草崇原**》卷上)

龟板 李时珍曰:龟、鹿皆灵而有寿。龟首常藏向腹,能通任脉,故取其甲,以补心、补肾、补血,皆以养阴也。鹿鼻常反向尾,能通督脉,故取其角,以补命、补精、补气,皆以养阳也。乃物理之玄微,神工之能事。按任脉起于中极之下,以上毛际,循腹里,上关元,至咽喉,上颐循面。督脉环绕一身,循腰脊,历络两肾。龟板治小儿囟不合,鹿茸主生齿不老,盖二品皆属于肾,肾主骨也。任、督二脉,为阴阳百脉之宗,又皆出于肾。故痘方用之者,一取其养阴而清热,一取其透顶以败毒,导肾中之火毒,从百脉而外出于皮肤。(龟板又能达于四肢,故主治四肢重弱,上古卜蔡烹而用之,若败龟板者,乃病死枯败之物,绝无灵气,又何所取焉?)(《侣山堂类辩》卷下)

龟为甲虫之长,其形象离,其神在坎,外刚内柔,卵生思抱,能启阴以出阳,通任以会督,故所主五痔。阴蚀,阴疮也;痎疟,阴疟也。漏下赤白,阴病也。癥瘕,阴积也。阳受气于四肢,阴受气于五脏,四肢重弱,阴不交于阳也。肾主骨而上通于囟,囟不合者,肾气不能上资也。病在阴者名曰痹,痹者,邪闭于阴也。此言龟之功能,有坎离相生之义,能启阴以交阳。然禀北方之气而生,能伏气以通任脉,大能补阴益肾养血治劳。

眉批:龟甲上隆而文象离以法天,下平而坦象水以法地,故所用皆取下甲。

【歌诀】

龟甲五痔并痎疟,阴蚀湿痹四肢弱;

漏下赤白破癥瘕,兼治小儿囟不合。(《医学要诀》草诀)

桂

气味辛温,无毒。主上气咳逆,结气,喉痹,吐吸,利关节,补中益气。久服通神,轻身不老。

《本经》有牡桂、菌桂之别,今但以桂摄之。桂木臭香,性温。其味辛甘。始出桂阳山谷及合浦、交趾、广州、象州、湘州诸处。色紫黯,味辛甘者为真。若皮色黄白,味不辛甘,香不触鼻,名为柳桂,又名西桂。今药肆中此桂居多。真广者,百无一二。西桂只供发散,不能助心主之神,壮木火之气。用者不可不择。上体枝干质薄,则为牡桂。牡,阳也。枝干治阳本乎上者,亲上也。下体根荄质厚,则为菌桂。菌,根也。根荄治阴本乎下者,亲下也。仲祖《伤寒论》有桂枝加桂汤,是牡桂、菌桂并用也。又云:桂枝去皮。去皮者,只取梢尖嫩枝,外皮内骨皆去之不用。是枝与干又各有别也。今以枝为桂枝,干为桂皮,为官桂,即《本经》之牡桂也。根为肉桂,去粗皮为桂心,即《本经》之菌桂也。生发之机在于干枝,故录《本经》牡桂主治,但题以桂而总摄焉。

桂木,凌冬不凋,气味辛温,其色紫赤,水中所生之木火也。上气咳逆者,肺肾不交,则上气而为咳逆之证。桂启水中之生阳,上交于肺,则上气平而咳逆除矣。结气喉痹者,三焦之气,不行于肌腠,则结气而为喉痹之证。桂秉少阳之木气。通利三焦,则结气通而喉痹可治矣。吐吸者,吸不归根,即吐出也。桂能引下气与上气相接,则吸入之气,直至丹田而后出,故治吐吸也。关节者,两肘、两腋、两髀、两腘,皆机关之室。周身三百六十五节,皆神气之所游行。桂助君火之气,使心主之神,而出入于机关,游行于骨节,故利关节也。补中益气者,补中焦而益上下之气也。久服则阳气盛而光明,故通神。三焦通会元真于肌腠,故轻身不老。(《本草崇原》卷上)

《埤雅》云:桂,犹圭也,宣导百药。如执圭引使之义,故主通脉利关。雷公云:木得桂而即死,故主治风木之邪。在枝而薄者名桂枝,在下而厚者名肉桂,味皆辛温而色赤。是以桂枝保心气,却奔豚,通肌腠,而发散风寒之邪。肉桂助元阳,固命门,而收摄无根之阴火,盖乎下者归下也。

【歌诀】

桂味辛温主上气,咳逆结气及喉痹;

补中益气去风寒,通脉助阳关节利。(《医学要诀》草诀)

海狗肾(腽肭脐)

咸大热,无毒。主五劳七伤,肾虚阴痿,鬼气尸疰,梦与鬼交,鬼魅狐魅,心腹恶痛,血块癥瘕。(《医学要诀》药性备考)

海 金 沙

此草生于山林中,茎细如线,引于竹木上,高尺许,其叶如芫荽而薄,背面皆青,上多皱纹,皱处有沙,其色黄赤。今多以沙土伪充,有宝色而滑溜者始真。江浙湖陕皆有之,沙草皆可入药。配栀子、牙硝,或丸或散,能治伤寒热狂。盖寒凉之滑剂也。

【歌诀】

海金沙寒利小肠,配合栀硝治热狂;

湿热肿满小便热,五淋茎痛用之良。(《医学要诀》嘉祐本草)

海 马

甘温平。暖水脏,壮阳道,消瘕块,治疗疮肿毒。妇人难产,带之于身,或临时烧末饮,并手握之,即易产,甚验。(《医学要诀》药性备考)

海 螵 蛸

气味咸,微温,无毒。主治女子赤白漏下经汁,血闭,阴蚀肿痛,寒热癥瘕,无子。

乌贼鱼生海中,形若革囊,口在腹下,八足聚生于口旁,无鳞有须,皮黑肉白。其背上只生一骨,厚三四分,两头小,中央阔,色洁白,质轻脆,如通草,重重有纹,以指甲可刮为末。腹中血及胆正黑如墨汁,可以书字,但逾年则迹灭,唯存空纸尔。其骨《素问》名鰂骨,今名海螵蛸。

乌贼骨禀金水之精,金能平木,故治血闭肿痛,寒热癥瘕。水能益髓,故治赤白漏下,女子无子。《素问》:治年少时,有所大脱血,或醉入房,中气竭肝伤,故月事衰少不来,病名血枯。治以四乌鰂骨,一茹蔍为末,丸以雀卵,大如小豆,每服五丸,饮以鲍鱼汁。(《本草崇原》卷中)

乌贼一名墨鱼,腹中有墨可用,生于海水,肾经水脏之物也。其骨色白而轻浮,重重有纹,脆如通草。乃阴中之阳,能启阴之通剂也。夫肝肾为阴,血为阴,故所主皆肝肾精血之证。后贤主腹痛环脐,丈夫阴中肿痛,久服益精令人有子。眼中热泪浮翳,血枯血瘕经闭,疟痢疳虫,聋瘿舌肿,吐血衄血,痘烂血崩,是皆厥阴少阴之证。

【歌诀】

海螵蛸咸气微温,女子赤白漏下平;

经汁血闭阴蚀痛,寒热癥瘕无子妊。(《医学要诀》草诀)

海 桐 皮

苦平。主霍乱中恶,赤白久痢,疳䘌牙虫,风癣顽痹,洗目除赤。(《医学要诀》药性备考)

海 藻

气味苦咸寒,无毒。主治瘿瘤结气,散劲下硬核痛,痈肿,癥瘕坚气,腹中上下雷鸣,治十二水肿。

海藻,生东海岛中,今登莱诸处海中皆有,黑色如乱发,海人以绳系腰,没水取之。

咸能软坚,咸主润下。海藻生于海中,其味苦咸,其性寒洁,故主治经脉外内之坚结,瘿瘤结气,颈下硬核痛,痈肿,乃经脉不和而病结于外也。癥瘕坚气,腹中上下雷鸣,乃经脉不和而病结于内也。海藻形如乱发,主通经脉,故治十二经水肿,人身十二经脉流通,则水肿自愈矣。(《本草崇原》卷中)

咸能软坚,咸能润下。海藻味苦咸寒,故能软坚消结,下水治痰。海中所生之菜,皆能清结痰,消痈肿,而藻性清洁,更独胜也。

眉批:雷鸣有三因,虚、痰、虫。

【歌诀】

海藻瘿瘤结气散,硬核肿痛结在项;

痈肿荄瘕坚气水,腹中雷鸣水肿患。(《医学要诀》草诀)

旱 莲 草

甘酸平。主血痢,针灸疮发洪、血不可止者。乌髭发,益肾阴,固牙齿。(《医学要诀》药性备考)

诃子（诃黎勒）

诃子苦温而带酸涩，故虽涩肠而又能泄气。肺苦气上逆，急食苦以泄之，以酸补之；诃子苦重泄下，故主咳逆气结，霍乱呕吐，咽喉不利诸证。

【歌诀】

诃黎勒主冷结气，心腹胀满赤白痢；

消痰下食咳嗽清，霍乱呕吐喉不利。（《医学要诀》唐本草）

合　欢

木皮。甘平。安五脏，和心志，令人欢乐无忧。久服轻身明目，得所欲。又治痈肿。（《医学要诀》药性备考）

何　首　乌

时珍曰：何首乌，足厥阴少阴药也。白者入气分，赤者入血分。肾主闭藏，肝主疏泄。此物气温味苦涩，苦补肾，温补肝，涩能收敛精气，所以能养血益肝，固精益肾，健筋骨，乌髭须，为滋补良药。气血太和，则风虚痈肿瘰疬可知矣。又主小儿龟背，带下，肠风。

眉批：能乌须发，故有首乌之名。

【歌诀】

首乌消痈治瘰疬，黑发乌须悦颜色；

心痛疥疡头面风，补骨坚筋精髓益。（《医学要诀》开宝本草）

荷　叶

气味苦平，无毒。主治血胀腹痛、产后胎衣不下，酒煮服之（《拾遗本草》）。治吐血、衄血、血崩、血痢、脱肛、赤游火丹、遍身风病、阳水浮肿、脚膝浮肿、痘疮倒靥（《新增》）。（《本草崇原》卷上）

荷鼻（附）　气味苦平，无毒。主安胎，去恶血，留好血，止血痢，杀菌蕈毒，并水煮服（《本草拾遗》）。

荷鼻，荷叶蒂也。(《**本草崇原**》卷上)

鹤虱

气味苦辛、有小毒。主治蛔蛲虫(《**唐本草**》)。

鹤虱，得天日之精气在上，故主杀阴类之蛔蛲。(《**本草崇原**》卷上)

红花

红花色赤多汁，生血行血之品也。陶隐居主治胎产血晕，恶血不尽绞痛，胎死腹中。《**金匮**》方红兰花酒，治妇人六十二种风，又能主治疟。临川先生曰：治风先治血，血行风自灭。盖风乃阳邪，血为阴液，此对待之法也。花茎叶，且多毛刺，具坚金之象，故能胜制风木。夫男女血气相同，仲祖单治妇人六十二种风者，良有以也。盖妇人有余于气，不足于血，所不足者，乃冲任之血，散于皮肤肌腠之间，充肤热肉，生毫毛，男子上唇口而生髭须，女子月事以时下，故多不足也。花性上行，花开散蔓，主生皮肤间散血，能资妇人之不足，故主治妇人之风。盖血虚则皮毛之腠理不密，而易于受风也。此血主妊娠，故专治胎产恶血。《**灵枢经**》云：饮酒者，卫气先行皮肤，故用酒煎以助药性。疟邪亦伏于募原之腠理间，故能引其外出。夫血有行于经脉中者，有散于皮肤外者，而所主之药亦有不同。如当归、地黄、茜草之类，生养脉内之血者也，红兰花主生脉外之血者也；川芎、芍药、丹皮、红曲之类，又外内之兼剂也。学人能体认先圣用药之深心，思过半矣。(《**侣山堂类辩**》卷下)

血生于心包，藏于肝，属于冲任。红花汁与之同类，气味辛温，故能行男子血脉，通女子经水。多则行血，少则养血。张仲景用治六十二种风兼腹痛血气痛，盖阴血充而阳邪自解矣。治喉痹噎膈者，能通经络也。

眉批：《**金匮要略**》曰：红花入酒良。误服杀人，不可轻用。

【**歌诀**】

红花活血主通经，产后血运兼口噤；

恶血绞痛并死胎，噎膈喉痹及风证。(《**医学要诀**》开宝本草)

红 景 天

即火丹草，苦平。主大热火疮，身热烦邪，恶气蛊毒，风痹丹毒；热狂，游风，赤眼，惊风，风疹。浴小儿去烦热惊恶痒。治女人漏下赤白。明目去翳。（《医学要诀》药性备考）

厚 朴

气味苦温，无毒。主治中风伤寒，头痛寒热，惊悸，气血痹，死肌，去三虫。

厚朴取其木质朴而皮厚以命名，一名烈朴，又名赤朴，谓其性辛烈而色紫赤也。洛阳、陕西、江淮、河南、川蜀山谷中，往往有之，近以建平、宜都及梓州、龙州者为上。木高三四丈，径一二尺，肉皮极厚，以色紫油湿润者为佳。春生叶如槲叶，四季不凋，五六月开红花，结实如冬青子，生青熟赤，实中有核，其味甘美。厚朴之实，别名逐折。《别录》云：主疗鼠瘘，明目，益气。

厚朴气味苦温，色赤性烈，花实咸红，冬不落叶，肉厚色紫，盖禀少阳木火之精，而通会于肌腠者也。主治中风伤寒头痛寒热者，谓能解肌而发散也。助木火之精气，故能定肝心之惊悸也。气血痹者，津液随三焦出气以温肌肉，肝主冲任之血，充肤热肉，痹则气血不和于肌腠。厚朴气温色紫，能解气血之痹而活死肌也。去三虫者，三焦火气内虚，则生虫。厚朴得少阳之火化，而三虫自去矣。

愚按：厚朴色赤性烈，生用则解肌而达表，禀木火之气也。炙香则运土而助脾，木生火而火生土也。《金匮》方中厚朴大黄汤，用厚朴一尺，取象乎脾也。（《本草崇原》卷中）

皮朴厚而色赤，味苦辛而气温。丹溪谓属土而有火，故能平胃健脾，消胀满，定惊悸，起死肌，杀三虫。其性辛温，故能去风寒而除痹化痰。又治呕吐泄痢，结水结痰，宿血宿食，积年冷气，腹中雷鸣，盖苦能泄下，辛温化气也。

【歌诀】

厚朴苦温主中风，伤寒头痛寒热同；

胀满惊悸气血痹，痰痢死肌去三虫。（《医学要诀》草诀）

胡 黄 连

出波斯国,生海畔陆地。气味苦寒,与黄连功用相同,故名胡黄连也。

【歌诀】

胡黄连主补肝胆,明目消烦治骨蒸;

小儿惊痫及疳热,咳嗽三消泄痢平。(《医学要诀》开宝本草)

胡 椒

辛热无毒。主温中下气,去痰,除脏腑中风冷,消宿食,止霍乱气逆,心腹卒痛,冷气上冲,牙齿浮热作痛,冷泻虚脉,大小便闭,关格不通。(《医学要诀》药性备考)

胡 芦 巴

南番芦菔子也,味苦性大温,乃右肾命门之药。元阳不足,冷气潜伏,不能归元者宜之。《儒门事亲》云:有人病目不睹,思食苦豆,即胡芦巴,频频不缺,不周岁而目中微痛,如虫行入眦,渐明而愈。此亦因其益命门之功,所谓益火之原以消阴翳是也。

【歌诀】

胡芦巴主元脏冷,腹胁胀满面色青;

疝瘕寒湿病脚气,温暖丹田益命门。(《医学要诀》嘉祐本草)

【按】“温暖丹田益命门”宜改为“温暖丹田益肾命”。

胡 荽

辛温微毒。主消谷,治五脏,补不足,利大小肠,通小腹气,拔四肢热,止头痛。疗沙疹豌豆疮不出,作酒喷之立出。通心窍,辟飞尸鬼疰蛊毒,及孩子赤丹。(《医学要诀》药性备考)

胡　桃

甘平温。养血润燥，补气化痰；黑须发，益命门，利三焦，止疝痛；小便频数，石淋痛楚。治虚寒喘嗽，腰脚重痛。与补骨脂相须而用。(《医学要诀》药性备考)

胡　桐　泪

乃胡桐树脂，入土成块。味咸苦大寒。主大热毒，心腹烦满，风虫齿痛，走马牙疳。元素曰：瘰疬非此不能除。为口齿家最要之药。(《医学要诀》药性备考)

虎　杖

根微温。主通利月水，破留血癥结，及坠扑昏闷，产后血晕，肠痔下血。夏子益《奇疾方》，人忽遍身皮底混混如波浪声，痒不可忍，抓之血出不能解，谓之气奔。以苦杖、人参、青盐、细辛，各一两作一服水煎。饮尽便愈。(《医学要诀》药性备考)

琥　珀

松灵归根而为茯苓，松脂归根千年而成琥珀。气味平淡，能燥土渗湿，利便通淋，安魂定魄，镇心养神，与茯苓之功相若。又主小儿胎惊胎痫。

眉批：凡千年之物，魅皆畏之。

【歌诀】

琥珀甘平安五脏，定魂魄兮合金疮；

杀魅通淋去瘀血，明目清肺利小肠。(《医学要诀》别录上品)

花椒（秦椒）

产于西秦，今处处有之。蜀椒生于四川，无花而实，皆辛温有毒。功用大略相同。色赤性温，乃纯阳之物，禀南方之阳，受西土之阴，故能入肺散寒，治咳嗽。入脾胃除湿，治吐逆水肿泄痢，去风寒湿痹，而活皮肤死肌。入命门补火，治阳衰溲数,泄精足弱,腰膝缩痛。辛温发散,故能除伤寒温疟,大风无汗,留饮宿食,癥结黄疸,心腹冷痛,脚气呃逆,齿痛头风,阴囊痒湿。纯阳之物,故能治尸劳鬼疰,蛊毒蛔虫,蛔厥心痛。椒目主水,腹胀满,肾虚耳鸣,利小便,止气喘。盖目色黑而性寒,能走水脏,又得椒红阳热之化也。

眉批: 仲景赤石脂丸、大建中汤用治心痛心胸中大寒,取其助心气也。椒圆小色赤象心,子黑而有若离中之阴。

【歌诀】

红椒除风却邪气,下气温中去寒痹;

咳逆疝瘕活死肌,明目轻身坚发齿。(《医学要诀》草诀)

花 蕊 石

李时珍曰:花蕊石旧无气味,今尝试之,其气平,其味涩而酸,盖厥阴血分药也。其功专于补血,能使血化为水。又能落死胎,下胞衣,去恶血,恶血化则胎与胞无阻滞矣。葛可久用花蕊石散,治五内崩损,喷血出升斗,服之血化为黄水,后以独参汤补之。又治一切金刃箭镞打扑,及狗咬至死者,急以药掺伤处即活,更不疼痛。

眉批: 右主肾,肾主液而化血,蕊石色红黄而有如花蕊,故主生血化血。

【歌诀】

花蕊石主诸血证,金疮出血女血晕;

能化恶血落死胎,五内损崩血乱喷。(《医学要诀》嘉祐本草)

滑 石

气味甘寒,无毒。主治身热泄澼,女子乳难,癃闭。利小便,荡胃中积聚寒热,益精气。久服轻身耐饥,长年。

滑石,一名液石,又名脊石,始出赭阳山谷及太山之阴,或掖北白山,或卷山,今湘州、永州、始安、岭南近道诸处皆有。初取柔软,久渐坚硬,白如凝脂,滑而且腻者佳。

滑石,味甘属土,气寒属水,色白属金。主治身热泄澼者,禀水气而清外内之热也。热在外则身热,热在内则泄澼也。女子乳难者,禀金气而生中焦之汁,乳生中焦,亦水类也。治癃闭,禀土气而化水道之出也。利小便,所以治癃闭也。

荡胃中积聚寒热,所以治身热泄澼也。益精气,所以治乳难也。久服则土生金而金生水,故轻身耐饥,长年。(《本草崇原》卷上)

滑可去著,故能利窍通经,消除留积。治泄澼淋沥者,通因通用也。夫肾主骨,石乃山之骨也,是以上品之石,皆能固肾益精。寒而滋阴,故能解烦降火。又止吐血衄血者,清胃热也。

【歌诀】

滑石甘寒主泄澼,能清寒热胃中积;

女子乳难癃闭疏,利水益精通关格。(《医学要诀》草诀)

槐实(槐角)

气味苦寒,无毒。主治五内邪气热,止涎唾,补绝伤,火疮,妇人乳瘕,子脏急痛。

槐始出河南平泽,今处处有之。有数种,叶大而黑者,名欀槐。昼合夜开者,名守宫。槐叶细而青绿者,但谓之槐。槐之生也,季春五日而兔目,十日而鼠耳,更旬日而始规,再旬日而叶成,四五月间开黄花,六七月间结实作荚,连珠中有黑子,以子连多者为妙。其木材坚重,有青黄白黑色。《周礼》:冬取槐檀之火。《淮南子》云:老槐生火。《天元主物薄》云:老槐生丹,槐之神异如此。其花未开时,炒过煎水,染黄甚鲜。陈藏器曰:子上房,七月收之,可染皂。近时用槐花染绿。

槐生中原平泽,花黄子黑,气味苦寒,木质有青、黄、白、黑色,老则生火生丹,备五运之全精,故主治五内邪气之热。五脏在内,故曰五内。邪气热,因邪气而病热也。肺气不能四布其水精,则涎唾上涌,槐实能止之。肝血不能渗灌于络脉,则经脉绝伤,槐实能补之。心火内盛,则为火疮。脾土不和则为乳瘕。肾气内逆,则子脏急痛。槐禀五运之气,故治肺病之涎唾,肝病之绝伤,心病之火疮,脾病之乳瘕,肾病之急痛,而为五内邪气之热者如此。

槐花(附) 气味苦平,无毒。主治五痔,心痛,眼赤,杀腹脏虫,及皮肤风热,肠风泻血,赤白痢(《日华本草》)。

槐枝(附) 气味苦平,无毒。主治洗疮,及阴囊下湿痒。八月断大枝,候生嫩蘖,煮汁酿酒,疗大风痿痹,甚效(《别录》)。

槐叶(附) 气味苦平,无毒。主治煎汤,治小儿惊痫壮热,疥癣及疔肿。皮茎同用(《日华本草》)。

槐胶（附）气味苦寒，无毒。主治一切风化涎痰，清肝脏风，筋脉抽掣，及急风口噤（《嘉祐本草》）。（《**本草崇原**》卷上）

按本草云：槐者，虚之精，乃水宿也。槐枝下垂而多阴，实名守宫，花夜开而昼合，得阴之气也。性味苦寒，主五内邪热，疗火疮目赤，能养阴也。止涎唾，运阴土也。乳瘕，阴结也。子脏痛，阴病也。以阴木之花实，又能主司开合，是以能启阴而治阴病。《经》云：肾脉微涩为沉痔。盖痔为阴疮，故花实皆主五痔。而花又主吐血衄血，泻血尿血，赤白带痢，漏下崩中。中风失音，痈疽疔毒，皆取其养阴而启阴也。

眉批：实主催生。

【歌诀】

槐实五内邪热良，能止涎唾补绝伤；

妇人乳瘕子脏痛，五痔目热并火疮。（《医学要诀》草诀）

黄蘖（黄柏）

气味苦寒，无毒。主治五脏肠胃结热，黄疸，肠痔，止泄痢，女子漏下赤白，阴伤蚀疮。蘖，音百，俗作黄柏，省笔之讹。

黄蘖木出汉中山谷及永昌、邵陵、房商、山东诸处皆有。今以蜀中出者，皮厚色深为佳，树高数丈，叶似紫椿，经冬不凋，皮外白里深黄色，入药用其根结块，如松下茯苓。

黄蘖气味苦寒，冬不落叶，禀太阳寒水之精。皮厚色黄，质润稠粘，得太阴中土之化。盖水在地之下，水由地中行，故主治五脏肠胃中之结热、黄疸、肠痔。治结热者，寒能清热也。治黄疸、肠痔者，苦能胜湿也。止泄痢者，先热泄而后下痢，黄蘖苦寒，能止之也。女子漏下赤白，阴伤蚀疮，皆湿热下注之病。苦胜湿而寒清热，故黄蘖皆能治之也。以上主治，皆正气无亏，热毒内盛，所谓下者举之，结者散之，热者寒之，强者泻之，各安其气，必清必静，则病气衰气，归其所宗，此黄蘖之治皆有余之病也。如正气稍虚，饮食不强，便当禁用。

愚按：黄蘖禀寒水之精，得中土之化，有交济阴阳、调和水火之功，所治至广。而《珍珠囊药性》云：黄蘖疮用，一言蔽之。后人徒事歌括者，信为疮药而已。其曰珍珠，殆以鱼目欺世尔。（《**本草崇原**》卷中）

黄柏性味苦寒，根皮而色黄，是能清中下二焦之湿热。盖苦能胜湿，寒能清热，苦能杀虫也。又主治目赤口疳，重舌阴痿，小便不通，诸痿瘫痪，蛔厥心疼,赤白淫浊,劳热骨蒸,呕血衄血。泻膀胱相火有余,补肾脏阴精不足,皆取其养阴清热之功。

【歌诀】

黄柏黄疸肠痔血,五脏肠胃中结热;

阴阳疮蚀泄痢清,女子漏下淋赤白。(《医学要诀》草诀)

黄　丹

辛微寒,无毒。主吐逆反胃,惊悸癫痫,除热下气,镇心安神,止痢堕痰,杀虫解毒。治疟解烦,止吐血,疗金疮。煎膏用,止痛生肌,治恶疮臁疮痔肿。(《医学要诀》药性备考)

黄　精

一名黄芝,一名戊己芝,芝草之精也。受戊己之淳气,补黄宫之圣品。土者万物之母,母得其养,则水火既济,木金交合,而诸邪自去,百病不生矣。故能补诸虚,填精髓,益脾胃,润心肺,止寒热,下尸虫,治风癞,明目昏。

【歌诀】

黄精甘平五脏安,补中益气除风湿;

轻身延年久不饥,补养劳伤精髓益。(《医学要诀》别录上品)

黄　连

气味苦寒,无毒。主治热气,目痛,眦伤泪出,明目,肠澼,腹痛下痢,妇人阴中肿痛。久服令人不忘。

黄连,始出巫阳山谷,及蜀郡太山之阳,今以雅州者为胜。苗高尺许,似茶丛生,一茎三叶,凌冬不凋,四月开花黄色,六月结实如芹子,色亦黄,根如连珠,形如鸡距,外刺内空。

黄连生于西蜀,味苦气寒,禀少阴水阴之精气。主治热气者,水滋其火,阴济其阳也。目痛、眦伤泪出者,火热上炎于目,则目痛而眦肉伤,眦肉伤则泪出。又曰:明目者,申明治目痛,眦伤泪出,以其能明目也。肠澼者,火热内乘于阴。夫热淫于内,薄为肠澼,此热伤阴分也。腹痛下痢者,风寒暑湿之邪伤其经脉,不能从肌腠而外出,则下行肠胃,致有肠痛下痢之证。黄连泻火热而养阴,故治肠澼腹痛下痢。妇人阴中肿痛者,心火协相火而交炽也。黄连苦寒,内清火热,故治妇人阴中肿痛。久服令人不忘者,水精上滋,泻心火而养神,则不忘也。大凡苦寒之药,多在中品下品,唯黄连列于上品者,阴中有阳,能济君火而养神也。少阴主水而君火在上,故冬不落叶。

凡物性有寒热温清燥润,及五色五味。五色五味以应五运,寒热温清燥润以应六气,是以上古司岁备物,如少阴君火,少阳相火司岁,则备温热之药;太阳寒水司岁,则备阴寒之药;厥阴风木司岁,则备清凉之药;太阴湿土司岁,则备甘润之药;阳明燥金司岁,则备辛燥之药。岐伯曰:司岁备物得天地之专精,非司岁备物则气散也。后世不能效上古之预备,因加炮制以助其力。如黄连水浸,附子火炮,即助寒水君火之火。后人不体经义,反以火炒黄连,尿煮附子。寒者热之,热者寒之,是制也,非制也。譬之鹰犬之力,在于爪牙。今束其爪,缚其牙,亦何贵乎鹰犬哉。(《**本草崇原**》卷上)

黄连形如连珠,性味苦寒。苦先入心,寒能清热,泻心火之药也。《经》云:目者,心之使也,手少阴之脉,从心系于目。心气热,是以目痛而眦伤泣也。心主血而主脉,热伤经络,则肠澼下痢矣。心肾之气相通,故阴户疼。心气清,能不忘也。又主烦躁痞满,心疼惊悸者,济心火也。止吐血下血盗汗者,心主血而汗乃血之液也。厚肠胃者,能清澼积也。治痈疽者,毒主心火也。治伏梁者,心之积也。治小儿疳热痘疹者,解心主之热也。

眉批: 吴茱萸制,能清肝火,火乃木之子也。

【歌诀】

黄连苦寒主热气,明目目疼眦伤泣;

肠澼腹痛下利良,妇人阴痛并广记。(《**医学要诀**》草诀)

黄　　芪

气味甘,微温,无毒。主痈疽,久败疮,排脓止痛,大风癞疾,五痔鼠瘘,补虚,小儿百病。

张志聪注:黄芪生于西北,得水泽之精,其色黄白,紧实如箭竿,折之柔韧如绵,以出山西之绵上者为良,故世俗谓之绵黄芪,或者只以坚韧如绵解之,非是。

黄芪色黄,味甘,微温。禀火土相生之气化。土主肌肉,火主经脉,故主治肌肉之痛,经脉之痛疽也。痛疽日久,正气衰微,致三焦之气不温肌肉,则为久败疮。黄芪助三焦出气,以温肌肉,故可治也。痛疽未溃,化血为脓,痛不可忍,黄芪补气助阳,阳气化血而排脓,脓排则痛止。大风癞疾,谓之疠疡,乃风寒客于脉而不去,鼻柱坏而色败,皮肤溃癞者是也。五痔者,牡痔、牝痔、肠痔、脉痔、血痔,是热邪淫于下也。鼠瘘者,肾脏水毒,上淫于脉,致颈项溃肿,或空或凸,是寒邪客于上也。夫癞疾、五痔、鼠瘘,乃邪在经脉,而证见于肌肉皮肤。黄芪内资经脉,外资肌肉,是以三证咸宜。又曰补虚者,乃补正气之虚,而经脉调和,肌肉充足也。小儿经脉未盛,肌肉未盈,血气皆微,故治小儿百病。(《本草崇原》卷上)

黄芪　沙参、人参、黄芪,皆《神农本经》上品,咸主补养元气。沙参色白,气味甘苦,微寒,主补中,益肺气。肺气者,胃腑所生之宗气,上出于肺,以司呼吸。人一呼则八万四千毛窍皆阖,一吸则八万四千毛窍皆开,故肺主皮毛。补中者,宗气生于胃腑。人参色白微黄,气味甘温,资胃腑之精气者也,故主补五脏,安精神,定魂魄,止惊悸,除邪气,明目开心益志。盖五脏之精气神志,胃腑之所生也。黄芪色黄,气味甘温,补益脾气者也。脾气者,元真之气也(元真者,先天之真元,生于地水之中)。三焦通会元真于肌腠,故脾主肌肉。黄主痛疽久败,排脓止痛,大风癞疾,五痔鼠瘘,补虚,小儿百病。盖血气留滞于肌肉,则为痛肿,肌腠之气营运,则肌肉生而脓肿消矣。大风癞疾,乃风邪伤荣,而热出于肉,其气不清,故使其鼻柱坏而色败,皮肤疡溃。《经》云:肠澼为痔。盖脾气孤弱,五液注下,则生痔漏。鼠瘘者,邪气陷放脉中而为,留于肉腠,则为马刀侠瘿。盖脾土盛而元气行,则痛诸病皆解矣。补虚者,补肌肉羸瘦也。主小儿百病者,小儿五脏柔脆,中土之气未足,若过于饮食,则脾气伤而不能运化矣。脾弱则胃强矣,胃强则消谷善饥,脾弱则肌肉消瘦,胃热则津液不生,而热疳、食疳之病生焉。是以黄芪、白术、黄连、枳实为小儿之要药。盖清其胃热,脾气营运,则无五疳、五痨之病矣;腠理固密,则无急、慢惊风之证矣。三者皆补中之品,而各有所主之分。(《侣山堂类辩》卷下)

人参补中,黄芪固表。表者,卫气之所主。卫气者,所以温分肉,充皮肤,肥腠理,司开合者也。肌肉充,开合利,则痛肿自消,虚损自益矣。小儿气尚未足,故百病咸宜。又主虚汗者,能固表也。止虚喘、补肺气、泻肺火者,肺主气也。又补肾脏之元气,上中下内外之三焦。盖卫出下焦,发原于肾,行阴而行阳者也。治肠风血崩,赤白带痢,胎产前后一切病者,卫为血之守也。逐五脏恶血及月候不调者,气行则血行也。治妇人子脏风者,卫出下焦也。治督脉为病,逆气里急者,卫主阳也。风伤卫,入于皮肤,久久为痂癞,芪能补正而祛邪也。

眉批：三焦之气依荣卫偕行，从内达外，故能托里。

【歌诀】

黄芪甘温补损虚，五痔鼠瘘并痈疽；

排脓止痛及风癞，小儿百病之所宜。（《医学要诀》草诀）

黄　芩

气味苦寒，无毒。主治诸热，黄疸，肠，泄痢，逐水，下血闭，恶疮，疽蚀，火疡。

黄芩《本经》名腐肠，又名空肠，又名妒妇，谓外皮肉，而内空腐，妒妇心黯，黄芩心黑同也。出川蜀及陕西河东，近道皆有。芩者黔也，黑色也。其根黑而黄，故曰黄芩。

黄芩色黄内空，能清肠胃之热，外肌皮而性寒，能清肌表之热，乃手足阳明兼手太阴之药也。主治诸热黄疸，肠澼泄痢者，言诸经之热，归于胃土而为黄疸，归于大肠而为泄痢。黄芩中空，主清肠胃之热，故能治之。肠胃受浊，得肺气通调，则水津四布，血气营运，逐水下血闭者，黄芩外肌皮而清肌表。肌表清，则肺气和，而留水可逐，血闭自下矣。火热之气留于肌肉皮肤，则为恶疮疽蚀。恶疮疽蚀名曰火疡。黄芩治之，清肌表也。（《本草崇原》卷中）

黄芩一名腐肠，中空外实，有若躯形之肌皮，肺经之药也。性味苦寒，能解外热。治肠澼下痢者，肺与大肠为表里、协热而泄痢也。黄疸，湿热在肌也。火疡，火伤皮肤也。恶疮疽蚀，乃荣气不从，逆于肉理，卫气有所凝而不行，肺气清，则荣卫行而疽毒消矣。肺主气。气化，则水自行、血自下矣。又主痰热咳嗽，吐血衄血肺痿喉腥，腹中绞痛，五淋积血，崩中下血，上焦火热，盖能清肺而解热也。稍之实者，名曰子芩，主安胎，利脓血。

眉批：肺主皮毛。肺系命门而属火。

【歌诀】

黄芩苦平诸热气，黄疸肠澼下泄痢；

恶疮疽蚀并火疡，疗痰逐水下血闭。（《医学要诀》草诀）

黄　土

黄者，土之正色。张司空言：三尺以上曰粪，三尺以下曰土。凡用当去污秽之泥，而取真土。主泄痢冷热赤白，热毒绞痛下血。解诸药毒，椒毒、菌毒，牛马肉毒、误食蚂蝗毒,蜈蚣蜂蠼毒。卒患心痛,画地作王字,撮取中央土,和水服良。目卒无见,搅水洗之。颠扑欲死,用土五升蒸热,布裹作二包,更互熨之,神效。(《医学要诀》药性备考)

黄 药 子

苦平。主诸恶肿疮瘘,瘿气喉痹,咯血吐血。(《医学要诀》药性备考)

火 麻 仁

大麻仁气味甘平,无毒。主补中、益气。久服肥健,不老神仙。

大麻即火麻,俗名黄麻。始出泰山川谷,今处处种之,其利颇饶。叶狭茎长,五六月开细黄花成穗,随结子可取油。《齐民要术》曰:麻有雌雄,于放花时拔去雄者,若未花先拔,则不结子。

大麻放花结实于五六月之交,乃阳明太阴主气之时。《经》云:阳明者,午也。五月盛阳之阴也。又,长夏属太阴主气,夫太阴、阳明,雌雄相合,麻仁禀太阴、阳明之气,故气味甘平。主补中者,补中土也。益气者,益脾胃之气也。夫脾胃气和则两土相为资益,阳明燥土得太阴湿气以相资,太阴湿土得阳明燥气以相益,故久服肥健,不老神仙。(《本草崇原》卷上)

藿 香

邪在上焦则吐,邪在下焦则泻,邪在中焦则既吐且利。藿香芳香而气味辛温,能温中快气,调胃助脾,中焦和畅则上下清而吐利止矣。《易》曰:至哉坤元,万物资生。土能载物,故厚土之药,皆能安胎。

【歌诀】

藿香温中助脾胃,风水毒肿及恶气;

霍乱呕逆心腹疼,疏气安胎止吐利。(《医学要诀》嘉祐本草)

鸡肉(丹雄鸡肉)

《本经》上品,甘微温。治女人崩中漏下,赤白沃。通神,杀恶毒,辟不祥。

乌雄鸡肉:补中益肾,止肚痛,心腹恶气,反胃吐食,除风湿麻痹,诸虚羸,安胎,治折伤痈疽。

鸡冠血:治白癜风,经络间风热,治小儿卒惊客忤,发痘疮。治缢死欲绝。涂口眼㖞斜,中恶及蜈蚣蜘蛛毒。

鸡肝:主起阴补肾,治心腹痛,安漏胎下血,治肝虚目暗。

胵胵里黄皮,一名鸡内金。治泄痢小便频遗,反胃吐食,淋沥泄精,崩中带下,喉痹乳蛾,小儿食疳牙疳,泄痢疟疾。

屎白:雄鸡粪中有白宜腊月收,白毛乌骨者良。治鼓胀,利小便(《素问》名鸡矢醴)。又治消渴,破石淋鳖瘕。

鸡子白:益气补肺,清喉解热毒。

鸡子黄:养血利经脉,解烦热,治赤白下痢,小肠疝气。

眉批:用赤小豆及蒜苗与鸡食之便良。(《医学要诀》药性备考)

急 性 子

微苦温,有小毒。主产难,积块,噎膈。下骨鲠,透骨通窍。花甘滑温,无毒。主腰胁引痛不可忍,风湿蛇伤。(《医学要诀》药性备考)

姜 黄

时珍曰:姜黄、郁金,形状功用皆相近,但郁金入心治血,而姜黄兼入脾治风。古方五痹汤,用片子姜黄,治风寒湿气,入手臂治痛。又能去癥瘕血块,通月经,治气胀、产后败血攻心。

眉批:藏器曰:性热不寒。近有一方配鳖甲,下痞块甚效。

【歌诀】

姜黄辛寒心腹结,痈忤下气破瘀血;
除风清热痈肿消,功同郁金性更烈。(《医学要诀》唐本草)

僵 蚕

气味咸辛平,无毒。主治小儿惊痫夜啼,去三虫,灭黑䵟,令人面色好,男子阴痒病。

蚕处处可育,而江浙尤多。蚕病风死,其色不变,故名白僵。僵者死而不朽之谓。

《乘雅》云:今市肆多用中温死蚕,以锻石淹拌,令白服之,为害最深。若痘疹,必燥裂黑陷。若疮毒必黑烂内攻,不可不慎也。

僵蚕色白体坚,气味咸辛,禀金水之精也。东方肝木,其病发惊骇,金能平木,故主治小儿惊痫。金属乾而主天,天运环转,则昼开夜合,故止小儿夜啼。金主肃杀,故去三虫。水气上滋,则面色润泽,故主灭黑䵟而令人面色好。金能制风,咸能杀痒,故治男子阴痒之病。阴,前阴也。

蝉蜕、僵蚕,皆禀金水之精,故《本经》主治大体相同。但蝉饮而不食,溺而不粪;蚕食而不饮,粪而不溺,何以相同。《经》云:饮入于胃,上归于肺。谷入于胃,乃传之肺。是饮是食虽殊,皆由肺气之通调;则溺粪虽异,皆禀肺气以传化矣。又,凡色白而禀金气之品,皆不宜火炒。僵蚕具坚金之体,故能祛风攻毒。若以火炒,则金体消败,何能奏功。后人不体物理,不察物性,而妄加炮制者,不独一僵蚕已也。如桑皮炒黄,麻黄炒黑,杏仁、蒺藜皆用火炒。诸如此类,不能尽述,皆由不知药性之原,狃于习俗之所致耳。(《本草崇原》卷中)

蚕食桑而化丝,桑补虚劳而益肺金者也。今未化而僵白,具坚金之体,故主一切风证。喉痹瘰疬,皆风寒寒热病也。虫生于风,金能制风,故主去虫而治阴痒。虚风相抟,则崩中漏下。治崩中者,能益虚而去风也。又主齿痛结痰,儿疳疮蚀,中风失音,小儿惊风,重舌木舌,皆取其去风杀虫之功。

眉批:湿亦生虫,燥金胜湿。

【歌诀】

僵蚕咸平去三虫,小儿惊痫及中风;

喉痹瘰疬拔疔肿,男子阴痒女崩中。(《医学要诀》草诀)

降 香

辛温。治折伤金疮,止血定痛,消肿生肌。(《医学要诀》药性备考)

接 骨 木

一名木蒴藋、蒴藋,接骨草也。花叶都类蒴藋。味甘苦平。主折伤,续筋骨。又治产后血运,乃起死妙方。(《医学要诀》药性备考)

桔　　梗

气味辛,微温,有小毒。主治胸胁痛如刀刺,腹满,肠鸣幽幽,惊恐悸气。

桔梗近道处处有之,二三月生苗,叶如杏叶而有毛,茎如笔管,紫赤色,高尺余,夏开小花紫碧色,秋后结实。其根外白中黄有心,味辛而苦;若无心味甜者,荠苨也。

桔梗根色黄白,叶毛,味辛,禀太阴金土之气化。味苦性温,花茎紫赤,又禀少阴火热之气化。主治胸胁痛如刀刺者,桔梗辛散温行,能治上焦之胸痛,而旁行于胁,复能治少阳之胁痛而上达于胸也。腹满,肠鸣幽幽者,腹中寒则满,肠中寒则鸣。腹者土也,肠者金也。桔梗禀火土金相生之气化,能以火而温腹满之土寒,更能以火而温肠鸣之金寒也。惊恐悸气,少阴病也。心虚则惊,肾虚则恐,心肾皆虚则悸。桔梗得少阴之火化,故治惊恐悸气。

愚按:桔梗治少阳之胁痛,上焦之胸痹,中焦之肠鸣,下焦之腹满。又,惊则气上,恐则气下,悸则动中,是桔梗为气分之药,上中下皆可治也。张元素不参经义,谓桔梗乃舟楫之药,载诸药而不沉。今人熟念在口,终身不忘。夫以元素杜撰之言为是,则《本经》几可废矣。医门豪杰之士,阐明神农之《本经》,轩岐之《灵》《素》,仲祖之《论》《略》,则千百方书,皆为糟粕。设未能也,必为方书所囿,而蒙蔽一生矣,可畏哉。(《本草崇原》卷下)

桔梗色白,气味辛平,阳明肺经气分药也。肺者脏之长,心之盖也。气畅则心脏之惊恐悸气皆疏矣。脏真高于肺、居胸膈之上,主行荣卫阴阳,正气运行,胸胁之邪痛自解。腹满肠鸣幽幽者,肺与大肠为表里,气不疏化也。肺属金天,阳明主地,皆属秋金之令。喉主天气,咽主地气也。痹者闭也,寒热风痹,袭于皮毛肌络之间,里之正气疏通,外之邪痹自解。又主小儿惊痫者,疏正以祛邪,清金以平肝也。又治吐血衄血,肺痈咳嗽,目痛鼻塞,痞满癥瘕,霍乱转筋,腹痛下痢者,皆取其开提气闭之功。

眉批:恐伤肾,肾之虚气上奔则心悸。凡益肺之药能制之。肺主皮毛,阳明主肌络。

【歌诀】

桔梗主惊恐悸气,治胸胁痛如刀刺;

肠鸣幽幽腹痛平,疗咽喉痛寒热痹。(《医学要诀》草诀)

金 丝 草

苦寒。主吐血咳血,衄血下血,血崩痛疽,疔肿恶疮,天蛇头毒,凉血散热。(《医学要诀》药性备考)

金 银 花

天地之形如鸟卵,仲景即以鸡子白补气,卵黄治血脉。金银花花开黄白,藤名忍冬,得水阴之气而蔓延。陶隐君谓能行荣卫阴阳,主治寒热腹胀,败毒消肿。盖荣卫行而寒热肿胀自消,得阴气而热毒自解,故又治热毒下痢、飞尸鬼疰、喉痹乳蛾。王不留行亦花开黄白,故名金盏银台,其性善行,言虽有王命,不能留其行也。陶隐君亦取其能行气血,主治金疮,痈肿,痛痹,产难,下乳汁,利小便,出竹木刺。夫血气留阻,百病皆生,荣卫营运,精神自倍。故二种皆为上品,并主轻身耐老,益寿延年。鸡卵用形,二花取色,一因其延蔓,一取其善行。夫医者,意也。本草大义,亦以意逆之,则得矣。开之曰:人但知金银花败毒消肿,不知有行荣卫血气之功,得冬令寒水之气。(《侣山堂类辩》卷下)

金银主镇心安神,宁魂定志,利五脏,止惊悸,去癫痫,消热毒。金箔同功。(《医学要诀》药性备考)

荆 芥

气味辛温,无毒。主治寒热鼠瘘,瘰疬生疮,破结聚气,下瘀血,除湿疸。

荆芥,《本经》名假苏,以其辛香如苏也,处处有之,本系野生,今多栽种,二月布子生苗,辛香可茹,方茎细叶,淡黄绿色,八月开小花,作穗成房,如紫苏。房内有细子黄赤色,今采者,凡茎叶穗子一概收用。

荆芥,味辛性温,臭香,禀阳明金土之气,而肃清经脉之药也。寒热鼠瘘,乃水脏之毒,上出于脉,为寒为热也。本于水脏,故曰鼠,经脉空虚,故曰瘘,此内因之瘘也。瘰疬生疮,乃寒邪客于脉中,血气留滞,结核生疮,无有寒热,此外因之瘘也。荆芥味辛性温,肃清经脉,故内因之寒热鼠瘘,外因之瘰疬生疮,皆可治也。其臭芳香,故破结聚之气。破结聚,则瘀血自下矣。阳明之上,燥气主之,故除湿。(《本草崇原》卷中)

荆芥气芳味薄,轻浮而升,厥阴气分药也。厥阴风木主气而属肝,故其功长于祛风邪,散瘀血,破结气,消疮毒,清头目,利咽喉。又主吐血衄血,下血血痢,产后中风血晕,小儿惊痫。乃厥阴轻宣之剂也。

【歌诀】

荆芥辛温主寒热,瘰疬鼠瘘生疮疥;

贼风湿疸口㖞斜,破结聚气下瘀血。(《医学要诀》草诀)

粳　　米

甘苦平。主益气,生肌肉,止烦渴,治霍乱吐泻,自汗不止。小儿初生无皮,以米粮扑之。(《医学要诀》药性备考)

韭

性温涩、微酸归心。安五脏,补虚益阳,除胃中热,利病人。治胸痹痢疾,噎膈呕吐,吐血尿血,疝癖癓冷,中恶中风,喘息上气,消渴盗汗,肠痔脱肛,喉肿腹胀,产后血晕,赤白带下。子,辛甘温。主梦泄遗精,溺血遗尿,白淫白带。暖腰膝,补命门。(《医学要诀》药性备考)

酒（烧酒）

辛甘大热有毒。消冷积寒气,燥湿痰,开郁结,止水泄。治霍乱疟疾,噎膈心腹冷痛,阴毒欲死。利小便,坚大便。洗赤目肿痛有效。

苦甘辛大热。主行药势,通血脉,杀百邪恶毒气。(《医学要诀》药性备考)

菊　　花

气味苦平,无毒。主治诸风头眩,肿痛,目欲脱,泪出,皮肤死肌,恶风湿痹。久服利血气,轻身,耐老延年。

菊花,处处有之,以南阳菊潭者为佳。菊之种类不一,培植而花球大者,只供玩赏。生于山野田泽,开花不起楼子,色只黄白二种,名茶菊者,方可入药,以味甘者为胜。古云:甘菊延龄,苦菊泄人,不可不辩。《本经》气味主治,概茎叶花实而言,今时只用花矣。

菊花,《本经》名节华,以其应重阳节候而华也。《月令》云:九月菊有黄花,茎叶味苦,花味兼甘,色有黄白,禀阳明秋金之气化。主治诸风头眩肿痛,禀金气而制风也。目欲脱泪出,言风火上淫于目,痛极欲脱而泪出,菊禀秋金清肃之气,能治风木之火热也。皮肤死肌,恶风湿痹,言感恶风湿邪而成风湿之痹证,则为皮肤死肌。菊禀金气,而治皮肤之风,兼得阳明土气,而治肌肉之湿也。周身血气,生于阳明胃腑,故久服利血气轻身,血气利而轻身,则耐老延年。(《本草崇原》卷上)

菊花,秋英也。感秋金之气,故能主治诸风。脏真高于肺,主行荣卫阴阳,故能利气血而活死肌。《别录》:主烦热者,秋凉之品也。能厚肠胃者,味甘而色黄也。利五脉者,肺主脉也。

眉批:根叶花汁大解疔毒,秋金制风木。

【歌诀】

菊花主风利五脉,头眩肿痛目疼热;

恶风湿痹气血清,泪出皮肤死肌活。(《医学要诀》草诀)

巨 胜 子

气味甘平,无毒。主治伤中虚赢,补五内,益气力,长肌肉,填髓脑。久服轻身不老。

巨胜一名胡麻,一名狗虱。本出胡地,故名胡麻。巨,大也。本生胡地大宛,故又名巨胜。八谷之中,唯此为良。寇宗奭曰:胡麻正是今之大脂麻,独胡地所产者肥大,因名胡麻,又名巨胜。今市肆中一种形如小茴,有壳无仁,其味极苦,伪充巨胜。夫巨胜即胡麻,是属谷类,刘阮深入天台,仙女饲以胡麻饭。若有壳无仁,其味且苦,何堪作饭?须知市肆中巨胜系野生狗虱,故有壁虱胡麻之名。壁虱、狗虱不堪入药。如无胡麻,当于脂麻中拉色赤而肥大者用之,庶乎不误。

麻乃五谷之首,禀厥阴春生之气。夫五运始于木,而递相资生。主治伤中虚赢者,气味甘平,补中土也。补五内,益气力,所以治伤中也。长肌肉,填髓脑,所以治虚赢也。补五内,益气力之无形,长肌肉,填髓脑之有形,则内外充足,故久服轻身不老。(《本草崇原》卷上)

即胡麻也。种自大宛,故名胡麻,仙家所重,五谷之长也。服之不息,可以知万物,通神明,还丹不老,与世常存,古以为仙药。

眉批:刘阮入天台食胡麻饭即此也。

【歌诀】

巨胜补中明耳目,增益气力长肌肉;

能补五内及虚羸,资填髓脑坚筋骨。(《医学要诀》草诀)

卷　柏

辛平。主五脏邪气。女子阴中寒热痛,癥瘕血闭绝子。(《医学要诀》药性备考)

决　明　子

气味咸平,无毒。主治青盲、目淫、肤赤、白膜、眼赤、泪出。久服益精光,轻身。

决明子,处处有之,初夏生苗,茎高三四尺,叶如苜蓿,本小末大,昼开夜合,秋开淡黄花五出,结角如细缸豆,长二三寸,角中子数十粒,色青绿而光亮,状如马蹄,故名马蹄决明,又别有草决明,乃青葙子也。

目者肝之窍,决明气味咸平,叶司开合,子色紫黑而光亮,禀太阳寒水之气,而生厥阴之肝木,故主治青盲、目淫、肤赤。青盲则生白膜,肤赤乃眼肤之赤,目淫则多泪,故又曰:白膜眼赤泪出也。久服则水精充溢,故益精光,轻身。(《本草崇原》卷上)

草决明,马蹄决明也。仲夏始生,感一阴初生之气,色青主肝,咸走血,故大有明目之功,而能去风邪热毒。

【歌诀】

决明咸平主青盲,目淫肤赤白膜张;

眼赤泪出头风痛,助肝清热益精光。(《医学要诀》草诀)

苦　参

气味苦寒,无毒。主治心腹结气,癥瘕积聚,黄疸,溺有余沥,逐水,除痈肿,补中,明目,止泪。

苦参,《本经》名水槐,一名地槐,又名苦骨。近道处处有之。花开黄白,根色亦黄白,长五七寸许,叶形似槐,味苦性寒,故有水槐、地槐之名。苦以味名,参以功名,有补益上中下之功,故名曰参。参犹参也。

苦参,气味苦寒,根花黄白,禀寒水之精,得中土之化,水精上与君火相参,故主治心腹结气,参伍于中土之中,故治癥瘕积聚而清黄疸。禀水精,则能资肾,故治溺有余沥。苦主下泄,故逐水。苦能清热,故除痈肿。得中土之化,故补中。水之精,上通于火之神,故明目止泪。(《本草崇原》卷中)

参属而气味苦寒,清补之品也。苦养阴,故能补中。苦走骨,故能明目。苦胜湿,苦清热,故清黄疸逐水,止余沥泪出。苦凉血,苦杀虫,故治痈肿疮疡,伏热肠澼。炎上作苦,苦能泄下,故能清心腹结气,积聚癥瘕。

眉批:阳生于阴。骨之精为瞳子。

【歌诀】

苦参心腹结气分,癥瘕积聚黄疸清;

溺有余沥逐水气,补中明目痈肿平。(《医学要诀》草诀)

款 冬 花

气味辛温,无毒。主治咳逆上气,善喘喉痹,诸惊痫,寒热邪气。

款冬花,出关中、雍州、华州山谷溪涧间,花开红白,放紫蕚于冰雪中。又名款冻。款,至也,谓至冻而花也。又名钻冻,谓钻冰取款冬也。十二月采蕊阴干,其色红白相兼,至灯节后,则毛蕚大开,不堪入药。

款冬,生于水中,花开红白,气味辛温,从阴出阳,盖禀水中之生阳,而上通肺金之药也。太阳寒水之气,不从皮毛外交于肺,则咳逆上气而善喘。款冬禀水气而通肺,故可治也。厥阴、少阳木火之气,结于喉中,则而喉痹。款冬得金水之气,金能平木,水能制火,故可治也。惊痫寒热邪气为病,不止一端,故曰:诸惊痫寒热邪气,款冬禀太阳寒水之气而上行外达,则阴阳水火之气,自相交会,故可治也。

愚按:款冬气味辛温,从阴出阳,主治肺气虚寒之咳喘,若肺火燔灼,肺气焦满者,不可用。《济生方》中,用百合、款冬二味为丸,名百花丸。治痰嗽带血,服之有愈有不愈者,寒嗽相宜,火嗽不宜也。卢子由曰:款冬《本经》主治咳逆上气,善喘喉痹,因形寒饮冷,秋伤于湿者,宜之。如火热刑金,或肺气焦满,恐益销烁矣。(《本草崇原》卷中)

款冬花气味辛温,生于关中,及雍州山谷溪水间,冬时发条,结蕊于冰雪中,故名款冬(西北气寒,冰雪至夏不消,款冬辛温,可为大热者矣)。土人谓之看灯花,又曰敲冰取款冬,谓在正月前半月采之,如过元宵灯节,花即大放矣,此阴中之阳升也。如形寒饮冷,肺气虚寒作喘者宜之,若阴火上炎,肺叶焦满,恐益消烁毁伤矣。

款冬性味辛温,不顾冰雪,至冬而花,能发水中之生阳者也。夫气主于肺,而发原于肾,故肺气虚寒而咳逆者宜之。肾气上资,则寒热惊痫,消渴喘急,咸自息矣。

【歌诀】

款冬咳逆上气平,善喘喉痹诸痫惊;

寒热邪气消渴解,肺痿肺痈痰嗽宁。(《医学要诀》草诀)

昆　布

此海中所生之菜,其形如带,故又名纶布。咸滑能软坚,瘿坚如石者,非此不能除。消水肿结核,与海藻同功。

【歌诀】

昆布性味滑咸寒,瘿瘤聚结气瘘疮;

主治十二种水肿,瘰疬项肿阴溃良。(《医学要诀》别录下品)

莱　菔

一名萝白。根叶辛温。主下气消谷,和中去痰,止消渴,利关节,止咳嗽。治肺痿,吐血衄血。利大小便,治噤口痢,反胃噎膈,肠风下血,白浊诸淋,脚气头风。失音喉痹,汤火灼伤,打扑血聚。(《医学要诀》药性备考)

时珍曰:萝卜子之功,长于利气,生能升,熟能降。升则吐风痰,散风寒,发疮疹。降则定痰喘咳嗽,调下利后重,止内痛,皆是利气之效。予用之果有殊绩。震亨曰:萝卜子治痰,有推墙倒壁之功。

【歌诀】

莱菔辛平吐风痰,下气定喘治后重;

消食除胀痰嗽清,利大小便止气痛。(《医学要诀》唐本草)

狼　　毒

气味辛平,有大毒。主治咳逆上气,破积聚,饮食寒热,水气,恶疮,鼠瘘疽蚀,鬼精蛊毒,杀飞鸟走兽。

狼毒始出陇西秦亭山谷及奉高、太山诸处,今陕西州郡及辽石州亦有之。叶似商陆,茎叶上有毛,其根皮色黄,肉色白,以实重者为良,轻浮者为劣。陶隐居曰:宕昌亦出之,乃言只有数亩地生,蝮蛇食其根,故为难得,今用出汉中及建平云。

野狼毒草有大毒,禀火气也。气味辛平,茎叶有毛,入水则沉,禀金气也。禀金气,故主治肺病之咳逆上气。金能攻利,故破积聚。破积聚,则饮食壅滞而为寒为热之病,亦可治矣。水气,水寒之气也。水气而濡,则有恶疮、鼠瘘、疽蚀,并鬼精蛊毒之病。狼毒禀火气而温脏寒,故皆治之。又言其毒能杀飞鸟走兽,草以狼名,殆以此故。李时珍曰:观其名,则知其毒矣。(**《本草崇原》卷下**)

辛平有大毒。主咳逆上气,破积聚饮食,寒热水气,恶疮鼠瘘疽,食鬼精蛊毒。治九种心疼,阴疝欲死。(**《医学要诀》药性备考**)

莨　菪　子

气味苦寒,有毒。主治齿痛出虫,肉痹拘急。久服轻身,使人健行,走及奔马,强志益力,通神见鬼,多食令人狂走。莨,音浪。菪,音荡。

莨菪子一名天仙子。《别录》曰:生海滨川谷及雍州,今所在皆有之。叶似菘蓝,茎叶皆有细白毛,四月开花紫色,或白色,五月结实有壳,作罂子,状如小石榴,房中子至细,青白色,如粟米粒。

莨菪子气味苦寒,生于海滨,得太阳寒水之气,故治齿痛。太阳上禀寒气,下有标阳,阳能散阴,故能出虫。太阳阳热之气,能温肌腠。又,太阳主筋所生病,故治肉痹拘急。肉痹,肌痹也。拘急,筋不柔和也。久服轻身,使人健行,走及奔马者,太阳本寒标热,少阴本热标寒,太阳合少阴而助跷脉也。盖阳跷者,足太阳之别,起于跟中,出于外踝。阴跷者,足少阴之别,起于跟中,循于内踝。莨菪子禀太阳少阴标本之精,而助跷脉,故轻身健走若是也。禀阴精之气,故强志益力。禀阳热之化,故通神见鬼。下品之药,不宜久服,故又曰:多食令

人狂走,戒之也。(《本草崇原》卷下)

莨菪一名天仙子,苦寒有毒。主齿痛出虫,肉痹拘急。久服使人健行,走及奔马,多食令人狂走。又治癫狂风痹,疥癣肠风。

眉批:系毒药不可误服,唯兽医用。(《医学要诀》药性备考)

雷　丸

气味苦寒,有小毒。主杀三虫,逐毒气,胃中热,利丈夫,不利女子。

雷丸出汉中、建平、宜都及房州、金州诸处,生竹林土中,乃竹之余气所结,故一名竹苓。上无苗蔓,大小如栗,状似猪苓而圆,皮黑而微赤,肉白甚坚实。

雷丸是竹之余气,感雷震而生,竹茎叶青翠,具东方生发之义。震为雷,乃阳动于下。雷丸气味苦寒,禀冬令寒水之精,得东方震动之气,故杀阴类之三虫,而逐邪毒之气,得寒水之精,故清胃中热。震为雷,为长男,故利丈夫,不利女子。

按:《别录》云:雷丸久服令人阴痿,当是气味苦寒,久服则精寒故耳。男子多服阴痿,则女子久服子宫寒冷,不能受孕,其不利可知。《本经》乃两分之曰:利丈夫,不利女子,未审何义?马志云:疏利男子元气,不疏利女子脏气。隐庵以震为雷,为长男为解,均未得当,尚当另参。(《本草崇原》卷下)

雷丸,竹之苓也。古人以火炮竹名为春雷,苓块结如丸,故有雷丸之名。得竹之清凉余气,感阳春生气而成,故能杀虫毒,除热风,主惊痫,除小儿百病。与竹之功力相若也。有小毒,故杀虫更胜于竹。得东方之气,故宜于丈夫小儿。

眉批:杀应声虫。

【歌诀】

雷丸苦寒逐毒气,邪气恶风热在皮;

能杀三虫除胃热,主利丈夫女不宜。(《医学要诀》草诀)

梨

甘酸寒。止热嗽烦渴,中风不语,狂热风痰,伤寒热渴,利大小便,定喘消痰。(《医学要诀》药性备考)

藜　芦

气味辛寒,有毒。主治蛊毒,咳逆,泄痢,肠澼,头疡,疥瘙,恶疮,杀诸虫毒,去死肌。

藜芦一名山葱,所在山谷有之。茎下多毛,三月生苗,高五六寸,茎似葱,根色青紫,外有黑皮裹茎,宛似棕榈,根长四五寸许,黄白色。

藜芦气味辛寒,其根黄白,外皮黑色,禀土金水相生之气化。土气营运,则能治蛊毒。金气流通,则能治咳逆。水气四布,则能治泄痢肠澼也。治头疡疥瘙,金制其风也。治恶疮,水济其火也。杀诸虫毒,土胜湿而解毒也。土主肌肉,故又去死肌。(《本草崇原》卷下)

藜芦一名山葱,辛寒有毒。主蛊毒咳逆,泄痢肠澼,头疡疥瘙恶疮;杀诸虫毒,去死肌;中风不省,吐上膈风痰,喉痹齁䶎,鼻中息肉,痰疟黄疸。(《医学要诀》药性备考)

荔　枝

丹溪曰:荔枝甘平属阳。主散无形质之滞气,故瘤赘赤肿者用之。主发痘疹者,亦取其去滞也。又主治牙疼呃逆。核,甘温涩。治心痛,小肠气,疝气痛,妇人血气刺痛。壳,止赤白痢。

【歌诀】

荔枝止渴益颜色,通神益智健气力;

定躁消烦发痘疮,瘰疬瘿瘤兼肿赤。(《医学要诀》开宝本草)

连　翘

气味苦平,无毒。主治寒热鼠瘘瘰疬,痈肿恶疮,瘿瘤结热,蛊毒。

连翘出汴京及河中、江宁、润淄、泽兖、鼎岳、南康诸州皆有之,而以蜀中者为胜。有大翘、小翘二种。大翘生下湿地,叶如榆叶,独茎赤色,稍间开花黄色可爱,秋结实,形如莲,内作房瓣,气甚芳馥,根黄如蒿根。小翘生岗原之上,叶茎花实皆似大翘,但细小耳。实房黄黑,内含黑子,名连轺,须知大翘用实不用根,小翘用根不用实。

连翘味苦性寒,形象心肾,禀少阴之气化。主治寒热鼠瘘瘰疬者,治鼠瘘瘰疬之寒热也。夫瘘有内外二因,内因曰鼠瘘,外因曰瘰疬,其本在脏,其末在脉。此内因而为水毒之瘘,故曰鼠瘘也。陷脉为瘘,留连肉腠,此外因而寒邪薄于肉腠之瘘,故曰瘰疬也。是鼠瘘起于肾脏之毒,留于心主之血脉。瘰疬因天气之寒,伤人身之经脉。连翘形象心肾,故治鼠瘘瘰疬也。痈肿恶疮,肌肉不和。瘿瘤结热,经脉不和。连翘味苦,其气芳香,能通经脉而利肌肉,故治痈肿恶疮,瘿瘤结热也。受蛊毒者在腹,造毒者在心。苦寒泄心,治造毒之原。芳香醒脾,治受毒之腹,故又治蛊毒。

《灵枢·寒热论》岐伯曰:鼠瘘寒热之毒气也,留于脉而不去者也。其本在于水脏,故曰鼠。上通于心主之脉,颈腋溃烂,故曰瘘。鼠瘘寒热之毒气者,言鼠瘘水毒而为寒,上合心包而为热也。主治寒热鼠瘘者,治鼠瘘之寒热也。今人不解《本经》,祇事剿袭,以寒热二字句逗,谓连翘主治寒热,出于神农之言。凡伤寒中风之寒热,一概用之,岂知风寒之寒热起于皮肤,鼠瘘之寒热起于血脉,风马牛不相及也。嗟嗟!为医者可不知《内经》乎?《灵枢》论营卫血气之生始,出入脏腑经脉之交合贯通,乃医家根本之学,浅人视为针经而忽之,良可惜也!

李时珍曰:连翘状似人心,两片合成,其中有仁甚香,乃少阴心经,厥阴包络气分主药。诸痛痒疮疡皆属心火,故为十二经疮家圣药,而兼注手足少阳、手阳明之经气分之热也。

翘根气味甘寒平,有小毒。主治下热气,益阴精,令人面悦好,明目。久服轻身耐老。

《本经》翘根生嵩高平泽,二月八月采。陶隐居曰:方药不用,人无识者。王好古曰:此即连翘根也。张仲景治伤寒瘀热在里,身色发黄,用麻黄连轺赤小豆汤。注云:连轺即连翘根。今从之。(《**本草崇原**》卷下)

翘味苦平而性凉,其形象心,清君相二火之药也。瘰疬在于颈腋者,乃鼠瘘寒热之毒气。其本在脏,其末留于脉而不去,心主脉也。是以赤脉贯瞳子者不治,心脉上系于目也。痈肿恶疮,皆属心火。瘿瘤之患,亦寒热相抟,随气凝结于脉。淋为热病,心与膀胱为表里也。是以痘疹用之者,君相二火,发原于肾,痘之火毒,亦出于肾也。

【歌诀】

连翘寒热鼠瘘清,瘰疬痈肿及瘤瘿;

恶疮结热并蛊毒,除心客热通五淋。(《**医学要诀**》草诀)

莲　子

气味甘平，无毒。主补中，养神、益气力、除百疾。久服轻身耐老，不饥延年。

莲始出汝南池泽，今所在池泽皆有。初夏其叶出水，渐长如扇。六七月间开花，有红、白、粉红三色，香艳可爱。花心有黄须，花褪房成，房外青内白，子在房中，如蜂子在房之状。六七月采嫩者，生食鲜美。至秋房枯子黑，壳坚而硬，谓之石莲子。今药肆中一种石莲子形长味苦，肉内无心，生于树上，系苦珠之类，不堪入药，宜于建莲子中拣带壳而黑色者，用之为真。

莲生水中，茎直色青，具风木之象，花红、须黄、房白、子黑，得五运相生之气化，气味甘平。主补中，得中土之精气也。养神，得水火之精气也。益气力，得金木之精气也。百疾之生，不离五运，莲禀五运之气化，故除百疾。久服且轻身不饥延年。（《本草崇原》卷上）

莲子，《本经》上品，气味甘平，主补中养神，益气力，除百疾，久服轻身耐老，不饥，延年。夫莲茎色青味涩，中通外直，具风木之象，花红，房白，须黄，子老而黑，有五行相生之义，故能补五脏不足。五脏主藏精者也，肾为水脏，受藏五脏之精。石莲子色黑味涩，故用之以固精气。今市肆一种，状如土石，味极苦涩，不知为何物？卢子由先生曰：食之令人肠结。宜于建莲子中，拣带壳而色黑者为是（有云假石莲子乃树上所生，即苦珠子之类）。（《侣山堂类辩》卷下）

莲茎中通外直，色青味涩，具少阳甲木之象。花红、须黄、房白、子老而黑，有五行相生之义。故补五脏之不足，益十二经脉气血，而除百病也。生于水中，出淤泥而不染，清凉之品也。清而带涩，故主清心固肾，厚肠胃，交心肾，强筋骨，利耳目，安靖君相火邪。花、须、房、薏、石莲子、荷鼻，亦皆清心固肾，止血涩精而兼治淋痢带下。藕节能消瘀血，解产后血闷，止吐血衄血血痢血淋。

眉批：子中之青心名薏，叶中之心名荷鼻。

莲花（附）　气味苦甘，温，无毒。主镇心、益色、驻颜、身轻（《日华本草》）。（《本草崇原》卷上）

莲房（附）　气味苦涩，温，无毒。主破血（《食疗本草》），治血胀腹痛及产后胎衣不下，解野菌毒（《本草拾遗》）。

莲房即莲蓬壳，陈久者良。（《本草崇原》卷上）

莲须（附）　气味甘涩，温，无毒。主清心，通肾，固精气，乌须发，悦颜色，益血，止血崩、吐血（《本草纲目》）。（《本草崇原》卷上）

莲薏(附) 气味苦寒,无毒。主治血渴、产后渴(《食性本草》),止霍乱(《日华本草》),清心去热(《本草纲目》)。

莲薏即莲子中青心。(《本草崇原》卷上)

藕粉(附) 甘平。久服轻身益年。(《医学要诀》药性备考)

【歌诀】

莲子补中益气力,养神固精除百疾;

五脏不足经脉虚,止渴痢淋去寒湿。(《医学要诀》草诀)

羚 羊 角

气味咸寒,无毒。主明目益气,起阴,主恶血注下,辟蛊毒恶鬼不祥,常不魇寐。

羚,古字作麢,今字作羚,俗写从省笔也。羚羊出建平、宜都、梁州、真州、洋州、商洛诸蛮山中,及秦陇西域皆有,其形似羊而大青色,夜宿独栖,以角挂树,身不着地,为防鸷兽之患,可谓灵矣。故字从鹿从灵,省文作麢。性慈不喜争斗,虽有伪斗,亦往解散。其角长尺余,有节特起环绕,如人手指握痕,得二十四节者尤有神力。两角者多,一角者更胜,角内有天生木胎。西域有金刚石,状如紫石英,百炼不消,金铁莫能击,唯绵裹羚羊角扣之,则自然冰散。又,貘骨奸僧伪充佛牙,他物亦不能破,用此角击之亦碎,皆性相畏耳。

羚羊角气味咸寒,禀水气也。角心木胎,禀木气也。禀水气而资养肝木,故主明目。先天之气,发原于水中,从阴出阳。羚羊角禀水精之气,故能益肾气而起阴。肝气不能上升,则恶血下注。羚羊角禀木气而助肝,故去恶血注下。羚羊乃神灵解结之兽,角有二十四节,以应天之二十四气,故辟蛊毒恶鬼不祥而常不魇寐也。

羖羊角气味咸温,无毒。主治青盲,明目,止惊悸寒泄。久服安心益气,轻身,杀疥虫。入山烧之,辟恶鬼虎狼。

羊之种类,南北少别,皆孕四月而生。其目无神,其性善斗,敌不避强,在畜属火,故易繁而性热,喜燥恶湿。食钩吻而肥,食仙茅而肪,食仙灵脾而淫,食闹羊花而死。物理之宜忌不可测也。羖羊一作羠羊,乃羊之牡者,其角以青色羖羊者为良。

羚羊角气味咸寒,羖羊角气味咸温。是羚羊禀水气,而羖羊禀火气也。故

《内经》谓:羊为火畜。主治青盲明目者,阳光盛而目明也。止惊悸、寒泄者,火之精为神,神宁则惊悸止,火胜则寒泄除也。心为火脏,故久服安心。益气者,益阳气也。阳气盛,则轻身,而阴类之疥虫可杀矣。夫羖羊属火,其角至明,入山则阴寒气多,故烧之而恶鬼虎狼可辟,亦敌不避强之义。(《本草崇原》卷中)

羚羊 羚,灵兽也。羊,火畜也。其角白而明,坚而锐,具金革之象,故主辟蛊毒恶鬼不祥。其味咸寒,有丙辛化水之义,故主起阴清血,强筋骨,消热闭,定惊悸,治瘰疬恶疮,及热毒伏在骨间也。其角心胎木,角白身青,又乙庚合而化金,故主益气明目,中风惊痫。角能解结而疏肝化气,故主噎膈不通。又主伤寒狂热,中风筋挛,毒痢疝气,中恶卒死,产后恶血,痓疾子痫;盖能清邪而平肝也。

眉批:《珍珠囊》曰:羚羊清乎肺肝。解字从羊从角。

【歌诀】

羚羊杀鬼辟蛊毒,益气起阴及明目;

恶血注下魇寐清,噎膈惊痫热在骨。(《医学要诀》草诀)

零陵香(薰草)

甘平。主明目止泪,伤寒头痛,上气腰痛,鼻中息肉。疗心腹痛,齿痛,狐惑泄精,诸痢,妇人断产。为末酒服二钱,服至一两,绝孕一年。(《医学要诀》药性备考)

刘 寄 奴

宋高祖刘裕,小字寄奴,微时伐荻,遇一大蛇射之。明日往闻杵臼声,寻之,见童子数人,皆青衣捣药。问其故,答曰:我主为刘寄奴所射,今合药敷之。裕曰:神何不杀之。答曰:寄奴,王者;不可杀也。裕叱之,童子皆散,乃收药而返。有金疮者,敷之即愈。人因称此草为刘寄奴草。又主大小便血,霍乱成痢,汤火灼伤,风入疮口。

【歌诀】

刘寄奴温主金疮,破血止血定痛良;

血气胀满心腹痛,产后余疾及折伤。(《医学要诀》唐本草)

硫　黄

气味酸温,有毒。主治妇人阴蚀,疽痔恶血,坚筋骨,除头秃,能化金银铜铁奇物(奇,疑作等)。

石硫黄出东海牧羊山谷及太行河西山中。今南海诸番岭外州郡皆有,然不及昆仑、雅州舶上来者良。此火石之精所结,所产之处必有温泉,泉水亦作硫黄气。以颗块莹净光腻,色黄,嚼之无声者,弥佳。夹土与石者,不堪入药。

硫黄色黄,其形如石。黄者,土之色。石者,土之骨。遇火即焰,其性温热,是禀火土相生之气化。火生于木,故气味酸温,禀火气而温经脉,故主治妇人之阴蚀,及疽痔恶血。禀土石之精,故坚筋骨。阳气长则毛发生,故主头秃。遇火而焰,故能化金银铜铁等物。(《本草崇原》卷中)

硫黄酸温有毒,秉纯阳大热之性,大能补命门真火不足,阳气暴绝,阴毒伤寒,盖亦扶危之妙药也。是以治脾虚寒泄,老人冷闭,小儿慢惊,心腹疼痛,腰肾久冷,疬瘘虫癞,癣疥痈疽,阴蜃脏虫,咳逆脚冷。但热而有毒,不可误服。有紫霞丹,硫黄丹,金液丹,太白丹,来复丹;能固真气,暖丹田,坚筋骨,壮阳道,除沉寒痼冷,补劳伤损虚,心腹积聚冷痛,胸胁痞满痰涎。有水火既济之功,夺天地冲和之气,百病皆除,仙缘可到。配制之法,详《本草纲目》。

眉批:此系中品。

【歌诀】

硫黄主心腹冷气,妇人阴蚀及疽痔;

恶血头秃筋骨坚,能化金银铜铁器。(《医学要诀》草诀)

柳　花

气味苦寒,无毒。主治风水、黄疸,面热黑。

柳处处有之,有杨有柳,乃一类二种。杨叶圆阔,柳叶细长。杨枝硬而扬起,故曰杨。柳枝弱而垂流,故曰柳。柳有蒲柳、杞柳、柽柳之别,喜生水旁,纵横倒顺,插之皆生。春初生柔荑,即开黄蕊花,是为柳花,至春晚花中结细黑子,蕊落而絮出如白绒,因风飞舞,着于衣物能生虫蛀,入池沼即为浮萍。是为柳絮,盖黄蕊未结子时,为花结于蕊落,即为絮矣。古者春取榆柳之火。《开宝本草》有柽柳一日三起三眠,又名三眠柳。《尔雅》名河柳,即今儿医治痘疹,所谓西河柳是也。乃寒凉通利,下行小便之药,用者以意会之。

柳性柔顺,喜生水旁,受寒水之精,感春生之气,故纵横顺逆,插之皆生。得春气,则能助肝木以平土,故主治风水、黄疸。得水精,则能清热气而资面颜,故治面热黑。

柳叶(附) 气味苦寒,无毒。主治恶疥痂疮马疥,煎汁洗之,立愈。又疗心腹内血,止痛。马疥,马鞍热气之疮疥也。《别录》附。(《**本草崇原**》卷下)

龙　胆

气味苦涩,大寒,无毒。主治骨间寒热,惊痫邪气,续绝伤,定五脏,杀蛊毒。

龙胆,始出齐朐山谷及冤句,今处处有之,以吴兴者为胜。宿根生苗,一窠有根十余条,类牛膝而短,黄白色,其茎高尺余,纤细状如小竹枝,花开青碧色,冬后结子苗便枯,俗名草龙胆。又一种山龙胆,其叶经霜雪不凋,此同类而别种也。

龙胆草,根味极苦,气兼涩,性大寒。茎如竹枝,花开青碧,禀东方木气,故有龙胆之名。龙乃东方之神,胆主少阳甲木,苦走骨,故主治骨间寒热。涩类酸,故除惊痫邪气。胆主骨,肝主筋,故续绝伤。五脏六腑皆取决于胆,故定五脏。山下有风曰虫,风气升而蛊毒自杀矣。(《**本草崇原**》卷中)

龙胆苦寒,具青龙甲胆之气。胆气升,则五脏之气皆升,故能安五脏。木生于水,木气上升,故能去骨间寒热。胆者筋其应,故能续绝伤。秉阳春之生气,故能杀蛊毒,去小虫。清肝胆热,故能定惊痫,除邪气。木气敷和,则火土之神备化,故主益智不忘。又主谷疸、劳疸、湿肿者,苦能胜湿,寒能养阴,苦寒能清热也。治诸般目疾者,肝开窍于目也。清咽喉热痛者,足厥阴之脉循喉咙也。止盗汗者,足少阳所生病者汗出也。

眉批:胆附于肝,脏腑经气相连。

【歌诀】

龙胆寒热主在骨,惊痫邪气绝伤续;

能定五脏清胆肝,益智不忘杀蛊毒。(《**医学要诀**》草诀)

龙　骨

气味甘平,无毒。主治心腹鬼疰,精物老魅,咳逆,泄痢脓血,女子漏下,癥瘕坚结,小儿热气惊痫。

晋地川谷及大山山岩，水岸土穴之中多有死龙之骨，今梁益、巴中、河东州郡山穴、水涯间亦有之骨。有雌雄骨，细而纹广者，雌也；骨粗而纹狭者，雄也。入药取五色具而白地碎纹，其质轻虚，舐之粘舌者为佳。黄白色者次之，黑色者下也。其质白重，而花纹不细者，名石龙骨，不堪入药。其外更有齿角，功用与龙骨相等。

鳞虫三百六十，而龙为之长，背有八十一鳞，具九九之数，上应东方七宿，得冬月蛰藏之精，从泉下而上腾于天，乃从阴出阳，自下而上之药也。主治心腹鬼疰、精物老魅者，水中天气，上交于阳，则心腹和平，而鬼疰精魅之阴类自消矣。咳逆者，天气不降也。泄痢脓血者，土气不藏也。女子漏下者，水气不升也。龙骨启泉下之水精，从地土而上腾于天，则阴阳交会，上下相和。故咳逆、泄痢漏下，皆可治也。土气内藏，则癥瘕坚结自除。水气上升，则小儿热气惊痫自散。不言久服，或简脱也。（《本草崇原》卷上）

龙为神物，故能杀老魅精邪，鬼疰蛊毒。水族之长，故主清热止血，益肾养精。东方之神，故治小儿惊痫，大热狂痓。镇重而涩，故能安神定魄，止痢固精，带下崩中，胎漏汗泄。得纯阳之气，故能破女子瘕癥，阴疟阴蚀。保固心肾，故止夜梦鬼交，纷纭遗泄。能清心火，故主心腹烦满、咳逆恚怒，伏气在心下不得喘息，及痈疽肠毒。

眉批：气味甘平，《别录》曰微寒。龙为君主之神，得水阴之气，故主痈毒。

【歌诀】

龙骨咳逆痢脓血，心腹鬼疰魅精物；

小儿热气及惊痫，女子漏下癥瘕结。（《医学要诀》草诀）

龙 眼 肉

龙眼味甘色黄，大能补益中土。脾藏智，故本草又名益智子。土气敷和，则五脏安而邪毒去矣，故云久服强魂聪明，轻身不老，通神明。

【歌诀】

龙眼甘平益脾胃，五脏邪气安志意；

能除蛊毒去三虫，强魂补虚并长智。（《医学要诀》别录中品）

漏 芦

咸寒。主皮肤热毒，恶疮疽痔湿痹。下乳汁，洗疮痒。治乳痈瘰疬，解时

行痘疹。治历节风痛,金疮扑损。(《医学要诀》药性备考)

芦　　根

甘寒。主消渴客热,止小便利,疗反胃呕逆,噎膈烦闷。(《医学要诀》药性备考)

芦　　荟

此亦番国之树脂也。性大苦寒,其功专于杀虫清热,以上诸病皆热与虫所生故也。又主治湿癣甚效。

【歌诀】

芦荟苦寒去热风,惊痫五疳杀三虫;

烦闷胸膈间热气,明目镇心痔瘘通。(《医学要诀》开宝本草)

炉　甘　石

下有金银,上生甘石,产于金坑者色黄,银坑者色白,金银之苗也。味甘色白,阳明秋金之药,故治目疾为要药,金能平肝也。阳明主肌主血,故能生肌消肿。秋属燥金,故主收湿除烂。

【歌诀】

炉甘石温主止血,消毒生肌收烂湿;

配合龙脑点眼中,明目去翳退肿赤。(《医学要诀》本草纲目)

鹿　　角

气味咸温,无毒。主治恶疮痈肿,逐邪恶气,留血在阴中,除少腹血痛,腰脊痛,折伤恶血,益气(《别录》)。

鹿角功力与茸、胶相等,而攻毒破泄,行瘀逐邪之功居多,较茸、胶又稍锐焉。(《本草崇原》卷上)

鹿 角 胶

气味甘平,无毒。主治伤中,劳绝,腰痛,羸瘦,补中,益气,妇女血闭无子,止痛,安胎。久服轻身延年。

鹿角胶,原名白胶,以鹿角寸截,米泔浸七日令软,再入急流水中浸七日,刮去粗皮,以东流水,桑柴火煮七日,旋旋添水,取汁沥净,加无灰酒熬成膏,冷则胶成矣。

鹿茸形如萌栗,有初阳方生之意。鹿角形如剑戟,具阳刚坚锐之体,水熬成胶,故气味甘平,不若鹿茸之甘温也。主治伤中劳绝者,中气因七情而伤,经脉因劳顿而绝。鹿胶甘平滋润,故能治也。治腰痛羸瘦者,鹿运督脉,则腰痛可治矣。胶能益髓,则羸瘦可治矣。补中者,补中焦。益气者益肾气也。治妇人血闭无子者,鹿性纯阳,角具坚刚,胶质胶润下,故能启生阳,行瘀积,和经脉而孕子也。止痛安胎者,更和经脉而生子也。久服则益阴助阳,故轻身延年。(《本草崇原》卷上)

鹿乃纯阳之兽,卧则口朝尾间,以通督脉。甘温而补阳,右肾命门之妙品。命门者,诸神精之所舍,三焦元气之原,男子藏精,女子系胞。故主血闭无子,益气补中,安胎养精而补虚劳羸瘦。又主吐血尿血,漏下赤白。盖气温则能引血归经,而气为血之守也。鹿茸甘温,主生精补髓,益阳健骨,功力更胜于胶。

眉批:鹿茸主发痘,取其导命门之火邪透顶也。

【歌诀】

鹿胶劳绝及伤中,羸瘦腰疼益气隆;

妇人血闭无子嗣,安胎止血治崩冲。(《医学要诀》草诀)

鹿 茸

气味甘温,无毒。主治漏下恶血,寒热,惊痫,益气,强志,生齿,不老。《本经》以白胶入上品,鹿茸入中品,今定俱入上品。

鹿游处山林,孕六月而生,性喜食龟,能别良草,卧则口鼻对尾间,以通督脉。凡含血之物,肉最易长,筋次之,骨最难长。故人年二十骨髓方坚,唯麋鹿之角,自生至坚,无两月之久,大者至二十余斤,计一日夜须生数两。凡骨之生无速于此,故能补骨血,益精髓。又,头者,诸阳之会,上钟于茸,故能助阳。凡用必须鹿茸,今麋鹿并用,不可不别。

鹿性纯阳,息通督脉,茸乃骨精之余,从阴透顶,气味甘温,有火土相生之义。主治漏下恶血者,土气虚寒,则恶血下漏。鹿茸禀火气而温土,从阴出阳,下者举之,而恶血不漏矣。寒热惊痫者,心为阳中之太阳,阳虚则寒热。心为君主而藏神,神虚则惊痫。鹿茸阳刚渐长,心神充足,而寒热惊痫自除矣。益气强志者,益肾脏之气,强肾藏之志也。生齿不老者,齿为骨之余,从其类而补之,则肾精日益,故不老。(《本草崇原》卷上)

鹿茸　李时珍曰:龟、鹿皆灵而有寿。龟首常藏向腹,能通任脉,故取其甲,以补心、补肾、补血,皆以养阴也。鹿鼻常反向尾,能通督脉,故取其角,以补命、补精、补气,皆以养阳也。乃物理之玄微,神工之能事。按任脉起于中极之下,以上毛际,循腹里,上关元,至咽喉,上颐循面。督脉环绕一身,循腰脊,历络两肾。龟板治小儿囟不合,鹿茸主生齿不老,盖二品皆属于肾,肾主骨也。任、督二脉,为阴阳百脉之宗,又皆出于肾。故痘方用之者,一取其养阴而清热,一取其透顶以败毒,导肾中之火毒,从百脉而外出于皮肤。(《侣山堂类辩》卷下)

鹿　肉

甘温。主补中益气力,强五脏,调血脉,养血生容,治产后风虚邪僻。角,咸温。主恶疮痈肿,逐邪恶气,留血在阴中,补腰脊折伤,强骨髓,益阳道,及妇人梦与鬼交。又治妊娠下血,胎死腹中,产后血运,小儿重舌,咽喉骨鲠,竹木入肉。(《医学要诀》药性备考)

露　蜂　房

气味甘平,有毒。主治惊痫瘈疭,寒热邪气,癫疾,鬼精蛊毒,肠痔。火熬之良。

蜂房是胡蜂所结之窠,悬于树上,得风露者,故名露蜂房,乃水土所结成。大者如瓮,小者如桶,十二月采之。

蜂房水土结成,又得雾露清凉之气,故主祛风解毒,镇惊清热。仲祖鳖甲煎丸用之,近医用之治齿痛,褪管,攻毒,解毒,清热祛风。学者以意会之可也。(《本草崇原》卷中)

露蜂,野蜂也,采百花而成房。味甘气平,阳明之药也。尾刺而有毒,外科齿科用之者,取其以毒攻毒杀虫之功。

【歌诀】

露蜂房甘主惊痫,瘿疬寒热邪气癫;

鬼精蛊毒及肠痔,恶疽痈毒喉痹痉。(《医学要诀》草诀)

绿　豆

甘寒。煮食消肿下气,压热解毒,治痘毒,利肿胀。生研绞汁服,治丹毒风疹,烦热奔豚,诸药毒死霍乱转筋,心疼淋痛。同大黄末、生薄荷汁调涂,治小儿丹毒。(《医学要诀》药性备考)

麻　黄

气味苦温,无毒。主治中风伤寒头痛,温疟,发表出汗,去邪热气,止咳逆上气,除寒热,破癥坚积聚。

麻黄,始出晋地,今荥阳、中牟、汴州、彭城诸处皆有之。春生苗,纤细劲直,外黄内赤,中空有节,如竹形,宛似毛孔。

植麻黄之地,冬不积雪,能从至阴而达阳气于上。至阴者,盛水也;阳气者,太阳也。太阳之气,本膀胱寒水,而气行于头,周遍于通体之毛窍。主治中风伤寒头痛者,谓风寒之邪,病太阳高表之气,而麻黄能治之也。温疟发表出汗,去邪热气者,谓温疟病藏于肾,麻黄能起水气而周遍于皮毛,故主发表出汗,而去温疟邪热之气也。治咳逆上气者,谓风寒之邪,闭塞毛窍,则里气不疏而咳逆上气。麻黄空细如毛,开发毛窍,散其风寒,则里气外出于皮毛,而不咳逆上气矣。除寒热,破癥坚积聚者,谓在外之寒热不除,致中土之气不能外达,而为癥坚积聚。麻黄除身外之寒热,则太阳之气出入于中土,而癥坚积聚自破矣。(《本草崇原》卷中)

麻黄中通气薄,种植之地,冬不积雪,能泄阳气于阴中,太阳经之宣剂也。太阳之气,生于少阴,出于肤表,阳气宣发于外,则风寒自不能容。里气疏通,则癥积靡不解散矣。凡哮喘、胀满、水鼓有实证者,宜麻黄以开窍。盖外窍开,则里窍始撤。根节为末,杂粉扑之,大能止汗。

眉批:麻黄汤佐杏子以开里窍,盖里窍泄则外窍通。

【歌诀】

麻黄苦温主中风,伤寒头痛温疟同;

发表出汗去邪热,咳逆癥坚积聚通。(《医学要诀》草诀)

麻 子 仁

上品甘温之仁,皆能补中益气,固心养神。凡油润者为滑剂,故能破瘀消结,润燥通经。中气足而经脉通,又何虑中风之有。

【歌诀】

麻仁甘温主补中,益气兼能治中风;

澈利小便逐水气,破瘀润燥大肠通。(《医学要诀》草诀)

马 鞭 草

一名龙牙草,苦微寒。主下部䘌疮。癥瘕久疟,破血杀虫,行血活血,鼓胀水肿,疝痛经闭,乳痈喉痹,发背杨梅,白癞恶疮。(《医学要诀》药性备考)

马 齿 苋

酸寒。主诸肿瘘疣目,捣揩之。破痃癖,止消渴,散血消肿,利肠滑胎,通淋解毒,去三十六种风。时珍曰:六苋并利大小肠。治初痢滑胎。

眉批:节间生水银,每十斤有八两。(《医学要诀》药性备考)

马 兜 铃

以其象马项之铃而名也。其体清虚,熟则悬而四开色白,有肺之象,故能入肺。气寒味苦微辛,寒能清肺热,辛能降肺气。钱乙补肺阿胶散用之者,取其清肺,即所以补肺也。《千金方》治水肿腹大者,气化则水行也。《摘玄方》治一切心痛者,肺乃心之盖也。

【歌诀】

兜铃苦寒治热嗽,痰结喘急血痔瘘;

清补肺中湿热消,水肿心疼功力奏。(《医学要诀》开宝本草)

马　兰

一名紫菊,辛平。主破宿血,养新血,止吐衄,合金疮,断血痢,解酒疸,及诸毒诸痈喉痹,缠蛇丹毒。捣敷痔疮,片时,看肉平即去之,稍迟恐肉反出。(《医学要诀》药性备考)

麦　饭　石

甘温无毒。主一切痈疽发背。(《医学要诀》药性备考)

麦　门　冬

气味甘平,无毒。主心腹结气,伤中,伤饱,胃络脉绝,羸瘦短气。久服轻身不老,不饥。

麦门冬,门古字从虋,虋,藤蔓不绝也。始出函谷、川谷,叶如细韭,凌冬不死,根色黄白,中心贯通,延蔓相引,古时野生,宛如麦粒,故名麦冬,今江浙皆莳植矣。一本横生,根颗连络,有十二枚者,有十四五枚者。所以然者,手足三阳、三阴之络共有十二,加任之尾翳,督之长强,共十四,又加脾之大络,共十五,此物性之自然而合于人身者也。唯圣人能体禀之,故用麦冬以通络脉,并无去心二字,后人不详经义,不穷物理,相沿去心久矣,今表正之。

麦门冬,气味甘平,质性滋润,凌冬青翠,盖禀少阴冬水之精,上与阳明胃土相合。主治心腹结气者,麦冬一本横生,能通胃气于四旁,则上心下腹之结气皆散除矣。伤中者,经脉不和,中气内虚也。伤饱者,饮食不节,胃气壅滞也。麦门禀少阴癸水之气,上合阳明戊土,故治伤中、伤饱。胃之大络,内通于脉,胃络脉绝者,胃络不通于脉也。麦冬颗分心贯,横生土中,连而不断,故治胃络脉绝。胃虚则羸瘦,肾虚则短气,麦冬助胃补肾,故治羸瘦、短气。久服则形体强健,故身轻;精神充足,故不老不饥。(《本草崇原》卷上)

麦门冬　《经》云:人之所受气者,谷也;谷之所注者,胃也;胃者,水谷血气之海也。海之所行云气者,天下也,胃之所出血气者,经隧也。经隧者,五脏六腑之大络也。是脏腑受水谷之精气,由胃腑之大络,通于脏腑之经。麦门冬主伤中伤饱,胃络脉绝,以其根须从中而贯,如络脉之贯于募原之中,是通胸络之气,借中心之贯通也。麦冬经冬不凋,能启阴气,上滋于心肺,故主心腹结气,咳嗽虚劳。肾脉上贯肝膈,入肺中,从肺出络心,是肾气之上交于心肺。心肺之痰热,欲从下解者,又咸借麦冬之心而导引于脉中也。盖凡物之寒凉者,其心必热;热者,阴中之阳也。人但知去热,而不知用阳,得其阳,而后能通阴中之气。(《侣山堂类辩》卷下)

水司冬令,色白属金。二冬,肺肾阳明之药也。《经》云:肾为本,肺为末。金水子母之气,互相交通。麦冬根须似络,上而下者也,故清肺以及肾。天冬蔓布似经,下而上者也,故补肾以及金。夫气血络脉,始于肾,生于胃,而主于肺。故能益气通经。阳明主肌,故能补养赢瘦。性味清凉,故止咳嗽烦热。通胃络脉,故止呕吐反胃。

眉批:二冬俱有心贯肉,如络脉之在肌,故主通脉。

【歌诀】

麦冬甘平补赢瘦,心腹结气烦热嗽;

伤中伤饱胃络绝,短气呕吐奇功奏。(《医学要诀》草诀)

麦　芽

麦,春长、夏成,得木火之气,故为肝之谷;透发其芽,能达木气,以制化脾土,故能消米谷之实。《经》云:食气入胃,散精于肝,淫气于筋。人之食饮不化,而成反胃噎膈者,多因肝气郁怒所致。予治此证,于调理脾胃药中倍加麦芽,多有应手。盖医者但知消谷,而不知疏肝。玉师曰:可类推于谷芽、黍芽、大豆黄卷。(《侣山堂类辩》卷下)

麦乃肝之谷,能制化脾土,腐熟而为轻虚,故主化米麸食积、消胀破癥。观造饴糖者用之,谷化成浆。母猪肉及鸡鹅不烂,用山楂十余粒同煮。是米面食积宜麦芽,肉食不化宜山楂,物各有制也。

【歌诀】

麦芽咸温主消食,米面诸果及冷积;

下气和中胀满消,止吐化痰破癥癖。(《医学要诀》别录中品)

蔓　荆　子

气味苦,微寒,无毒。主治筋骨间寒热,湿痹拘挛,明目,坚齿,利九窍,去白虫。久服轻身耐老。小荆实亦等。

蔓荆，生于水滨，苗高丈余，其茎小弱如蔓，故名蔓荆。春叶夏茂，六月有花，淡红色，九月成实，黑斑色，大如梧子而轻虚。一种木本者，其枝茎坚劲作科不作蔓，名牡荆，结实如麻子大，又名小荆实。

蔓荆，多生水滨，其子黑色，气味苦寒，禀太阳寒水之气化，盖太阳本寒标热，少阴本热标寒。主治筋骨间寒热者，太阳主筋病，少阴主骨病，治太阳、少阴之寒热也。湿痹拘挛，湿伤筋骨也。益水之精，故明目。补骨之余，故坚齿。九窍为水注之气，水精充足，故利九窍。虫乃阴类，太阳有标阳之气，故去白虫。久服则筋骨强健，故轻身耐老。小荆实亦等。言蔓荆之外，更有一种小荆，其实与蔓荆之实功力相等，可合一而并用也。（《**本草崇原**》卷上）

蔓荆蔓布，而子实轻浮，味苦微寒，乃轻宣之凉品。故主去风明目，除寒热湿痹而去白虫也。小荆实其功相同。荆沥用牡荆条炙取，气味甘平，主心闷烦热，目眩失音，风头眩运，小儿惊痫，开经络，导痰涎，行血气，解热痢。

眉批：牡荆结小荆实者。

【歌诀】

蔓荆筋骨间寒热，湿痹拘挛皆利撒；

明目坚齿九窍通，去风杀虫利关节。（《**医学要诀**》草诀）

芒硝（朴硝）

气味苦寒，无毒。主治百病，除寒热邪气，逐六腑积聚结固留癖，能化七十二种石。炼饵服之，轻身神仙。

朴硝，始出益州山谷有咸水之阳，今西蜀、青齐、河东、河北皆有。生于斥卤之地土，人刮扫煎汁，经宿结成，再煎提净，则结成白硝，如冰如蜡。齐卫之硝，底多而面上生细芒如锋，所谓芒硝是也。川晋之硝，底少而面上生牙，如圭角作六棱，纵横玲珑、洞彻可爱，所谓马牙硝是也。

愚按：雪花六出，玄精石六棱，六数为阴，乃水之成数也。朴硝、硝石皆感地水之气结成，而禀寒水之气化，是以形类相同，但硝石遇火能焰，兼得水中之天气。朴硝只禀地水之精，不得天气，故遇火不焰也。所以不同者如此。有谓：冬时采取则为硝石，三时采取则为朴硝。有谓：扫取白霜则为硝石，扫取泥汁则为朴硝。有谓：出处虽同，近山谷者则为硝石，近海滨者则为朴硝。诸说不同，今并存之,以俟订正。

朴硝禀太阳寒水之气化。夫太阳之气,本于水府,外行通体之皮毛,从胸膈而入于中土。主治百病寒热邪气者,外行于通体之皮毛也。外感百病虽多,不越寒热之邪气,治寒热邪气,则外感之百病皆治矣。逐六腑积聚结固留癖者,从胸膈而入于中土也。太阳之气,入于中土,则天气下交于地,凡六腑积聚结固留癖可逐矣。能化七十二种石者,朴硝味咸,咸能软坚也。天一生水,炼饵服之,得先天之精气,故轻身神仙。(《本草崇原》卷上)

朴硝名水消,遇水即消化,感天地之气而生。性味苦寒带咸,故能软坚清热,而消除留积也。诸积消化,则经气流通,则百病自解。

眉批:百病多起于郁结。

【歌诀】

朴硝苦寒主百病,能除寒热邪气甚;

六腑积聚结固深,癥癖血痰痞满胜。(《医学要诀》草诀)

茅　香

花苦温。主中恶,温胃止呕吐,治心腹冷痛。茎叶煎汤,浴,辟邪气及小儿疮疱。(《医学要诀》药性备考》草部)

梅　花

辛温。解暑生津。白梅花、绿萼花,微酸涩。并入小儿痘疮方用。(《医学要诀》药性备考)

虻　虫

气味苦,微寒,有毒。主逐瘀血,破血积坚痞,癥瘕寒热,通利血脉,及九窍。

虻虫一名蜚虻,大如蜜蜂,腹凹褊,微黄绿色,牲唼牛马血。

虻乃吮血之虫,性又飞动,故主逐瘀血积血,通利血脉、九窍。《伤寒论》:太阳病,表不解,随经瘀热在里,抵当汤主之。内用虻虫、水蛭、大黄、桃仁。近时儿医治痘不起发,每加牛虻,此外未之用也。(《本草崇原》卷中)

礞 石

青礞石气味平咸，其性下行，沉也，乃厥阴之药。肝经风木太过，脾土受制，不能运化，积滞生痰，壅塞上中二焦，变生风热诸病，宜用此药重坠。制以硝石，其性疏快，使木平气下，而痰积通利，诸证自除。

眉批：石性下沉，礞石色如黄金，故主坠肺金之咳嗽喘急、阳明胃府之食积。

【歌诀】

礞石咸平去食积，积痰咳嗽及喘急；

癥块攻刺久不瘥，小儿惊风痰涌塞。（《医学要诀》嘉祐本草）

米 醋

酸苦温。消肿痈，散水气，杀邪毒，除癥块，消食积，破结气。心中酸水，痰饮，产后血晕。散瘀血，止心痛。治黄疸、黄汗、齿痛、舌胀。（《医学要诀》药性备考）

密 蒙 花

气味甘平微寒。其花繁密蒙茸，冬生春开，其叶凌冬不凋，得水木相生之气。大能养血补肝，故主诸般目疾，及小儿疳气攻眼也。

【歌诀】

密蒙花寒主青盲，肤翳赤肿多眵泪；

目中赤脉小儿疳，入肝润燥补肝悴。（《医学要诀》开宝本草）

密 陀 僧

辛平。主久痢五痔，金疮肿毒，惊痫咳嗽，呕逆吐痰，反胃消渴，疟痢积痰。治诸疮，补五脏，染髭须，除胡臭，止血杀虫，去面瘢皯。（《医学要诀》药性备考）

没 食 子

苦温。主和气安神,生精益血,乌髭发,生肌肉。治赤白下痢,冷滑不禁,疳䘌牙疼,面鼻酒皶。(《医学要诀》药性备考)

没 药

没药,番国之树脂也。宗氏曰:没药能通滞血。血滞则气壅瘀,气壅瘀则经络满急,经络满急,故痛且肿。乳香活血,没药散血,皆能止痛、消肿、生肌,故二药每相须而用。又主历节诸风,产后恶血作痛。

【歌诀】

没药苦平主破血,止痛生肌下癥结;

金疮折损诸恶疮,目翳晕痛肤赤热。(《医学要诀》开宝本草)

母丁香(鸡舌)

即母丁香也。与丁香同种,性皆辛热,大而破两片如鸡舌者名鸡舌。含之去口臭最良。口者脾之窍,胃之门。丁香能温补脾胃,去脾胃中郁气,故为虚冷呃逆、呕吐噎膈之要药。

眉批:嗅,虚用切,鼻气也。用绵裹纳之,去鼻中息肉鼻气。

【歌诀】

鸡舌主风水毒肿,霍乱呃逆及心痛;

能去恶热杀脑疳,呕吐疢瘕鼻息嗅。(《医学要诀》别录上品)

牡 丹 皮

气味辛寒,无毒。主治寒热中风,瘛疭惊痫,邪气,除癥坚瘀血,留舍肠胃,安五脏,疗痈疮。

牡丹,始出蜀地山谷及汉中,今江南、江北皆有,而以洛阳为盛。冬月含苞紫色,春初放叶,三月开花有红白黄紫及桃红、粉红、佛头青、鸭头绿之色。有千叶、单叶、起楼、平头种种不一,入药唯取野生红白单叶者之根皮用之。单瓣则专精在本,其千叶五色异种,只供玩赏之品。千叶者,不结子,唯单瓣者,结子黑色,如鸡豆子大,子虽结仍在根上发枝分种,故名曰牡;色红入心,故名曰丹。

牡丹根上生枝,皮色外红紫,内粉白,命名曰牡丹,乃心主血脉之药也,始生西北,气味辛寒,盖禀金水相生之气化。寒热中风,瘈疭惊痫。邪气者,言邪风之气,中于人身,伤其血脉,致身发寒热,而手足瘈疭,面目惊痫。丹皮禀金气而治血脉之风,故主治也。癥坚瘀血留舍肠胃者,言经脉之血,不渗灌于络脉,则留舍肠胃,而为癥坚之瘀血。丹皮辛以散之,寒以清之,故主除焉。花开五色,故安五脏;通调血脉,故疗痈疮。(《本草崇原》卷中)

牡丹皮色赤,气味辛寒,血分之药也。不缘子生,故名曰牡。阴中之阳,升也。其味辛,故主发散中风,寒热邪气,除癥坚瘀血;寒能凉血,故主瘈惊痫。凡骨蒸劳热,痈肿疮疡,丹皮为要药,若吐血衄血,大非所宜,以其上升故也。元如曰:若因风寒而衄血者宜之,如阴火上炎者大忌。(《侣山堂类辩》卷下)

丹皮色赤,辛甘微寒,入手少阴足厥阴血分。寒能养阴,故主安五脏。养血,则风热之邪自除。惊痫瘈疭癥坚痈疮,皆风热经血之为病也。又主凉血生血,衄血吐血,瘀血恶血者,能清血中之火也。治风噤癫疾,头痛风痹者,能养血而去邪也。主五劳骨蒸,伏火相火,安神益智者,能养阴而清热也。

眉批:原根而分,不从子生,故曰牡丹。阴中之阳,升也。凡治风宜养血。

【歌诀】

丹皮寒热中风康,癥疭惊痫邪气强;

癥坚瘀血留肠胃,能安五脏疗痈疮。(《医学要诀》草诀)

牡　蛎

气味咸平,微寒,无毒。主治伤寒寒热,温疟洒洒,惊恚怒气,除拘缓,鼠瘘,女子带下赤白。久服强骨节,杀邪鬼延年。

牡蛎,出东南海中,今广、闽、永嘉、四明海旁皆有之,附石而生,魂礧相连如房,每一房内有肉一块,谓之蛎黄,清凉甘美,其腹南向,其口东向,纯雄无雌,故名曰牡,粗大而坚,故名曰蛎。

牡蛎假海水之沫,凝结而成形,禀寒水之精,具坚刚之质。太阳之气,生于水中,出于肤表,故主治伤寒寒热,先热后寒,谓之温疟。皮毛微寒,谓之洒洒。太阳之气,行于肌表,则温疟洒洒可治也。惊恚怒气,厥阴肝木受病也。牡蛎南生东向,得水中之生阳,达春生之木气,则惊恚怒气可治矣。生阳之气,行于四肢,则四肢拘缓自除。鼠瘘乃肾脏水毒,上淫于脉。牡蛎,味咸性寒,从阴泄阳,故除鼠瘘。女子带下赤白,乃胞中湿热下注。牡蛎禀水气而上行,阴出于阳,故除带下赤白。具坚刚之质,故久服强骨节。纯雄无雌,故杀邪鬼。骨节强而邪鬼杀,则延年矣。(《**本草崇原**》卷上)

牡蛎假海水而化生,咸平微寒,口皆左顾,纯雄无雌,故曰牡蛎。寒能清热解烦,咸能软坚消结,牡能杀鬼强阴。涩能固阴而止带痢赤白。咸水结成,块然不动,故主延年而强骨节。以无情而化有情,故能化惊忧恚怒之情而为无也。能破厥阴积气,故又主瘰疬、疝瘕、瘿瘤、结核。能固心肾之气,故主盗汗遗尿,鬼交精出。

眉批:水中之阳,升也。鬼乃阴类,牡能辟之,故雄黄为最。肝为牝脏,牡能破之。鼠瘘寒热病也。

【歌诀】

牡蛎伤寒主寒热,温疟洒洒心气结;

烦满惊恚怒气除,女子带下淋赤白;

拘缓鼠瘘杀鬼邪,久服延年强骨节。(《医学要诀》草诀)

木 鳖 子

其形似蟹鳖,故又名木蟹。味苦甘温,有小毒。主黄疸,脚气,痢疾水泻,痞块疳疾,肠风泻血,耳肿牙疼,瘰疬丹瘤,肛门痔漏。番木鳖苦寒无毒。主伤寒热病、痞块、喉痹。

【歌诀】

木鳖子主消结肿,恶疮生肌止腰痛;

折伤乳痈痔瘰瘿,疳积痞块肛门肿。(《医学要诀》开宝本草)

木 瓜

木瓜木本,而结果如瓜,其味甘酸而温,其色黄赤而香,有甲己合化之义。夫霍乱转筋,呕吐善噫,皆中焦脾胃之证。又主项强筋急。盖阳明主润宗筋,主束骨而利机关;木瓜能化土,而于土中清木也。

眉批:筋挛者,口呼木瓜,其筋即舒。

119

【歌诀】

木瓜主湿痹脚气,霍乱转筋及吐利;

和胃滋脾胀满消,止痛舒筋平善噫。(《**医学要诀**》别录下品)

木　通

气味辛平,无毒。主除脾胃寒热,通利九窍血脉关节,令人不忘,去恶虫。

木通,《本经》名通草,茎中有细孔,吹之两头皆通,故名通草。陈士良撰《食性本草》改为木通,今药中复有所谓通草,乃是古之通脱木也,与此不同。始出石城山谷及山阳,今泽潞、汉中、江淮、湖南州郡皆有。绕树藤生,伤之有白汁出,一枝五叶,茎色黄白,干有小大,伤水则黑,黑者勿用。

木通,藤蔓空通,其色黄白,气味辛平,禀土金相生之气化,而通关利窍之药也。禀土气,故除脾胃之寒热。藤蔓空通,故通利九窍、血脉、关节。血脉通而关窍利,则令人不忘。禀金气,故去恶虫。

防己、木通皆属空通蔓草。防己取用在下之根,则其性自下而上,从内而外。木通取用在上之茎,则其性自上而下,自外而内。此根升梢降,一定不易之理。后人用之,主利小便。须知小便不利,亦必上而后下,外而后内也。(《**本草崇原**》卷中)

木　香

气味辛温,无毒。主治邪气,辟毒疫温鬼,强志,主淋露。久服不梦寤魇寐。

木香,始出永昌山谷,今皆从外国舶上来,昔人谓之青木香,后人呼马兜铃根为青木香,改呼此为广木香,以别之。《三洞珠囊》云:五香者,木香也。一株五根,一茎五枝,一枝五叶,叶间五节,故名五香。根条左旋,采得二十九日方硬,形如枯骨,烧之能上彻九天,以味苦粘牙者为真。一种番白芷伪充木香,皮带黑而臭腥,不可不辨。

木香其臭香,其数五,气味辛温,上彻九天,禀手足太阴天地之气化,主交感天地之气,上下相通。治邪气者,地气四散也。辟毒疫温鬼者,天气光明也。强志者,天一生水,水生则肾志强。主淋露者,地气上腾,气腾则淋露降。天地交感,则阴阳和,开合利,故久服不梦寤魇寐。梦寤者,寤中之梦。魇寐者,寐中之魇也。(《**本草崇原**》卷上)

木香,草类。具木体而有香,得少阳春生之气,故能辟邪疫鬼魅。甲木之气升,故能强志治淋露,子能令母实也。木能疏肝郁,香能夺土郁,故主和胃健脾,调气散滞,止心疼、腹痛、反胃、霍乱、呕逆、泄痢、疝气、瘕块痔等证。又主小儿天行斑热,内钓痘疹,亦取其调气而散滞也。

眉批:诸痛皆属于木。能治痘疹即能治痈毒。

【歌诀】

木香辛温辟邪气,毒疫温鬼强志意;

淋露心疼呕逆除,久服不梦寤魇魅。(《医学要诀》草诀)

木　贼

气温味微甘苦,中空而轻,与麻黄同形同性,轻宣之品也。故亦能发汗解肌,升散火郁风湿,治眼目诸血疾。能磨退木石,故主退翳,亦取意也。

【歌诀】

木贼退翳治目疾,血痢肠风主风湿;

月水不断赤白淋,疝痛喉痹消块积。(《医学要诀》嘉祐本草)

硇　砂

咸苦辛温有毒。主积聚,破结血,止痛下气。疗咳嗽宿冷,去恶肉,生好肌,烂胎,去目翳胬肉,消癖块疢瘕,治噎膈瘤赘。能烂肉,不可多服。(《医学要诀》药性备考)

牛蒡子(鼠粘实)

鼠粘实,壳多毛刺,鼠过之则缀惹不可脱,故名鼠粘。味辛有毛,手太阴肺经药也。肺主气,故主补中除风,咽喉不利,风痰头痛,利腰膝,散诸结,出痈疽,通小便,润肺散气,通十二经,及咽喉痘疹瘾疹,痘疮不起。皆借其气化之功焉。

眉批:凡有毛者多属肺经之药。

【歌诀】

鼠粘辛平主明目,补中除风消肿毒;

咽喉不利腰膝疲,小儿痘疹瘾疹伏。(《医学要诀》别录中品)

牛　黄

气味苦平,有小毒。主治惊痫寒热,热盛狂痓,除邪逐鬼。

牛黄,生陇西及晋地之特牛胆中,得之须阴干百日使燥,无令见日月光。出两广者,不甚佳。出川蜀者,为上。凡牛有黄,身上夜视有光,眼如血色,时时鸣吼,恐惧人。又好照水,人以盆水承之,伺其吐出,乃喝而迫之,黄即堕下水中。大者如鸡子黄,小者如龙眼核,重叠可揭,轻虚气香,有宝色者佳,如黄土色者下也。人喝取者为上,杀取者次之。李时珍曰:牛之黄,牛之病也。因其病在心及肝胆之间凝结成黄,故能治心及肝胆之病。但今之牛黄皆属杀取,苦寒有毒,虽属上品,服之无益也。

牛黄,胆之精也。牛之有黄,犹狗之有宝,蚌之有珠,皆受日月之精华而始成。无令见日月光者,恐复夺其精华也。牛属坤土,胆具精汁,禀性皆阴,故气味苦平,而有阴寒之小毒。主治惊痫寒热者,得日月之精而通心主之神也。治热盛狂痓者,禀中精之汁而清三阳之热也。除邪者,除热邪,受月之华,月以应水也。逐鬼者,逐阴邪,受日之精,日以应火也。牛黄有毒,不可久服,故不言也。

李东垣曰:中风入脏,始用牛黄,更配脑麝,从骨髓透肌肤,以引风出。若风中于腑及中经脉者,早用牛黄,反引风邪入骨髓,如油入面不能出矣。

愚谓:风邪入脏,皆为死证,虽有牛黄,用之何益。且牛黄主治皆心家风热狂烦之证,何曾入骨髓而治骨病乎? 脑麝从骨髓透肌肤,以引风出,是辛窜透发之药。风入于脏,脏气先虚,反配脑麝,宁不使脏气益虚而真气外泄乎? 如风中腑及中经脉,正可合脑而引风外出,又何致如油入面而难出耶? 东垣好为臆说,后人不能参阅圣经,从而信之,致临病用药畏首畏尾,六腑经脉之病留而不去,次入于脏,便成不救,斯时用牛黄、脑麝,未见其能生也。李氏之说恐贻千百世之祸患,故不得不明辩极言,以救其失。(《本草崇原》卷上)

土畜胆黄,性味清凉,故主惊痫狂痓中风痰壅,及小儿百病。凡牛有黄,夜视有光,乃神物也,故能逐鬼除邪,安魂定魄,清心养神。

【歌诀】

牛黄苦平主惊痫,寒热热盛狂痓癫;

除邪逐鬼利痰气,中风失音口流涎。(《医学要诀》草诀)

牛　　膝

气味苦酸平,无毒。主寒湿痿痹、四肢拘挛、膝痛不可屈伸,逐血气伤热火烂,堕胎。久服轻身耐老。

牛膝,《本经》名百倍。始出河内川谷及临朐,今江淮闽粤关中皆有,然不及怀庆川中者佳。春生苗,枝节两两相对,故又名对节草,其根一本直下,长二三尺,以肥阔粗大者为上。

《本经》谓:百倍气味苦酸,概根苗而言也。今时所用乃根下之茎,味甘臭酸,其性微寒。《易》曰:乾为马,坤为牛,牛之力在膝,取名牛膝者,禀太阴湿土之气化,而能资养筋骨也。主治寒湿痿痹,言或因于寒,或因于湿,而成痿痹之证也。痿痹则四肢拘挛,四肢拘挛则膝痛不可屈伸。牛膝禀湿土柔和之化而资养筋骨,故能治之。血气伤热火烂,言血气为热所伤则为火烂之证,牛膝味甘性寒,故可逐也。根下之茎,形如大筋,性唯下泄,故堕胎。久服则筋骨强健,故轻身耐老。(《本草崇原》卷上)

牛为土畜,在卦曰坤,土属四肢而诸痿独取于阳明,故主治寒湿痿痹,四肢拘挛。阳明主润宗筋,宗筋者,主束骨而利机关也。牛力在膝,膝者,筋之会,筋之府也。故主膝痛不可屈伸。牛膝入土极深,其性下行甚健,故能逐血气而堕胎。火性炎上,药性下行,故治热伤火烂。又主填骨髓,利阴气,补肾益精者,精液藏于肾,而生于胃也。主通月水、破癥瘕、五淋、尿血、茎中痛者,有下行之功也。

眉批:《经》曰:湿热不攘,大筋软短,小筋弛长。湿热既除,则拘急屈伸皆利矣。

【歌诀】

牛膝苦平逐血气,热伤火烂及痿痹;

四肢拘挛并堕胎,膝痛屈伸怕不利。(《医学要诀》草诀)

女　　贞　　子

气味苦平,无毒。主补中,安五脏,养精神,除百病。久服肥健,轻身不老。

女贞木,始出武陵山谷,今处处有之。叶似冬青,凌冬不落。五月开细青白花,结实,九月熟,紫黑色,放虫造成白蜡者,女贞也。无蜡者,冬青也。

三阳为男,三阴为女,女贞禀三阴之气,岁寒操守,因以为名。味苦性寒,得少阴肾水之气也。凌冬不凋,得少阴君火之气也。作蜡坚白,得太阴肺金之气也。结实而圆,得太阴脾土之气也。四季常青,得厥阴肝木之气也。女贞属三阴而禀五脏五行之气,故主补中,安五脏也。水之精为精,火之精为神,禀少阴水火之气,故养精神。人身百病,不外五行,女贞备五脏五行之气,故除百病。久服则水火相济,五脏安和,故肥健,轻身不老。(《本草崇原》卷上)

女贞实,女贞子,乃《本经》上品,气味苦平,主补中,安五脏,养精神,除百病,久服肥健,轻身不老,强阴,健腰膝,变白发,明目。即蜡树也。立夏前后,取蜡虫种子,裹置枝上,半月后,其虫化出,延缘枝上,造成白蜡,坚白如凝脂,犹蚕食桑而成丝,连绵温暖,皆得树质精华,是以桑根白皮,主伤中,五劳六极,羸瘦,崩中绝脉,补虚益气。女贞虽与冬青同名,其种实异。冬青名冻青,叶微圆,子赤色,虫不造蜡为别也。世俗混用冻青,实二物,功用迥别。采择者,不可不辨!(《侣山堂类辩》卷下)

女贞子气味苦平,凌冬青翠有贞守之操,故以贞女方之。《典术》云:女贞木乃少阴之精。虫食之而成蜡,故主补虚益精,轻身不老。

眉批:虫不食而无蜡者名冬青。

【歌诀】

女贞补中养精神,主安五脏除百病;

肥健明目变白发,补益腰膝及强阴。(《医学要诀》草诀)

硼　　砂

时珍曰:硼砂味甘微咸而气凉,色白而质轻,故能去胸膈上焦之热。《素问》云:热淫于内,治以咸寒,以甘缓之是也。其性能柔五金,而去垢腻,故治噎膈积聚,骨鲠结核。恶肉、阴癀、劳虫、恶疮用之者,取其柔物也。治痰热眼目障翳用之者,取其去垢也。医家治咽喉肿痛,最为要药。

【歌诀】

蓬砂破结疗喉痹,止嗽消痰去障翳;

噎膈齿疳及反胃,生津去热杀虫痍。(《医学要诀》日华本草)

枇 杷 叶

枇杷秋英冬花,春实夏熟,得四时冲和之气,大能清肺和胃,有行气下气之功。气下则火降痰顺,而呕逆咳嗽自平矣。

枇杷四季长青,叶上多毛。凡草木之生毛者,皆主治肺;多刺者,花开于秋者,皆得坚金之气,而能制风。枇杷初秋结蕊,深秋放花,夏时果熟,又得冬令之气,能引寒水以上滋,利肺气以下降,故主治咳嗽卒,并下气消痰。(《侣山堂类辩》卷下)

眉批:桃有毛为肺果,枇杷有毛治肺。肺主气而胃主四时之和。

【歌诀】

枇杷叶平主下气,卒哕不止及呕哕;

脚气衄血齄鼻新,清热止嗽和肺胃。(《医学要诀》别录上品)

蒲 公 英

公英苦寒,能解热毒,散滞气,故消肿核有奇功。同忍冬煎汤,入酒佐服,治乳痈,服罢欲睡,是其功也。睡觉微汗,病即安矣。杲曰:少阴肾经君药也。服之须发返黑,齿落更生。又,《千金方》出肉中刺痛。

【歌诀】

蒲公英甘治乳痈,水肿恶疮及疔肿;

固齿乌须筋骨坚,出刺能消结核壅。(《医学要诀》唐本草)

蒲 黄

气味甘平,无毒。主治心腹、膀胱寒热,利小便,止血,消瘀血。久服轻身,益气力,延年神仙。

蒲,香蒲水草也。蒲黄乃香蒲花中之蕊屑,细若金粉,今药肆或以松花伪充,宜辨之。始出河东池泽,今处处有之,以秦州者为胜。春初生嫩叶,出水红白色,茸茸然。至夏抽梗于丛叶中,花抱梗端,如武士棒杵,故俚俗谓之蒲槌。

香蒲,生于水中,色黄味甘,禀水土之专精,而调和其气血。主治心腹、膀胱寒热,利小便者,禀土气之专精,通调水道,则心腹、膀胱之寒热俱从小便出,而气机调和矣。止血,消瘀血者,禀水气之专精,生其肝木,则止新血,消瘀血,而血脉调和矣。久服则水气充足,土气有余,故轻身,益气力,延年神仙。(《**本草崇原**》卷上)

蒲黄,水草。性味甘寒,花萼黄而经久不退,得水土之专精,血分之药也。生能行瘀,熟能止血。故主活血凉血,衄血吐血,尿血痢血,崩中带下,月候不调,坠胎血晕,血癥儿枕,心腹诸痛。又主舌胀重舌者,心主血而开窍于舌也。

【歌诀】

蒲黄主利小便撒,心腹膀胱内寒热;

堕胎崩漏经不调,活血行瘀兼止血。(《**医学要诀**》草诀)

䗪　　蟲

咸微温,有毒。治恶血血瘀,痹气,破折血在胁下坚满痛,月闭,目中淫肤,青翳白膜。(《**医学要诀**》药性备考)

牵　牛　子

弘景曰:始出田野人牵牛谢药,故以名之。李杲曰:辛热猛烈,泄人元气。李时珍曰:牵牛治水气在脾,喘满肿胀,下焦郁遏,腰背胀重,及大肠风秘气秘,卓有殊功。但病在血分,及脾胃虚弱而痞满者,不可取快一时、及常服暗伤元气也。

眉批:牵牛利气,气化则水行。有黑白二种,同功。

【歌诀】

牵牛苦寒主下气,脚满水肿大便秘;

风毒疰癖气块消,逐痰杀虫小便利。(《**医学要诀**》别录下品)

铅　　丹

气味辛,微寒,无毒。主治吐逆反胃,惊痫,癫疾,除热,下气,炼化还成九光。久服通神明。

铅丹一名丹粉,今炼铅所作黄丹也。铅名黑锡,又名水中金,五金中之属水者也,有银坑处皆有之。

铅丹木金水之精,得火化而变赤,气味辛微寒,盖禀金质而得水火之气化。主治吐逆反胃者,火温其土也。治惊痫者,水济其火也。治癫疾者,火济其水也。气味辛寒,寒能除热,辛能下气也。炼化还成九光者,炼九转而其色光亮,还成黑铅也。炼化还光而久服,则金水相生,水火相济,故通神明。

愚按:铅有毒,炼铅成丹,则无毒。铅丹下品,不堪久服,炼铅丹而成九光,则可久服,学者所当意会者也。(《本草崇原》卷下)

前　胡

李时珍曰:前胡味甘辛气平,阳中之阴、降也,乃手足太阴阳明之药。与柴胡纯阳上升,入少阳厥阴者不同也。其功长于下气,故能治痰热喘嗽,痞膈呕逆诸疾。气下则火降,痰亦降失。所以有推陈致新之绩,为痰气要药。《别录》又主明目益精,谓其清肺热而降火也。火降则目明。金清则水益。

眉批:《别录》苦微寒。

【歌诀】

前胡痰满胸胁痞,心腹结癥并逆气;

伤寒寒热风头疼,推陈致新热肺利。(《医学要诀》别录中品)

芡　实

气味甘平涩,无毒。主湿痹,腰脊膝痛,补中,除暴疾,益精气,强志,令耳聪明。久服轻身不饥,耐老神仙。

芡始出雷池池泽,今处处有之,武林者最胜。三月生叶贴水,似荷而大,皱纹如谷,蹙衄如沸,面青背紫,茎叶皆有刺。五六月开花,紫色,花必向日,结苞外有青刺,如猬刺及栗球之形,花在苞顶,正如鸡喙,苞内有子,壳黄肉白,南楚谓之鸡头青,徐、淮、泗谓之芡。

芡实,气味甘平,子黄仁白,生于水中,花开向日,乃阳引而上,阴引而下,故字从欠,得阳明少阴之精气。主治湿痹者,阳明之上,燥气治之也。治腰脊膝痛者,少阴主骨,外合腰膝也。补中者,阳明居中土也。除暴疾者,精气神三虚相搏则为暴疾。芡实生于水而向日,得水之精,火之神。茎刺肉白,又禀秋金收敛之气,故治三虚之暴疾。益精强志,令耳目聪明者,言精气充益,则肾志强。肾志强则耳目聪明。盖心肾开窍于耳,精神共注于目也。久服则积精

127

全神,故轻身不饥,耐老神仙。(《本草崇原》卷上)

荷华日舒夜敛。芡华昼合宵炕,水草而得阴气者也。芡华向日,菱华背日,有阴阳顺受之义,具坎离之相生。故主强阴补阳,益精气而聪明耳目也。精气足而水火交,虽有暴疾,亦无能为害耳。补而带涩,故主梦泄遗精,白浊带下。

【歌诀】

芡实甘平主湿痹,腰脊膝疼补中气;

益精强志耳目聪,开胃涩精除暴疾。(《医学要诀》草诀)

茜　草

气味苦寒,无毒。主治寒湿风痹、黄疸、补中。《别录》云:治蛊毒,久服益精气,轻身。

茜草,《诗》名茹藘,《别录》名地血,一名染绯草,又名过山龙,一名西天王草,又名风车草。始出乔山山谷及山阴谷中,东间诸处虽有而少,不如西间之多,故字从西。十二月生苗,蔓延数尺,方茎中空有筋,外有细刺,数寸一节,每节五叶,七八月开花,结实如小椒,中有细黑子,其根赤色。《周礼》庶氏掌除蛊毒,以嘉草攻之,嘉草者,襄荷与茜也。主蛊为最,故《别录》用治蛊毒。

茜草发于季冬,根赤子黑,气味苦寒,禀少阴水火之气化。方茎五叶,外有细刺,又禀阳明金土之气化。主治寒湿风痹者,禀少阴火气而散寒,阳明燥气而除湿,阳明金气而制风也。得少阴之水化,故清黄疸。《周礼》:主除蛊毒,故补中,中土调和,则蛊毒自无矣。《素问》:治气竭肝伤,血枯经闭,故久服益精气,轻身。《素问·腹中论》岐伯曰:病名血枯者,此得之年少时,有所大脱血,若醉入房中,气竭肝伤,故月事衰少不来。帝曰:治以何术? 岐伯曰:以四乌鲗骨,一藘茹,二物并合之,丸以雀卵,大如小豆,以五丸为后饭,饮以鲍鱼汁,利肠中及伤肝也。藘茹当作茹藘,即茜草也。《本经》下品中有闾茹。李时珍引《素问》乌鲗骨藘茹方注解云:《素问》闾茹,当作茹藘而与闾音同字异也。愚谓:乌鲗骨方,当是茜草之茹藘,非下品之闾茹也。恐后人疑而未决,故表正之。(**《本草崇原》卷中**)

茜亦蔓草,茎中空通,一名过山龙,根色赤而染绛,乃血分之通剂,故能通经而止血行血也。荣出中焦,荣为根,卫为叶,荣血宣通,则中气自益。湿热在下者,能通散于上,故能治黄疸。痹者,痛也,通则不痛矣。

【歌诀】

茜草苦寒能补中,风寒湿痹血内崩;

吐血泻血及黄疸,止血益精经闭通。(《医学要诀》草诀)

羌　活

气味苦甘辛,无毒。主风寒所击、金疮,止痛,奔豚、痫痉,女子疝瘕。久服轻身耐老。甘辛,旧本作甘平,误,今改正。

羌活,始出雍州川谷及陇西南安,今以蜀汉、西羌所出者为佳。《本经》只言独活,不言羌活,说者谓其生苗,一茎直上,有风不动,无风自摇,故名独活。后人以独活而出于西羌者,名羌活。出于中国,处处有者,名独活。羌活色紫赤,节密轻虚。羌活之中复分优劣,西蜀产者,性优。江淮近道产者,性劣。独活出土黄白,晒干褐黑,紧实无节,其气香烈,其味辛腥。

羌活初出土时,苦中有甘,曝干则气味苦辛,故《本经》言气味苦甘辛,其色黄紫,气甚芳香,生于西蜀,禀手足太阴金土之气化。风寒所击,如客在门而扣击之,从皮毛而入肌腠也。羌活禀太阴肺金之气则御皮毛之风寒,禀太阴脾土之气则御肌腠之风寒,故主治风寒所击。金疮止痛,禀土气而长肌肉也。奔豚乃水气上奔,土能御水逆,金能益子虚,故治奔豚。痫痉风痫,风痉也。金能制风,故治痫痉。肝木为病,疝气,瘕聚。金能平木,故治女子疝瘕。久服则土金相生,故轻身耐老。(《本草崇原》卷上)

羌活　按《神农本草》三百六十种,以上品一百二十种为君,中品一百二十种为臣,下品一百二十种为使。羌活、防风,皆《本经》上品。有谓羌活治一身尽痛,乃却乱反正之君主,防风治一身尽痛,乃卒伍卑贱之职,随所引而至。噫!神农列于上品之君药,后人改为卑贱之卒伍,何防风之不幸也!夫君令传行,亦随邮使所引,遍及万方,若以随所引至为卑贱,则羌活亦可为卒伍矣。如此议论,虽不大有关系,但使后人从而和之,则陋习终不可挽回矣。(《侣山堂类辩》卷下)

羌独一种,生于西羌,故名羌活。但羌活味苦辛而微温,体轻虚于独活,为驱风止痛之圣药。而兼有治水之功,盖风能胜湿也。

眉批:足太阳之宣剂,故能去风寒而行水,太阳寒水主气也。

【歌诀】

羌活主风历节痛,风寒湿痹肌不仁;

口眼㖞邪语音失,瘫痪不遂头目疼。(《医学要诀》草诀)

蜣　螂

气味咸寒,有毒。主治小儿惊痫瘛疭,腹胀寒热,大人癫疾狂阳。

蜣蜋所在有之,有大小二种,小者身黑而暗,不堪入药。大者身黑而光,名胡蜣蜋。腹翼下有小黄子,附母而飞,见灯光则来,宜入药用。蜣蜋以土包粪,转而成丸,雄曳雌推,置于坝中覆之而去,数日有小蜣蜋出,盖孚乳于中也,故一名推丸,又名推车客。深目高鼻,状如羌胡,背负黑甲,状如武士,故一名铁甲将军,昼伏夜出,故又名夜游将军。

蜣蜋甲虫也,出于池泽,以土包转而成生育。气味咸寒,是甲虫而禀水土之气化。甲虫属金,金能制风,故主治小儿惊痫瘛疭。禀土气,故治腹胀之寒热。禀水气,故治大人癫疾之狂阳。(《本草崇原》卷下)

蜣螂咸寒有毒。治小儿惊痫,腹胀寒热,大人癫疾狂阳,退肠痔管。转丸,咸苦大寒。汤淋绞汁服,疗伤寒时气,黄疸烦热,霍乱吐泻。烧存性酒服,治项瘿。涂瘘疮。(《医学要诀》药性备考)

秦　艽

气味苦平,无毒。主治寒热邪气,寒湿风痹,肢节痛,下水,利小便。

秦艽,出秦中,今泾州、鄜州、岐州、河陕诸郡皆有。其根土黄色,作罗纹交纠左右旋转。李时珍曰:以左纹者良,今市肆中或左或右,俱不辨矣。

秦艽,气味苦平,色如黄土,罗纹交纠,左右旋转,禀天地阴阳交感之气,盖天气左旋右转,地气右旋左转,左右者,阴阳之道路。主治寒热邪气者,地气从内以出外,阴气外交于阳,而寒热邪气自散矣。治寒湿风痹,肢节痛者,天气从外以入内,阳气内交于阴,则寒湿风三邪,合而成痹,以致肢节痛者,可愈也。地气营运则水下,天气营运则小便利。(《本草崇原》卷中)

秦艽根有罗文左旋者入药,盖天道左旋,气分运行之药也。气行,则邪痹靡有不清,而水无有不下矣。

【歌诀】
秦艽主风寒湿痹,能清寒热之邪气;
遍身挛急肢节疼,疸黄下水小便利。(《医学要诀》草诀)

秦　皮

气味苦,微寒,无毒。主治风寒湿痹,洗洗寒气,除热,目中青翳白膜。久服头不白,轻身。

秦皮本名梣皮,出陕西州郡,河阳亦有之,其木似檀枝干,皆青绿色,叶细无花实,皮上有白点而不粗错,取皮渍水,色便青碧,书纸上视之亦青色者,为真。

秦木生于水旁,其皮气味苦寒,其色青碧,受水泽之精,具青碧之色,乃禀水木相生之气化。禀木气而春生,则风寒湿邪之痹证,及肤皮洗洗然之寒气,皆可治也。禀水气而清热,故主除热。目者肝之窍,木气盛,则肝气益,故治目中青翳白膜。发者,血之余,水精足则血亦充,故久服头不白而轻身。(《**本草崇原**》卷中)

秦皮渍水便碧色,书字看之皆青,和墨书色,不脱微青,厥阴肝经药也。肝主血而主色,故主明目去翳,肝开窍于目也。发乃血之余,故主头不白。苦寒故能清热。养血则邪痹自除。又主热痢下重,女子带下,男子少精,小儿痫热。久服皮肤光泽,肥大有子。

【歌诀】

秦皮苦寒主除热,目中青翳白膜结;

风寒湿痹洗洗寒,久服轻身头不白。(《**医学要诀**》草诀)

青　黛

青黛出自波斯,既不可得,则中国靛花亦可用。货者有灰,然宜漂净。主天行头痛发热,金疮热疮,妇人阴疮,肺热咯血,产后发狂,风眼烂赤,瘰疬联绵末穿者。同马齿苋捣敷有效,皆取其清凉而解毒也。又主膈噎有虫阻塞者。

【歌诀】

青黛咸寒解药毒,小儿诸热发惊痫;

疳热恶虫并噎膈,火郁吐血疬疮联。(《**医学要诀**》开宝本草)

青　蒿

气味苦寒,无毒。主治疥瘙痂痒恶疮,杀虱,治留热在骨节间,明目。《纲目》

误注下品,今改正。

青蒿,处处有之,春生苗叶极细可食。至夏高四五尺,秋后开细淡黄花颇香,结实如麻子。凡蒿叶皆淡青,此蒿独深青,如松桧之色,深秋余蒿并黄,此蒿犹青,其气芬芳,其根白色,春夏用苗叶,秋冬用子根。寇氏曰:青蒿得春最早。

青蒿,春生苗叶,色青根白,气味苦寒,盖受金水之精,而得春生之气。主治疥瘙痂痒恶疮者,气味苦寒,苦杀虫而寒清热也。又曰:杀虱者,言不但治疥瘙,而且杀虱也。又曰:治留热在骨节间者,主不但治痂痒恶疮,且治留热在骨节间也。禀金水之精,得春生之气,故明目。(《本草崇原》卷中)

青蒿得春阳之气最早,故所主皆少阳厥阴血分之病。气味苦寒,治骨蒸劳热为最。按:《月令通纂》言:伏内庚日,采青蒿悬于门庭,可辟邪气。盖青蒿得阳春之生气,故能治鬼疰伏尸。又主衄血便血,盗汗热黄,齿痛耳聋,鼻中息肉。

【歌诀】

青蒿主留热在骨,劳蒸鬼气尸疰伏;

疥瘙痂痒及恶疮,久痢温疟兼明目。(《医学要诀》草诀)

青　皮

青皮苦辛,气温色青而带酸,走足厥阴少阳之经。故主胸胁积气,疝气癥痕。亦主宽胸下食者,木能疏土也。呃逆者,厥阴证也。乳肿者,阳明厥阴二经,皆络于乳也。

【歌诀】

青皮下食破积结,气滞坚痕在左胁;

胸膈逆痛疝气消,呃逆疟邪乳肿灭。(《医学要诀》草诀)

青　葙　子

气味苦微寒,无毒。主治邪气,皮肤中热,风瘙身痒,杀三虫。子,气味同,主治唇青。

青葙处处有之,乃野鸡冠也。子名草决明,花叶与鸡冠无二,但鸡冠花穗或团或大而扁,此则稍间出穗状如兔尾,水红色,亦有黄白色者,穗中细子黑而光亮,亦与鸡冠子及苋子无异。

青葙开花结实于三秋,得秋金清肃之气,故主清邪热,去风瘙,杀三虫。"辨脉篇"曰:唇口反青,四肢絷习者,此为肝绝也。青葙花开黄白,结黑子于深秋,得金水相生之化,以养肝木,故子治唇口青。肝气得其生化,故今时又用以明目。(《本草崇原》卷下)

青葙子一名野鸡冠子,亦名草决明,味苦微寒。主唇口青,治五脏邪气,益脑髓,镇肝明目,治赤障青盲翳肿。坚筋骨,去风寒湿痹。肝脏热毒,鼻衄欲死。(《医学要诀》药性备考)

清 风 藤

风藤生天台山中,其苗蔓延木上,四时常清,宜入酒药中用。

眉批:茎叶花萼皆多毛刺,其金之体,故能制风。

【歌诀】

清风藤主治风疾,风湿流疰及鹤膝;

历节麻痹筋骨疼,疮肿损伤瘙痒息。(《医学要诀》开宝本草)

秋 石

时珍曰:古人惟用人中白、人尿治病,取其散血滋阴,降火杀虫解毒之功也。王公贵人,恶其不洁,方士治为秋石,但经火炼,性味咸温,丹田虚冷者宜之。如虚热者,久服令人成渴疾。

【歌诀】

秋石滋肾养丹田,返本还元益寿年;

明目清心安五脏,清痰退热软癥坚。(《医学要诀》本草蒙荃)

瞿 麦

气味苦寒,无毒。主治关格,诸癃结,小便不通,出刺,决痈肿,明目去翳,破胎堕子,下闭血。

瞿麦,今处处有之,根紫黑色,其茎纤细有节,高尺余,开花有红紫粉蓝数色,斑斓可爱,人家多栽莳,呼为洛阳花,结实如燕麦,内有小黑子,其茎叶穗实与麦相似,穗分两岐,故名瞿麦。雷敩曰:只用蕊壳,不用茎叶,若一时同用,令人气噎,小便不禁也。

瞿者,如道路通衢,有四通八达之意。麦者,肝之谷,有东方发生之意。瞿麦一本直上,花红根紫,禀厥阴少阳木火之气化。苦者,火之味。寒者,水之性。气味苦寒,乃水生木而木生火也。主治关格、诸癃结、小便不通者,厥阴肝木主疏泄,少阳三焦主决渎也。出刺决痈肿者,津液随三焦出,气以温肌肉,则肌肉之刺可出,而肌肉之痈肿可决也。明目去翳者,肝通窍于目,肝气和而目明也。破胎堕子者,少阳属肾,肾气泄则破胎堕子。下血闭者,厥阴主肝,肝气通则月事时行而下血闭。(《本草崇原》卷中)

瞿麦茎直中通,其茎穗皆如荠麦,叶如竹叶,性味苦寒,清凉通利之品。故主治关格闭结诸证。古今方通心经,利小肠膀胱为最要。

眉批:麦乃肝之谷,故主泄水气。两穗曰瞿;一作衢,通也。

【歌诀】

瞿麦关格诸癃结,小便不通出刺捷;

痈肿明目去翳膜,破胎堕子下闭血。(《医学要诀》草诀)

全　蝎

甘平辛,有毒。主诸风瘾疹,及中风半身不遂,口眼㖞斜,疟疟疝气,耳聋头风;女人带下阴脱;小儿惊痫搐搦天吊,慢脾,胎惊,脐风。(《医学要诀》药性备考)

芫　花

气味苦寒,有毒。主治伤寒温疟,下十二水,破积聚,大坚癥瘕,荡涤胸中留澼饮食,寒热邪气,利水道。芫音饶。

芫花始出咸阳、河南、中牟,今所在有之,以雍州者为胜,苗似胡荽,茎无刺,花细黄色,六月采花阴干。

《诊要经终论》云:五月六月,天气高,地气盛,人气在头。芫花气味苦寒,花开炎夏,禀太阳本寒之气,而合太阳之标阳,故苦寒有毒。伤寒者,寒伤太阳。芫花气合标阳,故治伤寒。温疟者,病藏于肾。芫花气禀寒水,故治温疟。膀胱水气借太阳阳热而营运于周身,则外濡皮毛,内通经脉。水气不行,则为十二经脉之水。芫花合太阳之阳,故下十二水,且破阴凝之积聚,乃大坚之癥痕。太阳之气,从胸膈以出入,故荡涤胸中留澼,且除饮食内停之寒热邪气。水气得阳热以营运,故利水道。

按:《伤寒论》云:伤寒表不解,心下有水气,干呕,发热而咳。若微利者,小青龙汤加荛花,如鸡子大,熬令赤色。大如鸡子,形圆象心也。熬令赤色,取意象火也。是荛花气味虽属苦寒,而有太阳之标阳,恐后世不能司岁备物,故加炮制如是尔。(《**本草崇原**》卷下)

苦寒有毒。主伤寒温疟,下十二种水,破积聚大坚癥瘕,荡涤胸中留癖,饮食寒热邪气,痰饮咳嗽。利水道。(《**医学要诀**》药性备考)

人 参

气味甘,微寒,无毒。主补五脏,安精神,定魂魄,止惊悸,除邪气,明目,开心,益智,久服轻身延年。

张志聪注:人参,一名神草,一名地精。《春秋运斗枢》云:瑶光星散,而为人参。生上党山谷、辽东幽冀诸州,地土最厚处,故有地精之名。相传未掘取时,其茎叶夜中隐隐有光。其年深久者,根结成人形,头面四肢毕具,谓之孩儿参,故又有神草之名。

人参,气味甘美,甘中稍苦,故曰微寒。凡属上品,俱系无毒。独人参禀天宿之光华,钟地土之广厚,久久而成人形,三才俱备,故主补人之五脏。脏者藏也。肾藏精,心藏神,肝藏魂,肺藏魄,脾藏智。安精神,定魂魄,则补心肾肺肝之真气矣。夫真气充足,则内外调和,故止惊悸之内动、除邪气之外侵。明目者,五脏之精上注于目也。开心者,五脏之神皆主于心也。又曰益智者,所以补脾也。上品之药,皆可久服,兼治病者,补正气也,故人参久服,则轻身延年。(《**本草崇原**》卷上)

人参 沙参、人参、黄芪,皆《神农本经》上品,咸主补养元气。沙参色白,气味甘苦,微寒,主补中,益肺气。肺气者,胃腑所生之宗气,上出于肺,以司呼吸。人一呼则八万四千毛窍皆阖,一吸则八万四千毛窍皆开,故肺主皮毛。补中者,宗气生于胃腑也。人参色白微黄,气味甘温,资胃腑之精气者也,故主补五脏,安精神,定魂魄,止惊悸,除邪气,明目开心益志。盖五脏之精气神志,胃腑之所生也。黄芪色黄,气味甘温,补益脾气者也。脾气者,元真之气也(元真者,先天之真元,生于地水之中)。三焦通会元真于肌腠,故脾主肌肉。黄芪主痈疽久败,排脓止痛,大风癞疾,五痔,鼠瘘,补虚,小儿百病。盖血气留滞于肌肉,则为痈肿,肌腠之气营运,则肌肉生而脓肿消矣。大风癞疾,乃风邪伤荣,而热出于肉,其气不清,故使其鼻柱坏而色败,皮肤疡溃。《经》云:肠为痔。盖脾气孤弱,五液注下,则生痔漏。鼠瘘者,邪气陷放脉中而为,留于肉腠,则为马刀侠瘿。盖脾土盛而元气行,则痈诸病皆解矣。补虚者,补肌肉羸瘦也。主小儿百病者,小儿五脏柔脆,中土之气未足,若过于饮食,则脾气伤而不能运化矣。脾弱则胃强矣,胃强则消谷善饥,脾弱则肌肉消瘦,胃热则津液不生,而热痹、食痹之病生焉。是以黄芪、白术、黄连、枳实为小儿之要药。盖清其胃热,脾气营运,则无五痹、五痞之病矣;腠理固密,则无急、慢惊风之证矣。三者皆补中之品,而各有所主之分。(《侣山堂类辩》卷下)

人参年久悉具人形。参者参也,人则参天两地,禀万物之灵。参得天地精灵之气,因以为名,乃神草也。故能补五脏之元神,神安则邪气除,惊悸止矣。又主生津液,补劳伤,止呕哕咳逆,反胃吐食,烦渴痰嗽,胸腹胀满鼓痛者,补中而益智也。通血脉,止吐血衄血崩淋者,气行则血行,而气为血之卫也。凡虚而多梦纷纭者加之,能安五脏之神也。主短气喘急,肺痿汗泄者,补气虚也。故实热喘嗽者不宜。又主伤寒产后一切虚证。

眉批:摇光星散而为人参。参补五脏元阳之气。脾藏智,脾运则津液生而诸害解。

【歌诀】

人参微寒主惊悸,能补五脏除邪气;

魂魄定兮安精神,明目开心并益智。(《医学要诀》草诀)

人中白(溺白垽)

能泻三焦膀胱肝火,从小便中出,盖此物能行故道也。又能消瘀血。盖咸能润下走血也。今人病咽喉口舌诸疮用之,大能降火也。又主诸窍出血,肌肤汗血,小儿口疮牙疳,痘疹烦热。

眉批:宜将尿壶之垽厚者敲碎,露于屋上受太阳雨露之气,年久色白有光,胜于火煅也。

【歌诀】

溺白垽平主鼻衄,汤火灼伤恶疮毒;

牙疳肺痿传尸劳,咽喉口齿鼻息肉。(《医学要诀》唐本草)

忍 冬 藤

凌冬不凋，故名忍冬。一名鹭鸶藤，其藤左缠，花开色白，二三日变黄，新旧相参，黄白相映，故名金银花，气甚芬芳，清金益土之妙品也。金土气益，则荣卫运行，又何患寒热诸毒之为害耶。久服轻身长生益寿。

眉批：天道左旋，乾金属天，土臭其香。忍冬延蔓禁宫善行。

【歌诀】

忍冬甘温主寒热，身肿热毒痢水血；

腹胀飞尸鬼疰消，诸肿痈疽解毒捷。（《医学要诀》别录上品）

肉 苁 蓉

气味甘，微温，无毒。主五劳七伤。补中，除茎中寒热痛，养五脏，强阴，益精气，多子，妇人癥瘕。久服轻身。

肉苁蓉，《吴氏本草》名松容，又名黑司命。始出河西山谷及代州雁门，今以陇西者为胜，北国者次之，乃野马之精入于土中而生。陇西者形扁色黄，柔润多花，其味甘。北国者形短少花，生时似肉，三四月掘根，长尺余，绳穿阴干，八月始好皮，有松子鳞甲，故名松容。马属午畜，以少阴为正化，子水为对化，故名黑司命。朱丹溪曰：肉苁蓉罕得，多以金莲根用盐制而伪充，或以草苁蓉代之，用者宜审。苏恭曰：草苁蓉功用稍劣。

马为火畜，精属水阴，苁蓉感马精而生，其形似肉，气味甘温，盖禀少阴水火之气，而归于太阴坤土之药也。土性柔和，故有苁蓉之名。五劳者，志劳、思劳、烦劳、忧劳、恚劳也。七伤者，喜、怒、忧、悲、思、恐、惊，七情所伤也。水火阴阳之气，会归中土，则五劳七伤可治矣。得太阴坤土之精，故补中。得少阴水火之气，故除茎中寒热痛。阴阳水火之气，归于太阴坤土之中，故养五脏。强阴者，火气盛也。益精者，水气盛也。多子者，水火阴阳皆盛也。妇人癥瘕，乃血精留聚于郛郭之中，土气盛，则癥瘕自消。而久服轻身。（《本草崇原》卷上）

苁蓉色玄汁厚，味甘咸而性温。补左右二肾先天之水火者也。温补而不峻，故有从容之名。精气足，则茎中寒热痛消。真火运行，则妇人阴瘕自解。中气资生于肾，水火气血充足，又何劳伤之有。主男子阳绝不兴，女人阴绝不产，泄精遗沥,带下血崩者,能宣补水火之体用也。又主大肠虚而燥结者,乃补剂、润剂也。列当名草苁蓉,主男子五劳七伤,补腰肾,兴阳事,令人有子。

眉批:真火者,即先天之元气也。

【歌诀】

苁蓉强阴益精髓,五劳七伤补中气;

茎中寒热妇人瘕,滋养五脏多子裔。(《医学要诀》草诀)

肉 豆 蔻

肉豆蔻,温中下气,止泄固肠之要药。时珍曰:土爱暖而喜芳香,肉果之辛温,理脾胃而止吐痢。

【歌诀】

肉果辛温治冷积,心腹胀痛并宿食;

中恶鬼疰霍乱平,冷泄固肠止痢疾。(《医学要诀》开宝本草)

乳香(薰陆)

垂滴如乳,气味辛温,能入心经,活血定痛,故为痈疽及心腹痛之要药。诸痛痒疮疡,皆属心火也。又主中风口噤目斜,急慢惊风内钓。盖火息气行,则风自灭矣。配枳壳一两、乳香五钱,临月服之,能滑胎易产。又补肾护心,舒筋长肉,为定痛之圣药。

【歌诀】

薰陆温主心腹痛,恶气风水之毒肿;

伏尸癥疹痒毒消,催生治痈及风中。(《医学要诀》别录上品)

三 棱

好古云:三棱色白属金,破血中之气。同莪术治积块坚硬者,大有功力。

【歌诀】

荆三棱治老痃癖,癥瘕结块并聚积;

产后恶血血结通,消胀通经下乳汁。(《医学要诀》草诀)

三　七

一名金不换,甘微苦温。止血散血。金刃跌扑杖疮,血出不止者,嚼涂即止。又治吐血衄血,下血血痢崩中经水不止。产恶血不下,血晕血痛,赤目疼肿,虎咬蛇伤。(《医学要诀》药性备考)

桑　白　皮

气味甘寒,无毒。主治伤中,五劳六极,羸瘦崩中,绝脉,补虚,益气。《纲目》误书中品。夫桑上之寄生得列上品,岂桑反在中品也,今改入上品。

桑处处有之,而江、浙独盛,二月发叶,深秋黄陨,四月椹熟,其色赤黑,味甘性温。

桑名白桑,落叶后望之,枝干皆白,根皮作纸,洁白而绵,蚕食桑精,吐丝如银,盖得阳明金精之气。阳明属金而兼土,故味甘。阳明主燥而金气微寒,故气寒,主治伤中,续经脉也。五劳,志劳、思劳、烦劳、忧劳、恚劳也。六极,气极、血极、筋极、骨极、肌极、精极也。羸瘦者,肌肉消减。崩中者,血液下注。脉绝者,脉络不通。桑皮禀阳明土金之气,刈而复茂,生长之气最盛,故补续之功如此。(《本草崇原》卷上)

凡上品之根皮,皆能补中益肾。盖木之专精在皮,而木乃水之子,子乃令母实也,气血皆资生于少阴,故能补中益气。夫蚕食桑而成丝,桑之精也。杜仲丝绵连络如皮肉中之筋脉,故皆能续脉坚筋。桑皮甘寒,色白而性燥,故兼主咳嗽吐血,泻肺气之有余,利水消痰,治腹满胪胀。又主小儿天吊惊痫,清金以平肝也。

眉批:得金之用,故能杀虫。

【歌诀】

桑根白皮主伤中,五劳六极羸瘦功;

崩中绝脉补虚损,益气利水去白虫。(《医学要诀》草诀)

桑　寄　生

气味苦平,无毒。主腰痛,小儿背强痈肿,充肌肤,坚发齿,长顺眉,安胎。

桑寄生，始出弘农川谷及近海州邑海外之境，其地暖而不蚕。桑无剪伐之苦，气厚力充，故枝节间有小木生焉，是为桑上寄生。寄生之叶如橘而厚软。寄生之茎，如槐而肥脆。四月开黄白花，五月结黄赤实，大如小豆，有汁稠粘。断茎视之色深黄者良。寄生木，枫槲、榉柳、水杨等树上皆有之。须桑上生者可用。世俗多以寄生他树者伪充，不知气性不同，用之非徒无益而反有害。一种黄寄生，形如石斛，一种如柴，不黄色者，皆伪也。

寄生感桑气而寄生枝节间，生长无时，不假土力，夺天地造化之神功。主治腰痛者，腰乃肾之外候，男子以藏精，女子以系胞。寄生得桑精之气，虚系而生，故治腰痛。小儿肾形未足，似无腰痛之证，应有背强痛肿之疾。寄生治腰痛，则小儿背强痛肿，亦能治之。充肌肤，精气外达也。坚发齿，精气内足也。精气外达而充肌肤，则须眉亦长。精气内足而坚发齿，则胎亦安。盖肌肤者，皮肉之余。齿者，骨之余。发与须眉者，血之余。胎者，身之余。以余气寄生之物，而治余气之病，同类相感如此。

寄生实气味甘平，无毒。主明目，轻身，通神。(《**本草崇原**》卷上)

桑寄生，生于近海州野，及海外之境，地暖不蚕，桑无剪采之苦，气厚意浓，兼之鸟食榕实，粪落桑上，乘气而生。榕乃易生之木，枝叶下垂，即生根作本，故其树极大，多生于海山中，是以子附于桑，则为桑上寄生。盖感桑之精气，故其功力一本于桑，若寄生他木上者，不惟气性不同，且反生灾害矣。今市肆者，乃柴枝也。有一种色黄软脆，状如金钗石斛者，庶几可用。寇宗奭曰：予从官南北，遍搜不可得，故非亲采，难以别真伪，要知市卖者皆伪也。予故以根据附桑上之藤，叶如三角枫者，取之安胎甚效，盖亦得桑之精气者也。(《**侣山堂类辩**》卷下)

桑主伤中，五劳六极，羸瘦绝脉，大补肝肾中气者也。寄生感桑之气盛而生，得桑之余气。是以能坚齿者，骨之余也。长须眉者，血之余也。充肌肤者，荣卫之余也。治痈肿者，肌肉之余也。腰者，肾之府也。背者，胸中之府也。胎者，寄生之物也。

【歌诀】

桑上寄生主腰痛，小儿背强并痈肿；

能长须眉齿发坚，充实皮肤安胎永。(《**医学要诀**》草诀)

桑螵蛸

气味咸甘平，无毒。主治伤中、疝瘕、阴痿，益精，生子，女子血闭腰痛，通五淋,利小便水道。

螵蛸,螳螂子也。在桑树作房,粘于枝上,故名桑螵蛸。是兼得桑皮之津气也。其粘在他树上者,不入药用。螳螂两臂如斧,当难不避,喜食人发,能翳叶捕蝉,一前一却。其房长寸许,大如拇指,其内重重相隔,隔中有子,其形如蛆卵,至芒种节后,一齐生出,约有数百枚。《月令》云:仲夏螳螂生是也。

《经》云:逆夏气,则太阳不长。又云:午者,五月,主右足之太阳。螳螂生于五月,禀太阳之气而生,干则强健,其性怒升。子生于桑,又得桑之金气,太阳主寒水,金气属阳明,故气味咸甘。主治伤中,禀桑精而联属经脉也。治疝瘕,禀刚锐而疏通经脉也。其性怒升,当辙不避,具生长迅发之机,故治男子阴痿,而益精生子。女子肝肾两虚,而血闭腰痛。螳螂捕蝉,一前一却,乃升已而降,自然之理,故又通五淋,利小便水道。(《**本草崇原**》卷上)

此螳螂子也。螳螂两臂如斧,当辙不避。可入足厥阴少阳之经,故主小儿惊风搐搦。螵蛸寄生桑上,得桑之气,味咸走肾,故有强阴种子之功,利水通淋之效。

眉批:*厥阴少阳乃将军、中正之官。瘕疝,厥阴病也。*

【歌诀】

桑螵蛸咸主伤中,强阴益精生子功;

血闭腰疼及瘕疝,水道小便五淋通。(《**医学要诀**》草诀)

桑　叶

气味苦寒,主除寒热,出汗。

按:《夷坚志》云:严州山寺有一游僧,形体羸瘦,饮食甚少,每夜就枕,遍身汗出,迨旦衣皆湿透,如此二十年无药能疗,期待尽耳。监寺僧曰:吾有药绝验,为汝治之,三日宿疾顿愈。其方单用桑叶一味,乘露采摘,焙干碾末,每用二钱,空腹温米饮调服。或值桑落时,干者亦堪用,但力不如新采者。桑叶是止盗汗之药,非发汗药。《本经》盖谓桑叶主治能除寒热,并除出汗也。恐人误读作发汗解,故表而明之。

桑叶,苦甘寒,除寒热出汗,脚气水肿,洗眼明目。桑枝,治偏体风痒,脚气拘挛。桑椹,乌须发,治水肿瘰疬。(《**医学要诀**》药性备考)

桑椹(附)　止消渴(《唐本草》)。利五脏,关节痛,安魂,镇神,令人聪明,变白不老(《本草拾遗》)。(《**本草崇原**》卷上)

桑杖（附） 气味苦平,主治遍体风痒干燥,水气,脚气,风气,四肢拘挛,上气,眼运,肺气咳嗽,消食,利小便。久服轻身,聪明耳目,令人光泽(《图经本草》)。

桑花（附） 气味苦暖,无毒。主治健脾,涩肠,止鼻洪,吐血,肠风,崩中,带下(《日华本草》)。

桑花,生桑枝上白藓也,如地钱花样,刀刮取炒用,非是桑椹花。(**《本草崇原》卷上**)

沙　参

气味苦,微寒,无毒。主血结惊风,除寒热,补中,益肺气。《别录》云:久服利人。

沙参一名白参,以其根色名也。又名羊乳。俚人呼为羊婆奶,以其根茎折之皆有白汁也。始出河内川谷及兖句、般阳,今淄齐、潞随、江淮、荆湖州郡及处处山原有之。喜生近水沙地中。

沙参,生于近水之沙地,其性全寒,苦中带甘,故曰微寒;色白多汁,禀金水精气。血结惊气者,荣气内虚,故血结而惊气也。寒热者,卫气外虚,故肌表不和而寒热也。补中者,补中焦之精汁。补中则血结惊气可治矣。益肺者,益肺气于皮毛,益肺则寒热可除矣。所以然者,禀水精而补中,禀金精而益肺也。久服则血气调而荣卫和,故利人。

愚按:《本经》人参味甘,沙参味苦,性皆微寒。后人改人参微温,沙参味甘,不知人参味甘,甘中稍苦,故曰微寒。沙参全寒,苦中带甘,故曰微寒。先圣立言自有深意,后人不思体会而审禀之,擅改圣经,误人最甚。(**《本草崇原》卷上**)

沙参、人参、黄芪,皆《神农本经》上品,咸主补养元气。沙参色白,气味甘苦,微寒,主补中,益肺气。肺气者,胃腑所生之宗气,上出于肺,以司呼吸。人一呼则八万四千毛窍皆阖,一吸则八万四千毛窍皆开,故肺主皮毛。补中者,宗气生于胃腑也。人参色白微黄,气味甘温,资胃腑之精气者也,故主补五脏,安精神,定魂魄,止惊悸,除邪气,明目开心益志。盖五脏之精气神志,胃腑之所生也。黄芪色黄,气味甘温,补益脾气者也。脾气者,元真之气也(元真者,先天之真元,生于地水之中)。三焦通会元真于肌腠,故脾主肌肉。黄芪主痈疽久败,排脓止痛,大风癞疾,五痔、鼠瘘,补虚,小儿百病。盖血气留滞于肌肉,则为痈肿,肌腠之气营运,则肌肉生而脓肿消矣。大风癞疾,乃风邪伤荣,而热出于肉,其气不清,故使其鼻柱坏而色败,皮肤疡溃。《经》云:肠为痔。盖脾气孤弱,五液注下,则生痔漏。鼠瘘者,邪气陷放脉中而为,留于肉腠,则为马刀侠瘿。盖脾土盛而元气行,则痈诸病皆解矣。补虚者,补肌肉羸瘦也。主小儿百病者,小儿五脏柔脆,中土之气未足,若过于饮食,则脾气伤而不能运化矣。脾弱则胃强矣,胃强则消谷善饥,脾弱则肌肉消瘦,胃热则津液不生,而热疳、食疳之病生焉。是以黄芪、白术、黄连、枳实为小儿之要药。盖清其胃热,脾气营运,则无五疳、五痨之病矣;腠理固密,则无急、慢惊风之证矣。三者皆补中之品,而各有所主之分。(《侣山堂类辩》卷下)

沙参色白,宜于沙地,味苦性寒,清肺之药也。肺者,气之帅也。胸中,气之海也。补正则胜邪,是以寒热惊气,咳嗽胸痹自除。又去皮肌浮风者,肺主皮毛也。宣五脏风气者,肺为脏之长也。逐血结,消肿痛者,气化则肿结自消矣。主疝瘕聚痛者,气病也。久咳肺痿者,气热也。元素曰:肺寒者用人参,肺热者宜沙参。以人参甘温,补五脏之阳。沙参苦寒,补五脏之阴也。

眉批:*沙参名白参,人参名黄参,与丹参、玄参、苦参为五参。*

【歌诀】

沙参补中益肺气,去风止烦疗胸痹;

血结惊气寒热除,咳嗽头疼疝下坠。(《医学要诀》草诀)

砂 仁

缩砂花实在根,其仁如砂,缩而藏蜜,故有是名。气味辛温,虽与豆蔻同功,但豆蔻补中而宣上,砂仁补中而归肾;故主补肾安胎,止奔豚肾气。按:韩懋《医通》云:肾恶燥,急食辛以润之。砂仁之辛,能润肾燥,引诸药归宿丹田。又主惊痫子痫,痞胀口齿诸证。

【歌诀】

缩砂蜜主虚冷泻,止痛安胎并下气;

噎膈呕吐咳嗽平,补肾暖肝益脾胃。(《医学要诀》开宝本草)

山 茶 花

治吐血衄血,肠风下血。并用大红者佳。(《医学要诀》药性备考)

山茶辛温。主暖中,辟瘴疠恶气。治心腹冷痛,寒湿霍乱,风虫牙痛。(《医学要诀》药性备考)

山　慈　菇

山慈菇气味甘辛微温,有小毒。大有解毒之功,故主治痈疽疔肿疮疡。惟浙江处州所产者良。

【歌诀】

山慈菇治诸疽疡,结核瘰疬痔瘘疮;

风痰痫疾及痔肿,蛊毒蛇虫狂犬伤。(《医学要诀》嘉祐本草)

山　豆　根

此乃蔓草,性味苦寒,得山之阴气,而能蔓延宣散,故能解诸毒热证,而苦能杀虫也。

【歌诀】

山豆根寒解诸毒,止痛杀虫治急黄;

咽喉肿痛腹胀满,喘嗽肿毒及诸疮。(《医学要诀》开宝本草)

山药(薯蓣)

气味甘平,无毒。主伤中,补虚羸,除寒热邪气,补中,益气力,长肌肉,强阴。久服耳目聪明,轻身不饥,延年。

薯蓣即今山药,因唐代宗名豫,避讳改为薯药,又因宋英宗名曙,避讳改为山药。始出嵩高山谷,今处处有之,入药野生者为胜。种薯蓣法,以杵打穴,截块投于杵穴之中,随所杵之窍而成形,如预备署,所因名薯蓣也。今时但知山药,不知薯蓣矣。

山药,气味甘平,始出中岳,得中土之专精,乃补太阴脾土之药,故主治之功皆在中土。治伤中者,益中土也。补虚羸者,益肌肉也。除寒热邪气者,中土调和,肌肉充足,则寒热邪气自除矣。夫治伤中,则可以补中而益气力。补虚羸,则可以长肌肉而强阴,阴强则耳目聪明。气力益,则身体轻健。土气有余,则不饥而延年。

凡柔滑之物,损即腐坏,山药切块,投于土中,百合分瓣种之,如种蒜法,地黄以根节多者,寸断埋土中,皆能生长。所以然者,百合得太阴之天气,山药、

地黄得太阴之地气也。(《本草崇原》卷上)

薯蓣,古名也,避唐宋帝讳,改名山药。种植之法,切作薄片,随所杵之窍而长之。(卢子由先生治一血利,久久不愈,曰:此肠内有血管矣。山药随所杵之窍而长满,性能塞管,用山药为君,配血药而愈。此乃意度之妙用。)又百合之白花者,摘碎埋于土中,一瓣即生百瓣,而成一蒲。夫凡物切碎,皆成腐秽,二品所生之异,盖得本体之精,感气化而生长。山药肉内多涎,仲景用百合汤,以水浸一宿,出其白沫。涎沫,乃其精也。气生于精,二品得精气之盛,故主补中益气,长肉强阴。元如曰:凡物多精汁者,皆主养精补血,益气生肌。(《侣山堂类辩》卷下)

山药味甘色白,生于山土,假故物而为胎,遇土即生,蔓延敷布,得山石之灵气,具金土之相生,故主伤中补虚,长肌益气。石主肾,故能强阴。延蔓似络,故主壮筋骨,明耳目。中气足,则寒热邪气自通。又主头面游风目眩者,能补中而强阴也。止遗精泄痢者,清凉而补涩也。

眉批:风为阳邪,阴强则阳弱,中正之气盛则邪气自除。

【歌诀】

薯蓣甘温主伤中,补中寒热邪气通;

诸虚羸瘦益气力,长肌强阴耳目聪。(《医学要诀》草诀)

山　楂

《本经》酸冷。时珍曰:酸甘温。大能行滞化食,故治痘疹起发不决,及产后恶露阻塞。化血块、气块,疝气、肠血(盖能行滞也)及腰疼,治下痢有效。

眉批:白术得山楂补而不滞。

【歌诀】

山楂止痢消肉积,呩瘕痰饮及饮食;

消痞治疝发痘疹,产后儿枕恶露塞。(《医学要诀》唐本草)

山　茱　萸

气味酸平,无毒。主治心下邪气寒热,温中,逐寒湿痹,去三虫。久服轻身。

山茱萸今海州、兖州、江浙近道诸山中皆有。木高丈余,叶似榆有刺,二月开花白色,四月结实如酸枣,色紫赤,九月十日采实,阴干去核用肉。

山茱萸色紫赤而味酸平,禀厥阴少阳木火之气化。手厥阴属心包,故主治心下之邪气寒热。心下乃厥阴心包之部也。手少阳属三焦,故温中。中,中焦也。中焦取汁,奉心化赤而为血,血生于心,藏于肝。足厥阴肝主之血,充肤热肉,故逐周身之寒湿痹。木火气盛,则三焦通畅,故去三虫。血充肌腠,故久服轻身。

愚按:仲祖八味丸用山茱萸,后人去桂附,改为六味丸,以山茱萸为固精补肾之药。此外并无他用,皆因安于苟简,不深探讨故也。今详观《本经》山茱萸之功能主治如此,学者能于《本经》之内会悟,而广其用,庶无拘隘之弊。(《**本草崇原**》卷中)

山茱萸木本,味酸色赤,得木火之相生,故能温中散邪,逐痹杀虫也。肾主液,受五脏之精液而藏之。山茱酸能生液,涩能固精。

【歌诀】

山茱酸平主温中,心下邪气寒热通;

强阴益精聪耳目,逐寒湿痹去三虫。(《**医学要诀**》草诀)

鳝　鱼

甘大温。实中益血,疗沈唇,逐十二风邪,治臁疮痔血。血,涂口眼㖞邪。(《**医学要诀**》药性备考)

商　陆

气味辛平,有毒。主治水肿,疝瘕,痹熨,除痈肿,杀鬼精物。

商陆所在有之,春生苗,高二三尺,茎青赤,极柔脆,叶如牛舌而长,夏秋开花作朵,根如萝卜似人形者有神。有赤白二种,白根者,花白;赤根者,花赤。白者入药,赤者甚有毒,不可服,服之见鬼神。俗名章柳,相传刻其根为人能通鬼神也。

商陆禀金土之气化,故气味辛平,以根花白者为良。主治水肿者,辛走气,土胜水,气化则水行,水散则肿消也。治疝瘕者,疝瘕乃厥阴肝木之病,而金能平之也。痹熨,犹言熨痹,肌腠闭痹。商陆熨而治之,火温土也。除痈肿者,金主攻利也。杀鬼精物者,金主肃杀也。(《**本草崇原**》卷下)

商陆辛平有毒。商主西方之音,辛走气而从革,地土高平曰陆。谓其气味辛平,能行气而胜水,故有商陆之名。金能杀鬼精。毒能攻蛊毒。

眉批:以上六种皆瞑眩之药,攻疾则可,若正气虚者不可轻用。

【歌诀】

商陆辛平主水肿,疝瘕痹熨除痈肿;

杀鬼精物蛊毒消,胸中邪气喉痹涌。(《医学要诀》草诀)

芍 药

气味苦平,无毒。主治邪气腹痛,除血痹,破坚积,寒热,疝瘕,止痛,利小便,益气。

芍药始出中岳山谷,今白山、蒋山、茅山、淮南、扬州、江浙、吴松处处有之,而园圃中多莳植矣。春生红芽,花开于三月四月之间,有赤白二色,又有千叶、单叶、楼子之不同,入药宜用单叶之根,盖花薄则气藏于根也。开赤花者,为赤芍;开白花者,为白芍。

初之气,厥阴风木。二之气,少阴君火。芍药春生红芽,禀厥阴木气而治肝。花开三四月间,禀少阴火气而治心。炎上作苦,得少阴君火之气化,故气味苦平。风木之邪,伤其中土,致脾络不能从经脉而外行,则腹痛。芍药疏通经脉,则邪气在腹而痛者,可治也。心主血,肝藏血,芍药禀木气而治肝,禀火气而治心,故除血痹。除血痹,则坚积亦破矣。血痹为病,则身发寒热。坚积为病,则或疝或瘕。芍药能调血中之气,故皆治之。止痛者,止疝瘕之痛也。肝主疏泄,故利小便。益气者,益血中之气也。益气则血亦行矣。

芍药,气味苦平,后人妄改圣经,而曰微酸。元明诸家相沿为酸寒收敛之品,凡里虚下利者,多用之以收敛,夫性功可以强辩,气味不可讹传,试将芍药咀嚼,酸味何在?又谓:新产妇《本经》主治邪气腹痛,且除血痹寒热,破坚积疝瘕,则新产恶露未尽正宜用之。若里虚下利,反不当用也。又谓:白芍、赤芍各为一种,白补赤泻,白收赤散,白寒赤温,白入气分,赤入血分,不知芍药花开赤白,其类总一。李时珍曰:根之赤白,随花之色也。卢子由曰:根之赤白,从花之赤白也,白根固白,而赤根亦白,切片,以火酒润之,覆盖过宿,白根转白,赤根转赤矣。今药肆中一种赤芍药,不如何物草根,儿医、疡医多用之。此习焉而不察,为害殊甚。愚观天下之医,不察《本经》,不辨物性,因讹传讹,固结不解,咸为习俗所误,宁不悲哉。(《本草崇原》卷中)

芍药气味苦平,苦走血,故为血分之药;苦下泄,故《本经》主邪气腹痛,除血痹，破坚积寒热。因其破泄，故《太阴篇》云：太阴为病，脉弱，其人续自便利，设当行大黄、芍药者，宜减之，以其人胃气弱，易动故也。今人咸云：芍药主酸敛，而不知有大黄之功能。元如曰：芍药乃神农中品之药。《本经》曰气味苦平，后人增曰酸，而实未尝酸也。（《侣山堂类辩》卷下）

芍药芳草，苦走血而带酸，肝经血分药也。能补血疏肝，故除血痹瘕疝诸证。能于土中清木，故止腹痛，益气健脾。利小便者，肝主疏泄也。主益气者，芍药养荣气，荣为卫之本也。能通润血脉，散恶血，止吐衄，通经闭，止血崩带下，泻血利血，去风明目，养血散邪，为风寒胎产血分之要药。白者偏于补益，赤者偏于清利。

眉批：《别录》曰：酸微寒。仲景曰：其人便利，当行大黄、芍药者宜减之。盖主养阴而泻者也。《要略》治水病腹痛者加芍药，取其行气血而化土也。

【歌诀】

芍药苦平除血痹，邪气腹痛并益气；

寒热疝瘕止痛良，通利小便破坚积。（《医学要诀》草诀）

蛇 床 子

气味苦辛，无毒。主男子阴痿湿痒，妇人阴中肿痛，除痹气，利关节，癫痫，恶疮。久服轻身，好颜色。辛，旧作平，今改正。

蛇床子，《本经》名蛇粟，又名蛇米。《尔雅》名虺床，以虺蛇喜卧于下，嗜食其子，故有此名。始出临淄川谷及田野湿地，今所在皆有。三月生苗，高二三尺。叶青碎作丛似蒿，每枝上有花头百余，同结一禀，四五月开花白色，子如黍粒、黄褐色。

蛇床子，气味苦辛，其性温热，得少阴君火之气。主治男子阴痿湿痒，女人阴中肿痛，禀火气而下济其阴寒也。除痹气，利关节。禀火气而外通其经脉也。心气虚而寒邪盛则癫痫，心气虚而热邪盛则生恶疮。蛇床，味苦性温，能助心气，故治癫痫恶疮。久服则火土相生，故轻身。心气充盛，故好颜色。

蛇，阴类也。蛇床子性温热，蛇虺喜卧于中，嗜食其子，犹山鹿之嗜水龟，潜龙之嗜飞燕，盖取彼之所有，以资己之所无，故阴痿虚寒所宜用也。

李时珍曰：蛇床子，《神农》列之上品，不独助男子，且有益妇人，乃世人舍此而求补药于远域，且近时但用为疮药，惜哉。（《本草崇原》卷上）

蛇床性味苦平。虺蛇嗜食，而喜卧于下，故有虺床、蛇床、蛇粟、蛇米之名。

盖与蛇性之相合也。虺蛇阴类,其性善窜而速,故能强阴起阴,兼治阴痿阴痒之证。蛇能制风,故主癫痫恶疮。又主阳事不起,带下痔漏者,能启阴也。喉痹齿痛者,去风痹也。令人有子者,兴阳而又能暖子宫也。

眉批:近多以此治疮疡而忽于养阴种子。

【歌诀】

蛇床阴痿并湿痒,妇人阴中肿痛良;

能利关节除痹气,齿痛癫痫及恶疮。(《医学要诀》草诀)

蛇 含 草

气味苦,微寒,无毒。主治惊痫寒热,邪气除热,金疮疽痔,鼠瘘恶疮,头疡。

蛇含草始出益州山谷,今处处有之,生土石上或下湿地,蜀中人家亦种之辟蛇。一茎五叶或七叶。有两种,细叶者,名蛇含,一名紫背龙牙。大叶者,名龙含。含,一作衔。含、衔二字义同通用。陶隐居曰:当用细叶、有黄花者。李时珍曰:龙含亦入疮膏用。抱朴子曰:蛇含膏连已断之指。

蛇含草始出西川,气味苦寒,花开黄色。西川,金也。苦寒,水也。黄色,土也。禀土金水之气化,金能制风,则惊痫之寒热可治也。寒能清热,则邪气之热气可除也。土能生肌,则金疮可治也。禀土金水之气,而和在下之经脉,则治疽痔。禀土金水之气,而和在上之经脉,则治鼠瘘、恶疮、头疡。(《本草崇原》卷下)

蛇含一名紫背龙牙,苦微寒无毒。主惊痫、寒热邪气,除热、金疮疽痔;鼠瘘头疡,咽喉中痛,一切蛇毒。抱朴子云:蛇含膏,连已断之指。盖蛇被伤,衔此草以覆伤处后愈。故名蛇含也。(《医学要诀》药性备考)

蛇 蜕

气味咸甘平,无毒。主治小儿百二十种惊痫,蛇痫,癫疾,瘈疭,弄舌摇头,寒热肠痔,蛊毒。

蛇蜕人家墙屋木石间多有之,其蜕无时,但着不净则蜕,或大饱亦蜕。凡青黄苍色者勿用,须白色如银者良,于五月五日蜕者更佳。又,蕲州之白花蛇,龙头虎口黑质,白花者,其蜕尤佳。

蛇蜕色白如银,至洁至净,气味咸平,禀金水之气化,金能制风,故主治小儿百二十种惊痫、蛇痫之证。癫疾瘈疭,惊痫病也。弄舌摇头,蛇痫病也。水能清热解毒,故主治大人寒热肠澼痔蛊毒。寒热者,肠痔蛊毒之寒热也。

愚按:痫证唯一,即曰惊痫。复曰蛇痫,则痫证不止一端,若以内之七情、外之形象求之,不啻百二十种,先圣立言,当意会也。(《本草崇原》卷下)

蛇退咸甘平无毒。蜕从口退出,眼睛亦退,故主去目翳难产,取蜕义也。属巽性窜,大能制风,故主惊悸喉痹,重舌木舌,小便不通诸证。蛇性灵、变化而有毒,故主辟鬼魅虫疟,石痈疔毒,吹乳白癜,诸恶毒疮。

眉批:金生于己,蛇得金之生气故能制风。

【歌诀】

蛇蜕主肠痔虫毒,小儿百二种惊痫;

弄舌摇头寒热悸,瘕疭蛇痫喉痹癫。(《医学要诀》草诀)

射　　干

一名乌翣。冬至而生,能启阴清热,故古方治喉痹咽痛为要药。《千金方》治喉痹有乌翣膏。《金匮》方治咳逆上气,喉中作水鸡声,有射干麻黄汤。又治疟母,鳖甲煎丸。内用乌翣,皆取感一阳而生,能启阴中之阳。阴气上交,则火热自降。一阳升发,则癥癖自除。

【歌诀】

射干苦平主咳逆,喉痹咽痛难消息;

能散结气大热除,腹中邪逆留饮食。(《医学要诀》草诀)

麝　　香

气味辛温,无毒。主辟恶气,杀鬼精物,去三虫蛊毒、温疟、惊痫。久服除邪,不梦寤魇寐。

麝形似獐而小,色黑,常食柏叶及蛇虫,其香在脐,故名麝脐香。李时珍曰:麝之香气远,故谓之麝香。生阴茎前皮内,别有膜袋裹之,至冬香满,入春满甚,自以爪剔出覆藏土内,此香最佳,但不易得。出羌夷者多真,最好;出隋郡、义阳、晋溪诸蛮中者亚之;出益州者,形扁多伪。凡真香,一子分作三四子,刮取血膜,杂以余物裹以四足膝皮而货之。货者又复为伪,用者辨焉。

凡香皆生于草木,而麝香独出于精血。香之神异者也,气味辛散温行。主辟恶气者,其臭馨香也。杀鬼精物,去三虫、蛊毒者,辛温香窜,从内透发,而阴类自消也。温疟者,先热后寒,病藏于肾。麝则香生于肾,故治温疟。惊痫者,心气昏迷,痰涎壅滞。麝香辛温通窍,故治惊痫。久服则腑脏机关通利,故除邪,不梦寤魇寐。(《本草崇原》卷上)

麝香芳烈走窜,开窍透关,阴邪蛊毒,经络壅塞,无不开通。故中风中恶,痰厥惊痫,癥瘕痞满,痈疽目翳,皆为要药。

【歌诀】

麝香辛温辟恶气,杀鬼精物功力最;

三虫蛊毒温疟除,惊痫能清不魇寐。(《医学要诀》草诀)

神 曲

帝曰:何谓血? 岐伯曰:中焦受气取汁,变化而赤,是谓血。人之水谷入于胃,受中焦湿热熏蒸,游溢精气,日化为赤,散布脏腑经络,是为营血。此造化自然之微妙也。造红曲者,以白米饭,受湿热熏蒸,变而为红,即成真色,久而不渝,此乃人窥造化之巧者也。故红曲有治脾胃营血之功,得同气相求之理。

眉批:气味甘温。

【歌诀】

红曲消食活血功,赤白痢疾下水谷;

健脾燥胃恶血行,妇人血气痛心腹。(《医学要诀》本草衍义补遗)

面乃肝之谷,上之胜也。配以六神、造以诸神聚会之日,故得神名。甲己合而化土,面能制土,制则化矣;故主调胃健脾,宽胸进食。倪维德用治目病,生用能发其生气,熟用能敛其暴气,肝开窍于目也。妇人产后欲回乳者,炒研酒服二钱,甚验。盖乳乃中焦之汁,胃土所生,故食粥能生乳;曲制土而回乳也。

眉批:气味甘辛温。米乃土之谷,故主生乳。

【歌诀】

神曲化谷及宿食,霍乱胀满痢赤白;

健脾暖胃饮食思,下积破癥除痰逆。(《医学要诀》药性本草)

升 麻

升麻,气味甘苦平,微寒,无毒。主解百毒,杀百精老物殃鬼,辟瘟疫、瘴气、邪气,蛊毒入口皆吐出,中恶腹痛,时气毒疠,头痛寒热,风肿诸毒,喉痛口疮。久服不夭,轻身长年。

升麻,今蜀汉、陕西、淮南州郡皆有,以川蜀产者为胜。一名周麻。春苗夏花,叶似麻叶,其根如蒿根,其色紫黑,多须。

升麻,气味甘苦平,甘者土也,苦者火也。主从中土而达太阳之气。太阳标阳本寒,故微寒。盖太阳禀寒水之气而行于肤表,如天气之下连于水也。太阳在上,则天日当空,光明清湛。清湛,故主解百毒。光明,故杀百精老物殃鬼。太阳之气,行于肤表,故辟瘟疫、瘴气、邪气。太阳之气,行于地中,故蛊毒入口皆吐出。治蛊毒,则中恶腹痛自除。辟瘟疫瘴气邪气,则时气毒疠,头痛寒热自散。寒水之气,滋于外而济于上,故治风肿诸毒、喉痛口疮。久服则阴精上滋,故不夭。阳气盛,故轻身。阴阳充足,则长年矣。

愚按:柴胡、升麻,皆达太阳之气,从中土以上升,柴胡从中土而达太阳之标阳,升麻兼启太阳之寒水,细辛更启寒水之气于泉下,而内合少阴,三者大义相同,功用少别。具升转周遍之功,故又名周麻。防风、秦艽、乌药、防己、木通、升麻,皆纹如车辐,而升麻更觉空通。(《本草崇原》卷上)

阳生于阴,升也。精鬼蛊毒皆阴类,故具生阳之气者,多能辟邪解毒,散风寒热邪。又主喉痹齿痛,肿毒惊痫,斑疹目瘴,肺痿吐脓者,轻宣之品,气味甘寒,能升散郁热也。治泄痢下重,遗浊带下,崩中血淋,下血阴痿者,下者举之也。

【歌诀】

升麻解毒杀百精,头痛喉痹寒热清;

老物殃鬼瘟疫辟,瘴气厉风蛊毒平。(《医学要诀》草诀)

生　地　黄

干地黄,气味甘寒,无毒。主伤中,逐血痹,填骨髓,长肌肉。作汤,除寒热积聚,除痹,疗折跌绝筋。久服轻身不老。生者尤良。

地黄,《本经》名地髓。《尔雅》名芐,又名芑。始出咸阳川泽黄土地者佳,今处处有之,近似怀庆者为上。根色通黄,干则微黑,古时种子,今时种根,以根节多者,寸断而莳植之。制干地黄法,以细小者捣烂取汁,拌肥大者,晒干。

地黄色黄,味甘性寒,禀太阴中土之专精,兼少阴寒水之气化。主治伤中者,味甘质润,补中焦之精汁也。血痹,犹脉痹,逐血痹者,横纹似络脉,通周身之经络也。得少阴寒水之精,故填骨髓。得太阴中土之精,故长肌肉。地黄性唯下行,故字从苄。籍汤饮,则上行外达,故曰作汤除寒热积聚。除积聚,上行也。除寒热,外达也。又曰除痹,言不但逐血痹,更除皮肉筋骨之痹也。除皮肉筋骨之痹,则折跌绝筋,亦可疗矣。久服则精血充足,故轻身不老。生者尤良,谓生时多津汁而尤良,惜不能久贮远市也。后人蒸熟合丸,始有生地、熟地之分。熟地黄功力与生地黄相等,性稍减,补肾相宜,所以然者,蒸熟,则甘中之苦味尽除,故寒性稍减,蒸熟则黑,故补肾相宜。

愚按:地黄入土最深,性唯下行,作汤则助其上达。《日华子》有天黄、地黄、人黄之分,谬矣。(《本草崇原》卷上)

地黄色玄汁厚,性味甘寒,补精髓之圣药也。中气发原于肾,故能主治伤中,而长肌肉。夫肾主精液,入心化赤而为血。又经脉之所资生,故续绝伤,通经脉,破瘀血,凉血生血,补血养血,止吐血、衄血、嗽血、便血、尿血、淋血,月经不调,胎产崩漏。精气充足,则积聚痹闭自除。又主五劳七伤,羸瘦痿蹶,安魂魄,定惊悸,利耳目,黑须发,皆补髓养血之功也。生者凉而带清,熟者温而纯补。

眉批:《别录》:利大小肠,去胃中宿食,乃凉剂润剂也。

【歌诀】

地黄长肌填骨髓,主治伤中逐血痹;

作汤寒热积聚清,折跌(疑为跌,编者注)绝筋耳目利。(《医学要诀》草诀)

生 铁 落

气味辛平,无毒。主治风热恶疮,疡疽,疮痂,疥气在皮肤中。

铁落是锻铁匠砧上锤锻所落之铁屑。又,生铁打铸有花,如兰如蛾而落地者,俗谓之铁蛾,今烟火家用之。

铁名黑金,生于西北,五金中之属水者也。禀金气,故治风。禀水气,故治热。恶疮、疡疽疮,热也。痂疥气在皮肤中,风也。以火煅转乌之金,而清热毒之疮,故治恶疮、疡疽疮;以皮肤所落之金,而杀皮肤之虫,故治痂疥气在皮肤中。《素问·病能论》有生铁落饮,言其下气疾世。今人以铁锈磨涂疔肿,汤火伤,蜈蚣咬,喜儿疮,重舌脚肿,正治风热恶疮之义。(《本草崇原》卷中)

辛寒微毒。镇心神、安五脏,定惊痫,清鬼疰。治恶疮,黑须鬓,化痰涎,消积聚肿满黄疸。平肝气,散瘿瘤,去贼风。铁砂同功。刀环主出声,秤锤主下胎,取意耳。(《医学要诀》药性备考)

石 菖 蒲

气味辛温，无毒。主风寒湿痹，咳逆上气，开心孔，补五脏，通九窍，明耳目，出音声，主耳聋痈疮，温肠胃，止小便利。久服轻身、不忘，不迷惑，延年，益心智，高志，不老。

菖蒲，处处有之，种类不一。其生流水中，根茎络石，略无少土，稍有泥滓即易凋萎。此种入药为良。李时珍曰：菖蒲凡五种，生于水石之间，根细节密者，名石菖蒲，可入药，余皆不堪。此草新旧相代，四时常青。《罗浮山记》言：山中菖蒲一寸二十节。抱朴子言：服食以一寸九节、紫花者尤善。苏东坡曰：凡草生石上者，必须微土以附其根，唯石菖蒲濯去泥土，渍以清水置盆中，可数十年不枯。

太阳之气，生于水中。上与肺金相合而主表，与君火相合而主神。菖蒲，生于水石之中，气味辛温，乃禀太阳寒水之气，而上合于心肺之药也。主治风寒湿痹，咳逆上气者，太阳之气，上与肺气相合而出于肌表也。开心孔者，太阳之气，上与心气相合而运其神机也。五脏在内，九窍在外，肝开窍于二目，心开窍于二耳，肺开窍于二鼻，脾开窍于口，肾开窍于前后二阴。菖蒲，禀寒水之精，能濡五脏之窍，故内补五脏，外通九窍，明耳目，出音声，是通耳目口鼻之上窍也。又曰：主耳聋、痈疮者，言耳不能听而为耳痈、耳疮之证，菖蒲并能治之。温肠胃，止小便利，是通前后二阴之下窍也。菖蒲，气味辛温，性唯上行，故温肠胃而止小便之过利。久服则阳气盛，故轻身。心气盛，故不忘。寒水之精，太阳之阳，标本相合，故不迷惑而延年。益心智者，菖蒲益心，心灵则智生，高志不老者，水精充足，则肾志高强，其人能寿而不老。（《本草崇原》卷上）

菖蒲，水草，味辛性温，补心气之药也。主明，则十二官皆明，故能补养五脏。五脏不和，则九窍不通。九窍通利，则风寒自解，痹逆自消。出音声者，心主言而发原于肾也。治痈毒者，痛痒疮疡，皆属心火也。又主霍乱转筋者，交济上下水火之气也。治癫痫伏梁者，开心气也。疗喉痹鼓胀，吐血带下者，通九窍也。

眉批：肾气通于心，水能济火，辛能补心。

【歌诀】

菖蒲治忘开心孔，耳目声音九窍通；

风寒湿痹咳逆气，能补五脏疗疮痫。（《医学要诀》草诀）

石　膏

气味辛,微寒,无毒。主治中风寒热,心下逆气惊喘,口干舌焦,不能息,腹中坚痛,除邪鬼,产乳,金疮。

石膏出齐庐山及鲁蒙山,剡州、彭城、钱塘亦有。有软硬二种,软石膏生于石中,大块作层,如压扁米糕,细纹短密,宛若束针,洁白如膏,松软易碎,烧之白烂如粉。硬石膏作块而生,直理起棱,如马齿坚白,击之则段段横解,光亮如云母、白石英,有墙壁。烧之亦易散,仍硬不作粉。今用以软者为佳。

石膏质坚色白,气辛味淡,纹理如肌腠,坚白若精金,禀阳明金土之精,而为阳明胃府之凉剂、宣剂也。中风寒热者,风乃阳邪,感阳邪而为寒为热也。金能制风,故主治中风之寒热。心下逆气惊喘者,阳明胃络上通于心,逆则不能上通,致有惊喘之象矣。口干舌焦,不能息,腹中坚痛者,阳明之上,燥气治之,口干舌焦,燥之极也。不能息,燥极而阳明之气不和于上也。腹中坚痛,燥极而阳明之气不和于下也。石膏质重性寒,清肃阳明之热气,故皆治之。禀金气则有肃杀之能,故除邪鬼。生产乳汁,乃阳明胃府所生。刀伤金疮,乃阳明肌肉所主。石膏清阳明而和中胃,故皆治之。

《灵枢经》云:两阳合明,是为阳明。又云:雨火并合,故为阳明,是阳明上有燥热之主气伤寒有白虎汤,用石膏、知母、甘草、粳米,主资胃府之津,以清阳明之热。又,阳明主合而居中土,故伤寒有越婢汤。石膏配麻黄,发越在内之邪,从中土以出肌表,盖石膏质重则能入里,味辛则能发散,性寒则能清热。其为阳明之宣剂、凉剂者,如此。(《本草崇原》卷中)

石膏气味辛甘微寒,《神农本经》主中风寒热,心下逆气,惊喘,口干舌焦,不能息,腹中坚痛,除邪鬼,产乳,金疮。仲景用麻黄配石膏,能发阳明水液之汁,白虎汤解阳明燥热之渴,又主风热发斑。是神农、仲景皆用为发散之品。盖气味辛甘,而体质疏松如肌理,但其性沉重,色白若金,故直从阳明而达于外也。后人咸谓清内热而主降下,乃不明经义,物性故耳!夫凡物有可升可降者,配发散之药则升,配破泄之药则降。如厚朴之气味苦温,《本经》主中风、伤寒,头痛,寒热,乃发散之药也。仲景承气汤,配枳实、大黄、芒硝,为急下之剂。《经》云:酸苦涌泄为阴。盖酸苦之味。能上涌而下泄也。同升药则升,同降药则降,立方配合,乃医家第一义,讵可忽诸!(《侣山堂类辩》卷下)

石膏质腻理疏,味辛甘而气寒冷,虽属石类,乃阳明之宣剂、凉剂也,故阳明证实热大渴者宜之。又治石乳乳痈,牙疼鼻衄者,皆阳明之热证也。

眉批:直入里而出外。

【歌诀】

石膏主中风寒热,口焦舌干不能息;

逆气惊喘腹中坚,产乳金疮邪鬼辟。(《医学要诀》草诀)

石　　斛

气味甘平,无毒。主伤中,除痹,下气,补五脏虚劳羸瘦,强阴益精。久服,厚肠胃。

石斛,始出六安山谷水旁石上,今荆襄、汉中、庐州、台州、温州诸处皆有。一种形如金钗,谓之钗石斛,为俗所尚,不若川地产者,其形修洁,茎长一二尺,气味清疏,黄白而实,入药最良。其外更有木斛,长而中虚,不若川石斛之中实也。又有麦斛,形如大麦,累累相连,头生一叶,其性微冷。又有竹叶斛,形如竹,节间生叶。又有雀髀斛,茎大如雀之髀,叶在茎头,性皆苦寒,不堪用之。石斛丛生石上,其根纠结,茎叶生皆青翠。干则黄白而软,折之悬挂屋下,时灌以水,经年不死,俗呼为千年润。

愚按:今之石斛,其味皆苦,无有甘者,须知《本经》诸味,皆新出土时味也,干则稍变矣。善读圣经,当以意会之。

石斛生于石上,得水长生,是禀水石之专精而补肾。味甘色黄,不假土力,是夺中土之气化而补脾。斛乃量名,主出主入,治伤中者,运行其中土也。除痹者,除皮脉肉筋骨五脏外合之痹证也。夫治伤中则下气,言中气调和,则邪气自下矣。除痹则补五脏虚劳羸瘦,言邪气散除,则正气强盛矣。脾为阴中之至阴,故曰强阴。肾主藏精,故曰益精。久服则土气运行,水精四布,故厚肠胃。

《本经》上品,多主除痹,不曰风寒湿,而但曰痹者,乃五脏外合之痹也。盖皮者,肺之合。脉者,心之合。肉者,脾之合。筋者,肝之合。骨者,肾之合。故除痹即所以治五脏之虚劳羸瘦,是攻邪之中而有补益之妙用。治伤中即所以下气,是补益之中而有攻邪之神理云。(《本草崇原》卷上)

石斛味甘色黄,具土德化,缘石而生。能补肾气,少阴之气上与阳明合化,则脏腑精气自生,又何虚之有?痹之闭,气之逆乎?

眉批:轻宣之品,色味甘黄,能束中气。

【歌诀】

石斛甘平能除痹,主治伤中并下气;

虚劳羸瘦五脏亏,强阴益精厚肠胃。(《医学要诀》草诀)

石 决 明

一名千里光,以功能而名也。雷氏以为真珠牡。此盖蛤蚌之属,受水月之精魄。其性平寒,故大能清热养阴,明目去障。

【歌诀】

石决明咸磨目障,翳痛内障及青盲;

骨蒸劳极肺肝热,通利五淋精水强。(《医学要诀》别录上品)

石 榴

甘酸温涩。主咽喉燥,能理乳石毒,制三尸虫。酸者,止泻痢崩中带下。花千叶者,止心热吐血。研末吹鼻,止衄血立效。敷金疮出血。酸榴花同铁丹服一年,变白发如漆。(《医学要诀》药性备考)

石 龙 刍

气味苦,微寒,无毒。主治心腹邪气,小便不利,淋闭,风湿,鬼疰,恶毒。久服补虚羸,轻身,耳目聪明,延年。

石龙刍,一名龙须草,近道水石处皆有之,生于缙云者佳,故又名缙云草。苗丛生直上,并无枝叶,状如棕心草。夏月茎端作小穗,开花结细实,赤色。吴人多栽莳之以织席。

石龙刍,气味苦寒,生于水石间,得少阴水精之气化,故以龙名。又,龙能行泄其水精也,主治心腹邪气者,少阴水精之气,上交于心,则心腹之邪气可治也。小便不利、淋闭者,热邪下注而病淋,浊气不化而仍闭结,皆为小便不利。龙刍能启水精之气,上交于心,上下相交,则小便自利矣。又,少阴神气外浮,则能去风湿。少阴神气内藏,则能除鬼疰也。又曰:恶毒者,言鬼疰之病,皆恶毒所为,非痈毒也。久服则水火相济,故能补虚羸而轻身。精神充足,故耳目聪明而延年。(《本草崇原》卷上)

石　韦

气味苦平,无毒。主治劳热邪气,五癃闭不通,利小便水道。

石韦,始出华阴山谷,今晋绛、滁海、福州、江宁皆有。丛生石旁及阴崖险罅处。其叶长者近尺,阔寸余,背有黄毛,亦有成金星者,凌冬不凋,柔韧如皮,故《别录》名石皮,采处以不闻水声及人声者良。

水草、石草皆主在肾。石韦生于石上,凌冬不凋,盖禀少阴之精气,叶背有金星,有黄毛,乃金水相生。肾上连肺也,主治劳热邪气者,劳热在骨,邪气在皮,肺肾之所主也。五癃者,五液癃闭,小便不利也。石韦助肺肾之精气,上下相交,水津上濡,则上窍外窍皆通。肺气不化,则水道行而小便利矣。夫水声泄肾气,人声泄肺气,不闻水声、人声者,藏水天之精,以助人之肺肾也。(《本草崇原》卷中)

石者山骨,韦为之皮,此系石草,蔓衣石上,故又名石皮。当入足少阴太阳二经,乃阴中之气药。有如太阳之气,生于少阴,而出于皮毛,故能主劳热邪气,及淋闭不通,余沥遗溺。

【歌诀】

石韦辛平主劳热,邪气五癃闭不通;

彻利小便及水道,止烦益精治崩中。(《医学要诀》草诀)

石　钟　乳

气味甘温,无毒。主治咳逆上气,明目,益精,安五脏,通百节,利九窍,下乳汁。

石钟乳,一名虚中,一名芦石,一名鹅管石,皆取中空之意。石之津气钟聚成乳滴溜成石,故名石钟乳。今倒名钟乳石矣。出太山少室山谷,今东境名山石洞皆有,唯轻薄中通形如鹅翎管,碎之如爪甲,光明者为上。

石钟乳乃石之津液融结而成,气味甘温。主滋中焦之汁,上输于肺,故治咳逆上气。中焦取汁奉心,化赤而为血,故明目。流溢于中而为精,故益精。精气盛,则五脏和,故安五脏。血气盛,则百节和,故通百节。津液濡于空窍,则九窍自利。滋于经脉,则乳汁自下。(《本草崇原》卷上)

钟乳乃山脉之精气所钟,乳滴而成石,故能补精髓,通脉络,明目,出声。

从上滴下,是以咳逆、乳汁,亦从上而下矣。

眉批:云母治淋利,下而上也;钟乳治咳逆,上而下也。

【歌诀】

钟乳补虚通百节,能利九窍下乳汁;

咳逆上气五脏安,明目通声精髓益。(《医学要诀》草诀)

使　君　子

志曰:潘州郭使君,疗小儿独用此物,后医家因号为使君子。时珍曰:凡杀虫药,多是苦辛,惟使君子、榧子甘而杀虫,亦异也。凡大人小儿有虫病,但每月上旬,清晨空腹,食仁数枚,或以壳煎汤咽下,次日虫皆死而出也。或云:七生七煨,食亦良。甘温健脾胃,故能制水液之浑浊。

【歌诀】

使君子温治五痔,小便白浊疗泻痢;

小儿百病痞积疮,杀虫除热健脾胃。(《医学要诀》开宝本草)

蜀　　漆

气味辛平,有毒。主治疟及咳逆寒热,腹中坚癥痞结,积聚邪气,蛊毒鬼疰。

常山之茎,名蜀漆,其功用亦与常山相等。

蜀漆能通金水之气,以救火逆,又能启太阳之阳,以接助其亡阳,亦从阴出阳之药也。故《伤寒·太阳篇》云:伤寒脉浮,医以火迫劫之,亡阳必惊狂,起卧不安者,桂枝去芍药加蜀漆牡蛎龙骨救逆汤主之。又,《金匮论》云:疟多寒者,名曰牝疟,蜀漆散主之。李时珍曰:常山蜀漆有劫痰截疟之功,须在发散表邪,及提出阳分之后,用之得宜,神效立见。用失其法,真气必伤。

愚谓:疟乃伏邪,有留于脏腑募原之间,而为三阴疟者;有藏于肾脏,而为先热后寒之温疟者;有气藏于心,而为但热不寒之瘅疟者。常山主通少阴太阳之气,从阴出阳,自内而外,则邪随气出,所谓有故无殒。若邪已提出阳分,而反用攻利之剂,岂不妄伤正气乎? 李蕲阳数十年苦心始成《纲目》,而其间发明议论,有与经旨不合者,长于纂集,而少于参究故也。(《**本草崇原**》卷下)

鼠　妇

气味酸温,无毒。主治气癃,不得小便,妇人月闭血瘕,痫痉寒热,利水道,堕胎。

鼠妇处处有之,多在人家地上下湿处,凡瓮器底及土坎中更多。形似衣鱼,稍大,灰色,多足,背有横纹蹙起,《诗经》所谓蚜蝛在室,即此虫也。

鼠妇感阴湿而生,气味酸温,禀太阳寒水厥阴风木之化。太阳水气行于肤表,则气癃而不得小便者可治也。厥阴木气上行外达,则妇人月闭而为血瘕者可治也。膀胱气癃,在内则不得小便,在外则有痫痉寒热之病。鼠妇治气癃,则痫痉之寒热亦可治也。不得小便,则水道不利。鼠妇治不得小便,则水道亦可利也。妇人恶血内闭,则为血瘕。新血内聚,则为妊娠。

鼠妇治妇人月闭血瘕,则堕胎亦其验矣。(《**本草崇原**》卷下)

《诗》名蚜蝛。一名湿生虫,湿处瓮底皆有之。酸温。治气癃不得小便,妇人月闭血瘕痫痰,利水道,治久疟寒热,痘疮倒靥。为末酒服一字即起。(《**医学要诀**》药性备考)

水　蛭

气味咸苦平,有毒。主逐恶血瘀血,月闭,破血癥积聚,无子,利水道。

水蛭处处河池有之,种类不一,在山野中者,名山蜞,在草中者,名草蛭,在泥水中者,名水蛭,大者谓之马蜞,今名马蟥。

水蛭乃水中动物,气味咸苦,阴中之阳也。咸苦走血,故主逐恶血瘀血,通月闭。咸软坚,苦下泄,故破血癥积聚及经闭无子。感水中生动之气,故利水道。仲祖《伤寒论》治太阳随经瘀热在里,有抵当汤,内用水蛭,下瘀血也。(《**本草崇原**》卷下)

水中马蟥。咸苦平,有毒。逐恶血瘀血,月闭,破血瘕积聚,无子;利水道,治痈肿跌伤。(《**医学要诀**》药性备考)

丝　瓜　络

甘平。主痘疮不快。老者烧存性,入朱砂研末,蜜水调服甚妙。又治天泡湿疮,冻疮痈疽,齿食疳气,便血血崩,脱肛痔血,水鼓喉闭,乳汁不通。丝瓜蔓延,茎多毛刺。老者筋络贯串,房隔联属,故能通人脉络脏腑。而去风解毒,消肿化痰,祛痛杀虫,及治诸血病也。藤根,预解痘毒,治喉痹牙疼。凡有毛者属肺,主行营卫阴阳而通经络。(《医学要诀》药性备考)

松　　脂

气味苦甘温,无毒。主治痈疽恶疮,头疡白秃,疥瘙风气,安五脏,除热。久服轻身,不老延年。

松木之脂,俗名松香,处处山中有之。其木修耸多节,其皮粗厚有鳞,其叶有两鬣、五鬣、七鬣,其花蕊为松黄,结实状如猪心,木之余气结为茯苓,松脂入土,年深化成琥珀。其脂以通明如熏陆香颗者为胜,乃服食辟谷之品,神仙不老之妙药也。熬化滤过即为沥青。

松脂,生于松木之中,禀木质而有火土金水之用。气味苦温,得火气也。得火气,故治肌肉之痈,经脉之疽,以及阴寒之恶疮。入土成珀,坚洁如金,裕金气也。裕金气,故治头疡白秃,以及疥瘙之风气。色黄臭香,味苦而甘,备土气也。备土气,故安五脏。木耐岁寒,经冬不凋,具水气也。具水气,故除热。久服则五运全精,故轻身,不老延年。(《本草崇原》卷上)

弘景曰:松柏皆有脂润,凌冬不凋,久服轻身不老,辟谷成仙,诚为佳物,但人多轻忽之尔。有不老丹、《千金方》松梅丸,皆用松脂炼服,主益寿延年。《摘玄方》治妇人白带,用脂酒煮丸服。松节主百邪久风,脚痹脚软,历节风痛。盖松节,松之骨也,故凡上品树节,皆能治骨。

眉批:《尔雅》入《本经》上品。

【歌诀】

松脂苦甘安五脏,痈疽头癞并恶疮;

除热止渴疗风痹,耳目聪明筋骨强。(《医学要诀》别录上品)

松节(附)　气味苦温,无毒。主治百邪,久风,风虚脚痹,疼痛,酿酒,主脚软骨节风(《别录》)。(《本草崇原》卷上)

松花(附)　别名松黄,气味甘温,无毒。主润心肺,益气,除风,止血,亦可酿酒(《本草纲目》)。(《本草崇原》卷上)

松子仁　甘温。治骨节风,头眩,去死肌,变白。散水气,润五脏,治燥结,咳嗽虚秘。(《医学要诀》药性备考)

苏 合 香

苏合香,气窜而油润,能通诸窍脏腑经络,故其功能辟一切不正之气及中风中气,痰厥惊痫。

眉批:气味甘温。

【歌诀】

苏合香辟恶鬼精,温疟蛊毒及痫惊;

卒中风痰兼吐利,久服益寿通神明。(《医学要诀》别录上品)

苏 木

出于苏方国,故名,今人省呼为苏木。气味甘咸平凉,带辛。能发散表里风气,与防风同用,能破死血,产后血胀欲死。治破伤风为独圣散,能疏风血活血也。时珍曰:乃三阴经血分之要药。少用则和血,多用则破血。

【歌诀】

苏方木主破血气,产后血胀闷欲弊;

心腹疼痛经不调,痈肿扑伤瘀血痢。(《医学要诀》唐本草)

酸 枣 仁

酸枣仁气味酸平,无毒。主治心腹寒热,邪结气聚,四肢酸痛,湿痹。久服安五脏,轻身,延年。

酸枣始出河东川泽,今近汴洛及西北州郡皆有之。一名山枣,《尔雅》名樲;孟子曰:养其樲棘是也。其树枝有刺,实形似枣而圆小,其味酸,其色红紫。八月采实,只取核中之仁。仁皮赤,仁肉黄白。

按:酸枣肉味酸,其仁味甘而不酸。今既云酸枣仁,又云气味酸平,讹也。当改正。

枣肉味酸,肝之果也。得东方木味,能达肝气上行,食之主能醒睡。枣仁形圆色赤,禀火土之气化。火归中土,则神气内藏,食之主能瘄寐。《本经》不言用仁,而今时多用之。心腹寒热,邪结气聚者,言心腹不和,为寒为热则邪结气聚。枣仁色赤象心,能导心气以下交,肉黄象土,能助脾气以上达,故心腹之寒热邪结之气聚可治也。土气不达于四肢则四肢酸痛,火气不温于肌肉则周身湿痹。枣仁禀火土之气化,故四肢酸痛,周身湿痹可治也。久服安五脏,轻身延年。言不但心腹和平,且安五脏也。五脏既安,则气血日益,故又可轻身延年。(《**本草崇原**》卷上)

枣为脾果,酸先入肝,甲己合而化土,故主四肢酸疼,而除邪结气聚及湿痹也。胆虚不得眠,胆热则好睡,故多睡宜生、少睡宜熟,生清而熟补也。又主虚汗烦渴,补中益肝,坚筋骨,肥健人。乃肝脾之补剂也。

【歌诀】

酸枣仁平补肝气,心腹寒热邪结聚;

四肢酸疼湿痹除,虚烦不眠并喜寐。(《**医学要诀**》草诀)

锁　　阳

锁阳即肉苁蓉之类。大能补阴益精,兴阳润燥,与苁蓉同而功力更倍也。

【歌诀】

锁阳甘温补阴气,润燥养筋治痿痹;

益精生血兼固精,虚老燥结大便闭。(《**医学要诀**》本草衍义补遗)

桃　　仁

气味苦甘平,无毒。主治瘀血血闭,癥瘕邪气,杀小虫。

桃种类颇多,唯山中野毛桃即《尔雅》所谓榹桃者,小而多毛,核粘味恶,其仁充满多脂,可入药用。

桃仁、杏仁味俱甘苦。杏仁苦胜,故曰甘苦;桃仁甘胜,故曰苦甘。桃色先青后紫,其味甘酸,禀木气也,其仁亦主疏肝,主治瘀血血闭,疏肝气也。癥瘕邪气乃血与寒汁沫,留聚于肠胃之外,凝结而为癥瘕,肝气和平,则癥瘕邪气自散矣。杀小虫者,厥阴风胜则生虫,肝气疏通而虫自杀矣。

《素问》五果所属,以桃属金,为肺之果。后人有桃为肺果,其仁治肝之说。

愚按:桃味酸甘,其色生青熟紫,并无金体,窃疑《素问》之桃,乃胡桃也,俗名核桃,外壳内白,庶几似之。若谓桃,则唯毛桃仁之桃,皮色白有毛,余俱无矣。生时肉青白,熟则紫矣。若以外核内仁当之,则杏梅未始不如是。献疑于此,俟后贤正之。(《**本草崇原**》卷中)

桃仁苦平,气薄味厚,手足厥阴血分药也。苦能破瘀,辛能润燥,盖有油者为滑剂,故主润便通肠,行瘕散结。桃能杀鬼,辟邪恶不祥,故又主传尸鬼疰,肝疟心疼。推瘀即能养新,故主骨蒸劳热。又主产后百病,能行瘀而生新血也。

眉批:桃有毛为肺果,故其核主肝;杏苦赤为心果,故其核主肺。盖受气于所生而孕生于制化也。

【歌诀】

桃核苦平主瘀血,血闭癥瘕邪气结;

杀虫润便月水通,咳逆心疼骨蒸热。(《医学要诀》草诀)

桃胶(附) 气味苦平,无毒。炼服保中不饥,忍风寒。《别录》附。

桃茂盛时,以刀割树皮,久则胶溢出,采收以桑灰汤浸过晒干用。(《**本草崇原**》卷中)

藤　黄

树名海藤,今画家用者,乃汁煎炼而成。酸涩有毒。虫牙蛀齿,点之便落。(《医学要诀》药性备考)

天花粉(栝蒌根)

栝蒌根,气味苦寒,无毒。主治消渴,身热,烦满大热,补虚,安中,续绝伤。

栝蒌所在皆有之,三四月生苗,延引藤蔓,七月开花浅黄色,实在花下,大如拳,生青至九月熟黄,形如柿,内有扁子,壳色褐,仁色绿,其根直下,生年久者,长数尺,皮黄肉白,入土深者良。《本经》气味、主治合根实而概言之。至陶弘景以根名天花粉,又名瑞雪。后人又分实名栝蒌,子名瓜蒌仁,功用遂有异同。

栝蒌根,入土最深,外黄内白,气味苦寒,盖得地水之精气,而上达之药也,其实黄色,内如重楼,其仁色绿多脂,性能从上而下。主治消渴、身热者,谓启在下之水精上滋,此根之功能也。治烦满大热者,谓降在上之火热下泄,此实之功能也。补虚安中,续绝伤,合根实而言也。水火上下交济,则补虚而安中,藤蔓之药能资经脉,故续绝伤。

《乘雅》云:栝蒌根实补虚安中者,热却则中安,亦即所以补液之虚耳。(《**本草崇原**》卷中)

《月令》五月半夏生,当夏之半也。其形圆,其色白,其味辛,阳明胃腑之药也。阳明秉秋金之燥气,半夏启一阴之气,上与戊土相合,戊癸合而化火,故阳明为燥热之腑,能化水谷之精微。天花粉别名瑞雪,根粉洁白,气味苦寒,茎引藤蔓,能启阴液,从脉络而上滋于秋金(藤蔓者,走经脉),故有天花、瑞雪之名。盖水阴之气,上凝于天而为雪;天花者,天雨之六花也。一起阴气于脉外,上与阳明相合,而成火土之燥;一起阴液于脉中,天癸相合,而能滋润其燥金。是以《伤寒》《金匮》诸方,用半夏以助阳明之气,渴者燥热太过,即去半夏,易花粉以滋之。先圣贤立方加减,岂轻忽欤!(《侣山堂类辩》卷下)

天葵(紫背天葵)

甘寒。主下诸石五淋;止虎蛇毒、诸疮毒,止痛生肌。(《医学要诀》药性备考)

天麻(赤箭)

气味辛温,无毒。主杀鬼精物,蛊毒恶气。久服益气力,长阴,肥健。

《本经》名赤箭苗也。宋《开宝本草》名天麻根也。《本经》主治,根苗并论。今则但用天麻,不用赤箭矣。始出陈仓川谷、雍州及太山少室。春生苗,中抽一茎直上如箭竿,色正赤,贴茎梢之半,微有小红叶,远看如箭之有羽,有风不动,无风自摇,故有神草之名。根形如王瓜,皮色黄白,晒干则黑,去根三五寸,有游子环列如卫,皆有细根如白发,气相通而实不相连,故根又有离母之名。

赤箭,气味辛温,其根名天麻者,气味甘平。盖赤箭辛温属金,金能制风,而有弧矢之威,故主治杀鬼精物。天麻甘平属土,土能胜湿,而居五运之中,故治蛊毒恶气。天麻形如芋魁,有游子十二枚周环之,以仿十二辰。十二子在外,应六气之司天,天麻如皇极之居中,得气运之全,故功同五芝,力倍五参,为仙家服食之上品。是以久服,益气力,长阴,肥健。

李时珍曰:补益上药,天麻为第一。世人只用之治风,良可惜也。(《本草崇原》卷上)

一名神草,一名赤芝,一名定风草。其茎如箭竿赤色,天麻即其根也。如神箭,故能杀鬼精毒气。遇风不摇,故能治诸风眩掉,小儿惊痫。芝属之神草,故能长阴肥健,益气长年。此驱风补益之品,故又主五劳七伤,恍惚失志,瘫缓拘挛,腰膝疼痛。

【歌诀】

赤箭辛温杀鬼精,虚风眩运及头疼;

肥健长阴益气力,小儿风痫惊气平。(《医学要诀》草诀)

天 门 冬

气味甘平,无毒。主诸暴风湿偏痹,强骨髓,杀三虫,去伏尸。久服轻身益气,延年不饥。

天门冬,一名天棘,又名颠棘。始出奉高山谷,此山最高,上奉于天,故名曰天、曰颠。藤引蔓延,茎梢有刺,故名曰棘。其根白色或黄紫色,柔润多汁,长二三寸,一科一二十枚,与百部相类。

天门冬,《本经》言:气味苦平。《别录》言:甘寒。新出土时,其味微苦,曝干则微甘也。性寒无毒,体质多脂,如生高山,盖禀寒水之气而上通于天,故有天冬之名。主治诸暴风湿偏痹者,言风湿之邪,暴中于身而成半身不遂之偏痹,天冬禀水天之气,环转运行,故可治也。强骨髓者,得寒水之精也。杀三虫、去伏尸者,水阴之气,上通于天也。水气通天则天气下降,故土中之三虫,泉下之伏尸,皆杀去也。太阳为诸阳主气,故久服轻身益气,天气通贯于地中,故延年不饥。

伏尸者,传尸鬼疰,泉下尸鬼,阴而为病也。天门冬能启水中之生阳,上通于天,故去伏尸。凡治传尸之药,皆从阴达阳,由下升上。

天、麦门冬,皆禀少阴水精之气。麦门冬禀水精而上通于阳明,天门冬禀水精而上通于太阳。夫冬主闭藏,门主开转,咸名门冬者,咸能开转闭藏而上达也。后人有天门冬补中有泻,麦门冬泻中有补之说,不知从何处引来,良可嗤也。(《本草崇原》卷上)

天冬凉而能补,足少阴肾经药也。故主强骨髓,补劳伤。其性蔓延惟上,能启阴气,故主杀三虫,去伏尸,而治偏痹诸证。又主喘急咳嗽、肺痿、肺痈,消渴烦热,阳事不起,皆启阴之功也。

眉批:肾主藏精液,凡上品多汁之药皆能补肾益精。

【歌诀】

天冬苦平强骨髓,能杀三虫去伏尸;

诸暴风湿成偏痹,益气延年久不饥。(《医学要诀》草诀)

天 名 精

气味甘寒,无毒。主治瘀血,血瘕欲死,下血,止血,利小便。久服轻身耐老。

天名精合根苗花实而言也。根名土牛膝,苗名活鹿草,实名鹤虱。所以名活鹿者,《异苑》云:宋元嘉中青州刘憕射一鹿,剖五脏以此草塞之,蹶然而起。憕怪而拔草便倒,如此三度,憕因密录此草种之,治折伤愈多人,因以名之。始出平原川泽,今江湖间皆有之,路旁阴湿处甚多。春生苗,高二三尺。叶如紫苏叶而尖长,七月开黄白花,如小野菊,结实如茼蒿子,最粘人衣,狐气尤甚。炒熟则香,因名鹤虱,俗名鬼虱。其根黄白色,如牛膝而稍短,故名土牛膝。

鹿乃纯阳之兽,得此天名精而复活,盖禀水天之气而多阴精,故能治纯阳之鹿。主治瘀血,血畡欲死,得水天之精气。阴中有阳,阳中有阴,故瘀久成瘕之积血,至欲死而可治,亦死而能生之义也。又曰:下血、止血者,申明所以能治瘀血血瘕欲死,以其能下积血,而复止新血也。水精之气,上合于天,则小便自利。久服则精气足,故轻身耐老。(《本草崇原》卷上)

此上品药也。天名精,并根苗而言,其功长于吐痰止血,解毒杀虫,故服之能止痰疟。漱之立止牙疼,采之敷蛇咬螫毒。根名土牛膝,凡乳蛾缠喉肿痛,小儿急慢惊风,牙关紧急,不省人事者,取根捣烂,入好酒绞汁灌之,良久即苏。仍以渣敷项下,或醋调搽。子名鹤虱。主蛔虫心痛,杀五脏虫,止牙疼,敷恶疮。

眉批:土牛膝主堕胎。

【歌诀】

天名精寒主喉痹,下血止血小便利;

瘀血血瘕欲死形,杀虫吐痰治瘰疬。(《医学要诀》草诀)

天 南 星

气味苦温,有大毒。主治心痛寒热,结气积聚,伏梁,伤筋痿拘缓,利水道。

《本经》之虎掌,今人谓之天南星,处处平泽有之。四月生苗,状如荷梗,高一二尺,一茎直上,茎端有叶如爪,岐分四步,岁久则叶不生,而中抽一茎,作穗直上如鼠尾,穗下舒一叶如匙,斑烂似素锦,一片裹茎作房。穗上布蕊满之,花青褐色,子如御粟子,生白熟则微红,久又变为蓝色。其根形圆,色白,大如半夏二三倍。曰虎掌者,因叶形似之;曰天南星者,以根形圆白,如天上南方之大星，取以为名也。

天南星色白根圆，得阳明金土之气化，味苦性温，又得阳明燥烈之气化，故有大毒。主治心痛寒热结气者，若先入心而清热，温能散寒而治痛结也。积聚、伏梁者，言不但治痛结无形之气，且治有形之积聚、伏梁。所以然者，禀金气而能攻坚破积也。伤筋痿拘缓者，言筋受伤而痿拘能缓也。夫小筋受伤而弛长为痿，犹放纵而痿弃也。大筋受伤而软短为拘，犹缩急而拘挛也。阳明主润宗筋，束骨而利机关，故伤筋痿拘能缓。缓，舒缓也。利水道者，金能生水，温能下行也。**(《本草崇原》卷下)**

《本经》名曰虎掌。岐伯曰：辛有毒，乃西方燥金之毒剂，故能逐结聚而除水湿。金水之气能制火脏之伏梁。筋痿拘缓，皆风眚也。燥胜湿，故利水道。故又主口眼㖞斜，痰迷心窍，破伤风口噤身强，小儿急慢惊风，痈肿喉痹，痰瘤结核，走马牙疳，肠风泻血。

眉批：戊癸相合主化火土之气。虎乃西方之神，能逐物而制风。宋开宝始有天南星之名，以其圆白而象老人星也。

【歌诀】

南星苦温主心痛，寒热结气及中风；

筋痿拘挛阴下湿，积聚伏梁水道通。**(《医学要诀》草诀)**

天　雄

气味辛温，有大毒。主治大风，寒湿痹，历节痛，拘挛缓急，破积聚邪气，金疮，强筋骨，轻身健行。

附子种在土中，不生侧子，经年独长大者，故曰雄也。土人种附子，地出天雄，便为不利，如养蚕而成白僵也。时俗咸谓一两外者为天雄，不知天雄长三四寸许，旁不生子，形状各异。

天雄、附子，《本经》主治稍异，而旨则同，故不加释。

李士材曰：天雄之用，与附子相仿，但功力略逊耳。李时珍曰：乌头、附子、天雄皆是补下焦命门阳虚之药，补下所以益上也。若是上焦阳虚，即属心脾之分，当用参芪，不当用天雄也。乌附天雄之尖皆是向下，其气下行，其脐乃向上，生苗之处。寇宗奭言其不肯就下，张元素言其补上焦阳虚，皆是误认尖为上耳。惟朱震亨以为下部之佐者得之，而未发出此义。卢子由曰：天以体言，雄以用言，不杂于阴柔，不惑于邪乱。若夫风寒湿痹证，及积聚邪气、金疮，嫌于无阳

者,乃得行险而不失其正。(《本草崇原》卷下)

天雄乃种附子独变其形,长而四旁不生子者是也。主驱风治痛,长阴强志,令人武勇不倦,非川产者不可妄用。近时以附子之重大为天雄者,非也。

眉批:《别录》云:长至三四寸许,土人种附生此以为不宜。

【歌诀】

天雄大风寒湿痹,历节拘挛痛缓急;

筋骨强坚身健行,邪气金疮破聚积。(《医学要诀》草诀)

天 竺 黄

志曰:生于天竺国。今诸竹内往往得之,人多烧诸骨,及葛粉杂之。时珍曰:生南海镛竹中。此竹极大,又名天竺,其内有黄。盖竹之津气结成,其气味功用,与竹沥同而无寒滑之害。

【歌诀】

天竺黄去诸风热,小儿惊痫风痰结;

天吊客忤卒失音,明目镇心定瘨疯。(《医学要诀》开宝本草)

葶 苈 子

气味辛寒,无毒。主治癥瘕积聚,结气,饮食寒热,破坚逐邪,通利水道。

葶苈子始出藁城平泽田野间,汴东、陕西、河北州郡亦有之,近以彭城、曹州者为胜。春初生苗,叶高六七寸,似荠,故《别录》名狗荠。根白色,枝茎俱青,三月开花微黄,结角于扁小,如黍粒微长,黄色。《月令》:孟夏之月靡草死。许慎、郑元注皆云:靡草、狗荠、葶苈之属是也。

葶苈花实黄色,根白味辛,盖禀土金之气化。禀金气,故主治癥瘕积聚之结气。禀土气,故主治饮食不调之寒热。破坚逐邪,金气盛也。通利水道,土气盛也。

李杲曰:《本草十剂》云:泄可去闭,葶苈、大黄之属二味,皆大苦寒,一泄血闭,一泄气闭,盖葶苈之苦寒,气味俱厚,不减大黄,又性过于诸药,以泄阳分肺中之闭,亦能泄大便,为体轻象阳故也。《别录》云:久服令人虚。朱丹溪谓:葶苈属火性急,善遂水,病患稍涉,虚者宜远之,且杀人,甚健何必久服而后虚也。李时珍曰:葶苈子有甜苦二种,正如牵牛黑白二色,急缓不同。又如葫芦甘苦二味,良毒亦异,大抵甜者下泄之性缓,虽泄肺而不伤胃,苦者下泄之性急,既泄肺而兼伤胃,故古方多以大枣辅之。若肺中水气膜满急者,非去不能除,但水去则止,不可过剂,既不久服,何至杀人。《淮南子》云:大戟去水,葶苈愈胀,用之不节,乃反成病,亦在用之有节与不耳。(《本草崇原》卷下)

十剂云:泄可去闭,葶苈大黄之属是也。盖大黄苦寒走血,葶苈辛寒走气,是以《金匮》有葶苈大枣泻肺汤。肺主周身之气也,伤寒邪在气分结胸者用葶苈杏子。夫气为阳,气行则阴瘕留结尽解,气化则水邪邪热自通。是以《别录》下膀胱水伏留热者,气化则出也。去皮间邪水,面目浮肿,身暴中风热者,肺主皮毛也。故又治肺壅上气,咳嗽喘促,胸中痰饮,大腹水肿。《千金方》治月水不通,气行则血行也。但气虚者,不可妄用。

【歌诀】

葶苈主癥瘕积聚,饮食留饮及结气;

破坚逐邪水道通,皮肤邪水留热去。(《医学要诀》草诀)

通　　草

木通黄中通理,藤络蔓延,能通运脾胃之气,故除中焦寒热也。《经》曰:脾为孤藏,中央土以灌四旁。其不及,则令人九窍不通;九窍通利,自能不忘,而虫类自不安矣。后贤用治音声耳聋,痈肿五淋,积聚血块,下乳通经,齆鼻息肉,堕胎催生。导小肠火,利大小便,亦皆取其通意耳。

【歌诀】

通草辛平去恶虫,关节血脉九窍通;

除脾胃中寒热气,令人不忘散肿功。(《医学要诀》草诀)

通　脱　木

此通草也。色白闭气寒,味淡而体轻,故入太阴肺经,引热下降而利小便。入阳明胃经,通气上达而下乳汁。其气寒,降也;其味淡,升也。

【歌诀】

通脱木主利阴窍,水肿五淋癃闭通;

明目退翳泻肺热,下乳催生解毒虫。(《医学要诀》用药法象)

童　　便

夫饮入于胃,游溢精气,上输于脾,脾气散精,上归于肺,通调水道,下输膀胱,水津四布,五经并行。便乃气化所出,能行故道,引火下行。味咸走血,故止咳嗽吐血,其效其速。

眉批:性味咸寒。时珍云:温不寒。

【歌诀】

童便主嗽逆上气,寒热头痛及病瘦;

吐血衄血肺痿清,劳热骨蒸并鬼疰。(《**医学要诀**》**别录下品**)

土鳖虫(䗪虫)

气味咸寒,有毒。主治心腹寒热洗洗,血积癥瘕,破坚,下血闭,生子大良。䗪音蔗。

䗪虫,《本经》名地鳖,《别录》名土鳖,以其形扁如鳖也。又名簸箕虫,亦以其形相似也。陆农师云:䗪逢申日则过街,故又名过街。生人家屋下土中湿处及鼠壤中,略似鼠妇而圆,大寸余,无甲有麟。李时珍云:处处有之,与灯蛾相牝牡。

《金匮》方中治久病结积,有大黄䗪虫丸。又治疟痞,有鳖甲煎丸。及妇人下瘀血汤方并用之。今外科、接骨科亦用之。乃攻坚破积,行血散疟之剂。学者以意会之可也。(《**本草崇原**》**卷中**)

一名地鳖。咸寒有毒。治心腹寒洗洗,血积癥瘕,破坚下血闭,生子大良。行产后血积,折伤接骨。木舌重舌塞口,不治杀人;用虫五枚矣,同盐煎含。(《**医学要诀**》**药性备考**)

土　茯　苓

一名山萆薢。味甘淡而性平,为阳明本经药,能健脾胃,去风湿。脾胃健,则营卫从;风湿去,则筋骨利,故主骨痛疮痈诸证。近时用治杨梅疮甚有功效,盖能行营卫而解热毒也。可当谷,故有冷饭块之名。卫气行于阳,则寤矣。

【歌诀】

土茯苓主健脾胃,骨痛拘挛风湿利;

恶疮痈肿瘰疬消,当谷不饥能不睡。(《医学要诀》药性本草)

土 瓜 根

气味苦寒,无毒。主治消渴、内痹、瘀血、月闭、寒热酸疼,益气,愈聋。

土瓜,《本经》名王瓜,俗名野甜瓜。《月令》云:四月王瓜生。即此瓜也。始生鲁地平泽田野及人家墙垣篱落间,四月生苗延蔓。其蔓多须叶,如栝蒌叶,但无叉缺,有毛刺。五月开黄花,花下结子,熟时赤如弹丸,根如栝蒌,根之小者,须掘深二三尺,乃得正根。三月采根,阴干候用。

愚按:土瓜非世俗所食之王瓜,又非世俗所食之甜瓜。《本经》虽有其名,今人未之识也。因仲景《伤寒论》有土瓜根为导之法,故存之。

按:《月令》所谓王瓜者,蔓延而生,茎叶上皆有细毛,其叶圆而上尖,一叶之下辄有一须,遇草木茎叶即能缠绕。六七月开花色黄五瓣,花下蒂长,即其实也。吾杭甚多,凡旷野隙地遍处有之,民间往往认作瓜蒌,高氏以为今人未之识者,盖以此故耳。(《本草崇原》卷中)

土 牛 膝

又名杜牛膝,气味苦寒。主治吐血,牙痛,咽喉肿塞,诸骨哽咽(《新增》)。

天者阳也,下通水精。水者阴也,阴柔在下,故根名土牛膝。阳刚在上,故苗名活鹿,子名鹤虱,于命名之中,便有阴阳之义。(《本草崇原》卷上)

菟 丝 子

气味辛甘平,无毒。主续绝伤,补不足,益气力,肥健人。《别录》云:久服明目,轻身延年。

菟丝子,《尔雅》名玉女,《诗》名女萝。始出朝鲜川泽田野,盖禀水阴之气,从东方而生,今处处有之。夏生苗,如丝遍地,不能自起,得他草梗则缠绕而上,其根即绝于地,寄生空中,无叶有花,香气袭人,结实如秕豆而细,色黄。法当温水淘去沙泥,酒浸一宿,曝干捣用。又法,酒浸四五日,蒸曝四五次,研作饼,焙干用。

凡草木子实,得水湿清凉之气后能发芽。菟丝子得沸汤火热之气,而有丝芽吐出,盖禀性纯阴得热气而发也。气味辛甘,得手足太阴天地之气化,寄生空中,丝茎缭绕,故主续绝伤。续绝伤,故能补不足;补不足,故能益气力;益气力,故能肥健人。兔乃明月之精,故久服明目。阴精所奉其人寿,故轻身延年。(**《本草崇原》卷上**)

《抱朴子》云:菟丝初生之根,其形似兔握,割其血以和丹药,立能变化。兔者,月之魄也。故《尔雅》菟丝名为玉女。是以大能补阴坚骨,添髓益精。凡补阴而藤蔓者,能续绝伤,补筋脉,筋脉资生于阴也。补阴之子,皆能明目。骨之精为瞳子也。气力肌肉,生于中焦水谷之精,然必借阴中之生阳以合化。

眉批:藤蔓似筋脉。

【歌诀】

菟丝辛平能明目,主续绝伤补不足;

益气倍力肥健人,添髓强坚筋与骨。(**《医学要诀》草诀**)

瓦楞子（蚶）

一名瓦垄子。壳,甘咸平。烧过、醉淬、醋丸服,治一切血气冷气癥瘕。消血块,化痰积。连肉烧存性、研敷,小儿走马牙疳有效。(**《医学要诀》药性备考**)

王 不 留 行

天地之形如鸟卵,仲景即以鸡子白补气,卵黄治血脉。金银花花开黄白,藤名忍冬,得水阴之气而蔓延。陶隐君谓能行荣卫阴阳,主治寒热腹胀,败毒消肿。盖荣卫行而寒热肿胀自消,得阴气而热毒自解,故又治热毒下痢、飞尸鬼疰、喉痹乳蛾。王不留行亦花开黄白,故名金盏银台,其性善行,言虽有王命,不能留其行也。陶隐君亦取其能行气血,主治金疮,痈肿,痛痹,产难,下乳汁,利小便,出竹木刺。夫血气留阻,百病皆生,荣卫营运,精神自倍。故二种皆为上品,并主轻身耐老,益寿延年。鸡卵用形,二花取色,一因其延蔓,一取其善行。夫医者,意也。本草大义,亦以意逆之,则得矣。开之曰:人但知金银花败毒消肿,不知有行荣卫血气之功,得冬令寒水之气。(**《侣山堂类辩》卷下**)

即金盏银台,一名禁官花。苗子气味苦平,功用相等。其性善行,虽有王命,不能留其行,故有是名。气血运行,则经脉疏通,而血归经络。故能止血,及鼻衄下血,妇人经血不匀,下乳催生。治痈出刺,皆借荣卫之运行,荣卫相将,则风痹游疹自灭。又主利小便。久服轻身耐老增寿。

眉批:皆黄白相间,主行荣卫阴阳者也。

【歌诀】

王不留行主金疮,止血逐痛及产难;

出刺止烦除风痹,下乳消痈诸恶疡。(《医学要诀》别录上品)

威 灵 仙

威言其性猛,灵仙言其功神也。气味苦温,能去众风,通十二经脉,朝服暮效。主中风不遂,口眼㖞斜,风狂疬痒,手足麻痹,胎风脐风,瘰疬肠痔,肠风泻血,噎塞膈气,经水不通,心痛宿滞;为去风行水之要药。但其性迅利,不宜久服,恐损真气也。

【歌诀】

威灵仙主治诸风,宣通五脏去冷积;

心膈痰水腰膝疼,脚气麻痹癥瘕癖。(《医学要诀》开宝本草)

葳 蕤

气味甘平,无毒。主中风暴热,不能动摇,跌筋结肉,诸不足。久服去面黑䵟,好颜色,润泽,轻身不老。

《本经》名女萎,《吴氏本草》名葳蕤,《别录》名玉竹,《拾遗》名青粘。始出太山山谷及邱陵,今处处有之。女萎者,性阴柔而质滋润,如女之委顺相随也。葳蕤者,女子娇柔之意。玉竹者,根色如玉,茎节如竹也。青粘,茎叶青翠,根汁稠粘也。春生苗,茎直有节,其叶如竹,两两相对,其根横生如黄精,色白微黄,性柔多脂,最难干。

按:葳蕤叶密者,似乎对生,而实不相对。或云:其叶对生者,即是黄精矣。今浙中采药人拣根之细长者为玉竹,根之圆而大者为黄精,其实只是一种年未久者,故根细而长。年久者,其根大而圆。余求真黄精,种数十年不能得。

葳蕤,气味甘平,质多津液,禀太阴湿土之精,以资中焦之汁。中风暴热者,风邪中人,身热如曝也。不能动摇者,热盛于身,津液内竭,不濡灌于肌腠也。

跌筋者,筋不柔和,则蹉蹶而如跌也。结肉者,肉无膏泽则涩滞而如结也。诸不足者,申明中风暴热,不能动摇,跌筋结肉,是诸不足之证也。久服则津液充满,故去面上之黑鼾,好颜色而肌肤润泽,且轻身不老。

愚按:葳蕤润泽滑腻,禀性阴柔,故《本经》主治中风暴热,古方主治风温灼热,所治皆主风热之病。近医谓葳蕤有人参之功,无分寒热澡湿,一概投之,以为补剂,不知阴病内寒此为大忌,盖缘不考经书,咸为耳食所误。(《**本草崇原**》卷上)

葳仁甘温。主心腹邪热结气。明目,目赤痛伤泪出,目肿眦烂。生治足睡,熟治不眠。春雪膏:用仁去皮油二钱、冰片二分,和匀入生蜜六分,点风热眼甚妙。

眉批:本经上品。

葳蕤甘平,有参芪之功,大能补正去邪,故主中风风温,时行狂热,劳疟湿注,虚劳客热,五劳七伤。中气虚热,续绝伤,润心肺,泽颜色,去黑鼾。

【歌诀】

葳蕤主头目腰痛,中风暴热不能动;

跌筋结肉不足资,心腹结气虚劳用。(《**医学要诀**》药性备考)

薇 衔

气味苦平,无毒。主治风湿痹,历节痛,惊痫,吐舌,悸气,贼风,鼠瘘,痈肿。薇音眉。

薇衔生汉中川泽及冤句、邯郸。丛生,叶似芜荑,有毛赤茎。《本经》名麋衔,一名鹿衔,言麋鹿有疾,衔此草即瘥也。又名吴风草。李时珍曰:按郦道元《水经注》云:魏兴、锡山多生薇衔草,有风不偃,无风独摇,则吴风当作无风乃通。

按:《月令》五月鹿角解,十一月麋角解。是麋鹿有阴阳之分矣。此草禀少阴水火之气,是以麋鹿咸宜,犹乌药之治猫狗也。《素问》黄帝问曰:有病身热懈惰,汗出如浴,恶风少气,此为何病? 岐伯曰:病名酒风,治之以泽泻、术各十分,麋衔五分,合以三指撮,为后饭。后饭,先服药也。此圣方也。而后世不知用之,诚缺典矣。(《**本草崇原**》卷中)

文 蛤

气味咸平,无毒。主治恶疮,蚀五痔。

文蛤生东海中,背上有斑文,大者圆三寸,小者圆五六分。沈存中《笔谈》云:文蛤即今吴人所食花蛤也,其形一头小,一头大,壳有花斑者是。《开宝》《药性》有五倍子,亦名文蛤,乃是蜀中盐肤子树上之虫窠也,以象形而称之,与水中所产文蛤不同。

蛤乃水中介虫,禀寒水之精,故主治恶疮蚀(蚀,疑为衍文,编者注)。感燥金之气,主资阳明大肠,故治五痔。五痔解见黄芪条下。

《伤寒》太阳篇》曰:病在阳,应以汗解之,反以冷水噀之,若灌之,其热被却不得去,弥更益烦,肉上粟起,意欲饮水,反不渴者,服文蛤散。文蛤五两为末,每服方寸匕,沸汤下,甚效。文蛤外刚内柔,象合离明,能燥水湿,而散热邪也。(**《本草崇原》卷中**)

咸平。治恶疮,蚀五痔,咳逆胸痹,腰痛胁急,鼠瘘。止烦渴,利小便,散水气,化痰软坚。治口鼻中蚀疳,女人崩中漏下。(**《医学要诀》药性备考**)

乌　梅

气味酸温平涩,无毒。主治下气,除热,烦满,安心,止肢体痛,偏枯不仁,死肌,去青黑志,蚀恶肉。志、痣同。

梅实将熟时,采微黄者,篮盛于突上熏黑,若以稻灰淋汁,润湿蒸过,则肥泽不蛀。

梅花放于冬,而实熟于夏,独得先春之气,故其味酸,其气温平而涩,涩附于酸也。主下气者,得春生肝木之味,生气上升,则逆气自下矣。除热烦满者,禀冬令水阴之精,水精上滋,则烦热除而胸膈不满矣。安心者,谓烦热除而胸膈不满,则心气亦安。肢体痛,偏枯不仁,死肌,皆阳气虚微,不能熏肤充身泽毛,若雾露之溉。梅实结于春而熟于夏,主敷布阳气于肌腠,故止肢体痛,及偏枯不仁之死肌。阳气充达,则其颜光,其色鲜,故去面上之青黑痣,及身体虫蚀之恶肉。

愚按:乌梅味酸,得东方之木味,放花于冬,成熟于夏,是禀冬令之水精而得春生之上达也。后人不体经义,不穷物理,但以乌梅为酸敛收涩之药,而春生上达之义未之讲也,惜哉!(**《本草崇原》卷中**)

梅花开于冬,得先春之气,具甲乙之全体,味酸而入胆肝。人之舌下有四窍,两窍通胆液。《经》云:味过于酸,肝气以津。酸生津液,肝主色血,故逆气烦热,偏枯死肌,咸可濡润矣。其味酸温带涩,能止呕吐泄痢,蛔厥心疼,烦热消渴,下血喉痹。白梅治中风,惊痫,喉痹,痰厥僵仆。牙关紧闭者,取梅肉揩牙龈,涎出即开。又治泻痢烦渴,霍乱吐下,下血血崩,与乌梅同功。

眉批:廉泉、玉英,津液之道也。

【歌诀】

梅实下气烦热清,烦满安心吐痢平;

偏枯不仁肢体痛,黑痣死肌恶肉新。(《**医学要诀**》草诀)

乌　头

气味辛温,有毒。主治诸风,风痹,血痹,半身不遂,除寒冷,温养脏腑,去心下坚痞,感寒酸痛。洁古《珍珠囊》附。

乌头乃初种而未旁生附子者。乌头如芋头,附子如芋子,本一物也,其形如乌之头,因以为名。各处皆有,以川中出者入药,故医家谓之川乌。

李士材曰:大抵寒证用附子,风证用乌头。(《**本草崇原**》卷下)

此草乌头也。江南处处有之,其毒更甚于川乌。主中风瘫痪,心腹冷痰,头风喉痹,痈肿疔毒,疥癣气块,瘰疬结核。

眉批:其汁煎之名射罔,传箭射猛兽立死。

【歌诀】

乌头辛热主中风,恶风洗洗汗出同;

除寒湿痹咳逆气,破坚积聚寒热功。(《**医学要诀**》草诀)

乌　药

时珍曰:乌药辛温香窜,能散诸气。故《和剂局方》治中风中气诸证,皆用乌药顺气散者,先疏其气,气顺则风散也。《和剂》方治七情郁结,上气喘急,用四磨汤者,降中兼升,泻中带补也。其方用人参、乌药、沉香、槟榔磨咽。《日华子》又主治霍乱反胃,泻痢肿胀,脚气病气。

【歌诀】

乌药中恶心腹痛,蛊毒鬼疰宿食消;

膀胱肾气冲背膂,妇人气血小儿蚵。

眉批:蚵,小虫也。(《**医学要诀**》开宝本草)

无 名 异

甘平无毒。治金疮折伤内损，止痛生肌，消肿毒痈疽，收湿气。(《**医学要诀**》**药性备考**)

芜 荑

气味辛平，无毒。主治五内邪气，散皮肤骨节中淫淫温行毒，去三虫，化食。

芜荑生晋山川谷，今河东、河西近道处处皆有，而太原、延州、同州者良。其木名楩。《说文》曰：楩，山扮榆也，有刺，实为芜荑。叶圆而厚，其实早成，亦如榆荚，但气臭如犼，土人作酱食之，则味香美。性能杀虫，置物中亦能辟蛀。

芜荑，山榆仁也。榆受东方甲乙之精，得先春发陈之气，禀木气也。其味辛，其臭腥，其色黄白，其本有刺，禀金气也。木能平土，故主治五内之邪气。五内者，中土也。金能制风，故散皮肤骨节中淫淫温行毒。淫淫温行者，风动之邪也。风胜则生虫，去三虫，亦金能制木也。火衰则食不化，化食，乃木能生火也。(《**本草崇原**》**卷中**)

芜荑辛平，臭膻，山榆仁也。春取榆柳之火，谓先得春生百木之气，当入少阳厥阴，以宣风木之用，故主清邪而散温毒也。风入虫生，风宣虫去矣。食气入胃，散精于肝，木能化土，故有消食之功。

眉批：曲直作酸，其臭膻。

【歌诀】

芜荑五内邪气清，皮肤骨节中淫淫；

既散淫淫中温毒，又有杀虫化食能。(《**医学要诀**》**草诀**)

吴 茱 萸

气味辛温，有小毒。主治温中下气，止痛，除湿血痹，逐风邪，开腠理，咳逆寒热。

吴茱萸所在有之，江浙、蜀汉尤多。木高丈余，叶似椿而阔厚，紫色，三月开红紫细花，七八月结实累累成簇，似椒子而无核，嫩时微黄，熟则深紫，多生吴地，故名吴茱萸。九月九日采，阴干，陈久者良，滚水泡一二次，去其毒气用之。

山茱萸、吴茱萸咸禀木火之气。禀火气,故主温中。禀木气,故主下气。中焦温而逆气下,则痛自止矣。湿血痹者,湿伤肌腠,故充肤热肉之血凝泣为痹。少阳炎热之气,行于肌腠,肝主冲任之血,淡渗皮肤,则湿血痹可除矣。又曰:逐风邪者,言湿痹可除,而风邪亦可逐也。气味辛温,故开腠理。腠理开,则肺病之咳逆,皮肤之寒热皆治矣。(《本草崇原》卷中)

吴茱萸木本而生子色赤,性味辛温,具木火之体用,故能补土温中,有火土相生之义。主除痹逐邪者,能温中气也。开腠理者,脾主肌也。中胃虚寒,致呕吐而心腹痛者宜之。又能治寒疝者,以木之子而辛热也。止赤白痢者,能除湿血也。治霍乱转筋,痰冷痃寒,饮食不消,水肿脚气;少阴伤寒,吐利厥逆,能温中而下气也。

眉批:我生者为用。疝乃厥阴肝木之证,子以象卵,故子核皆能治疝。

【歌诀】

吴茱萸主逐风邪,咳逆寒热开腠理;
温中下气呕吐平,止痛兼除湿血痹。(《医学要诀》草诀)

蜈　蚣

气味辛温,有毒。主治鬼疰蛊毒蝈,诸蛇虫鱼毒,杀鬼物老精,温疟,去三虫。

蜈蚣,江以南处处有之。春出冬蛰,节节有足,双须岐尾,头上有毒钳。入药以头足赤者为良。蜈蚣一名天龙,能制龙蛇蜥蜴,畏虾蟆、蛞蝓、蜘蛛、雄鸡。《庄子》所谓:物畏其天。《阴符经》所谓:禽之制在气也。

蜈蚣色赤性温,双钳两尾,头尾咸红。生于南方,禀火毒之性,故《本经》主治皆是以火毒而攻阴毒之用也。

愚按:蛇属金,蜈蚣属火,故能制之。鸡应昴宿,是又太阳出而爝火灭之义矣。(《本草崇原》卷下)

辛温有毒。治鬼疰蛊毒,小儿惊痫,搐搦天吊,撮口脐风,瘰疬,便毒痔漏,蛇瘕。天蛇头疮,蛇蝮螫伤,丹毒瘤肿。腹大如箕。(《医学要诀》药性备考)

五　倍　子

生于肤木之上,虫所造也。肤木即咸麸子木,麸子及木柴皆酸咸寒凉,能除痰饮咳嗽，生津止渴，解热毒。治喉痹下血，血痢诸病。五倍子乃小虫食其津液结成者，故所主治，与之同功。其味酸咸。能敛肺止血化痰，止渴收汗；其气寒，能散热毒疮肿；其性收，能除泄痢湿烂。百药煎功与五倍子不异，但经酿造，其体轻虚，其性浮收，且味带余甘，治上焦心肺咳嗽痰饮、热渴诸证。

【歌诀】

五倍子主齿疳䘌，肺脏风毒溢肤皮；

疥癣疳疮并五痔，咳嗽泄痢及喉痹。(《医学要诀》开宝本草)

五 加 皮

气味辛温，无毒。主治心腹疝气、腹痛，益气，疗躄、小儿五岁不能行，疽疮阴蚀。

五加木，始出汉中冤句，今江淮、湖南州郡皆有。春生苗，叶青茎赤似藤葛，高三五尺，上有黑刺，一枝五叶交加，每叶上生一刺，三四月开白花，根若荆，根皮黄色，肉白色。

五加皮色备五行，花叶五出，乃五车星之精也，为修养家长生不老之药。主治心腹疝气，乃心病而为少腹有形之疝也。黄帝问曰：诊得心脉而急，此为何病，病形何如？岐伯曰：病名心疝，少腹当有形者是也。腹痛，乃脾病而致腹痛也。益气，乃肺病气虚，五加皮能益其气也。疗躄，乃肝病筋虚，五加皮能强筋疗躄也。小儿五岁不能行，乃肾病骨虚，五加皮补肾坚骨，故治小儿五岁不能行。治疽疮者，诸疮痛痒，皆属心火。五加皮助精水上滋，而能济其火也。治阴蚀者，虫乃阴类，阳虚则生，五加皮能益君火，而下济其阴也。夫五加皮、女贞实，咸禀五运之气化。女贞皆言养正，五加皆言治病，须知养正则病自除，治病则正自养。

按：东华真人《煮石经》云：何以得长久，何不食金盐；何以得长寿，何不食玉豉。玉豉，地榆也；金盐，五加也。取名金盐、玉豉者，盐乃水味，豉乃水谷，得先天水精，以养五脏之意。昔人有言曰：宁得一把五加，不用金玉满车；宁得一斤地榆，不用明月宝珠。又，鲁定公母服五加酒，以致不死，尸解而去。张子声、杨建始、王叔牙、于世彦等，皆服此酒，而房室不绝，得寿三百岁。亦可为散，以代茶汤。又曰：五加者，五车星之精也。水应五湖，人应五德，位应五方，物应五车，故青精入茎则有东方之液，白气入节则有西方之津，赤气入华则有南方之光，玄精入根则有北方之饴，黄烟入皮则有戊己之灵。五神镇生，相转育

成,饵之者真仙,服之者反婴。是五加乃服食养生之上品,而《本经》不言久服延年,或简脱也。(《本草崇原》卷上)

五加皮,性味辛温,五车星之精也。仙家名为金盐,谓其功能补虚益精,长生不老,坚筋骨,强志意。故主痿躄五缓,疝痹拘挛,阴痿囊湿。小便余沥等证。

【歌诀】

加皮补中精气益,腹痛痹风及痿躄;

小儿三岁不能行,疝气疳疮阴内蚀。(《医学要诀》草诀)

五 灵 脂

此号寒虫粪也。鸟名鹖鸩,乃候时之鸟,其粪如凝脂,而受五行之灵气者也。时珍曰:气味俱厚,阴中之阴,入肝经血分。肝主血,诸痛皆属于木,诸虫皆生于风,此药能和血散血。通利气脉,故主治血病而止诸痛。定惊痫,除疟痢,消积化痰,疗疳杀虫,治血痹血眼诸证,皆属肝经病也。配蒲黄等分,名失笑散。不独治妇人心痛血痛,凡男女老幼,一切心腹胁肋少腹痛,蛔痛虫痛,疝痛肠风,并胎前产后血气作痛,及血崩血晕,经溢带下,百药不效者,俱能奏功,屡用屡验,真近世神方也。又治风止吐血。

【歌诀】

五灵脂主气血痛,女子血闭及血崩;

心腹冷气并冷积,五疳五痫能杀虫。(《医学要诀》开宝本草)

五 味 子

气味酸温,无毒。主益气,咳逆上气,劳伤羸瘦,补不足,强阴,益男子精。

五味子,《别录》名玄及。始出齐山山谷及代郡,今河东、陕西州郡尤多,杭越间亦有,故有南北之分。南产者,色红核圆。北产者,色红兼黑,核形似猪肾。凡用以北产者为佳。蔓生,茎赤色,花黄,白子,生青熟紫,亦具五色,实具五味,皮肉甘酸,核中辛苦,都有咸味,味虽有五,酸味居多。名玄及者,谓禀水精而及于木也,都有咸味则禀水精,酸味居多则及于木。盖五行之气,本于先天之水,而生后天之木也。

五味子,色味咸五,乃禀五运之精,气味酸温,得东方生长之气,故主益气。肺主呼吸,发原于肾,上下相交,咳逆上气,则肺肾不交。五味子能启肾脏之水精,上交于肺,故治咳逆上气。本于先天之水,化生后天之木,则五脏相生,精气充足,故治劳伤羸瘦,补不足。核形象肾,入口生津,故主强阴。女子不足于血,男子不足于精,故益男子精。(《**本草崇原**》卷上)

味子具五味而性温,能滋五脏之津气,然偏重于酸收。肺主气而欲收,故主益气而止咳逆上气。《经》云:肾主水藏,受五脏之精液而藏之。味子能敛五脏之精,而生津液,故能强阴益精,治劳伤而补不足。又主反胃痰癖,霍乱转筋者,滋肺以平肝也。治泄痢遗精,瞳子散大者,酸敛而益精也。消水肿者,气化则水行也。止奔豚者,母能令子伏也。夏月宜服者,炎火烁金,能保肺气而生津也。

【歌诀】

味子益气主强阴,咳逆能平津液生;

劳伤羸瘦补不足,除热益滋男子精。(《**医学要诀**》草诀)

豨 莶 草

唐江陵节度使成讷,表进豨莶丸,治中风百药不愈,服至四五千丸,病愈而复丁壮。又益州张咏,表进豨莶丸略云:臣自服至百服,眼目清明,髭发乌黑,筋力轻健,效验多端。又治中风不语,口眼㖞斜,及痈疽疔肿金疮恶疮。五月五日采者佳,取叶及枝头,九蒸九暴,蜜丸,空心温酒或米饮下二三十丸。

【歌诀】

豨莶苦寒主热蜃,胸中烦满不能食;

骨痛膝弱肝肾风,四肢麻痹浮肿湿。(《**医学要诀**》唐本草)

细 辛

气味辛温,无毒。主咳逆上气,头痛脑动,百节拘挛,风湿痹痛,死肌。久服明目,利九窍,轻身长年。

细辛,始出华阴山谷,今处处有之。一茎直上,端生一叶,其茎极细,其味极辛,其叶如葵,其色赤黑。辽冀产者,名北细辛,可以入药。南方产者,名杜衡,其茎稍粗,辛味稍减,一茎有五七叶,俗名五蹄香,不堪入药。

细辛,气味辛温,一茎直上。其色赤黑,禀少阴泉下之水阴,而上交于太阳之药也。少阴为水脏,太阳为水府。水气相通,行于皮毛,皮毛之气,内合于肺,若循行失职,则病咳逆上气,而细辛能治之。太阳之脉,起于目内眦,从巅络脑,若循行失职,则病头痛脑动,而细辛亦能治之。太阳之气主皮毛,少阴之气主骨髓,少阴之气不合太阳,则百节拘挛。节,骨节也。百节拘挛,致有风湿相侵之痹痛。风湿相侵,伤其肌腠,故曰死肌,而细辛皆能治之。久服则水精之气,濡于空窍,故明目,利九窍。九窍利,则轻身而长年。

愚按:细辛乃《本经》上品药也,味辛臭香,无毒。主明目利窍。宋元祐陈承谓:细辛单用末,不可过一钱,多则气闭不通而死。近医多以此语忌用,嗟磋。凡药所以治病者也,有是病,服是药。岂辛香之药而反闭气乎?岂上品无毒而不可多服乎?方书之言,俱如此类,学者不善详察而遵信之,伊黄之门,终身不能入矣。(《本草崇原》卷上)

形细味辛,臭香茎直,具春弦甲木之象。木生于水,能启阴中之阳,故主治咳逆风痹诸证;伤寒少阴病,麻黄附子细辛汤主之者,起发阴分之邪也。《别录》:添胆气,润肝燥,定惊痫。通精气者,吸母之阴气以相资也。治喉痹者,手少阳是动病咽肿喉痹也。治齆鼻息肉者,胆移热于脑,则辛频鼻渊也。诸般耳聋者,肾开窍于耳,少阳经脉出于耳也。除齿痛者,肾主骨,齿乃骨之余也。破痰利水,下乳行瘀者,利九窍也。好古治督脉为病者,能启阴中之阳也。

眉批:髓海不足则脑为之动,肾主髓也。甲木之气升,则十一脏腑之气俱升,故能通九窍。

【歌诀】

细辛温主咳逆气,头痛脑动风湿痹;

百节拘挛及死肌,明目轻身九窍利。(《医学要诀》草诀)

夏 枯 草

气味苦辛寒,无毒。主治寒热,瘰疬鼠瘘,颈疮,破癥瘕瘿结气,脚肿,湿痹,轻身。颈,旧作头,讹,今改正。

夏枯草,《本经》名夕句,又名乃东,处处原野平泽间甚多。冬至后生苗,叶对节生,似旋覆花叶,而有细齿,背白,苗高一二尺许,其茎微方,三四月茎端作穗,长一二寸,开花淡紫色,似丹参花,结子每一萼中有细子四粒,夏至后即枯。

夏枯草禀金水之气,故气味苦辛寒,无毒。主治寒热,瘰疬鼠瘘颈疮者,禀水气而上清其火热也。破癥瘕瘿结气者,禀金气而内削其坚积也。脚肿乃水气不行于上,湿痹乃水气不布于外。夏枯草感一阳而生,能使水气上行环转,故治脚气湿痹,而且轻身。(《本草崇原》卷下)

此草气味苦辛,夏至后即枯,盖禀纯阳之气,得阴气即枯。是以大治瘰疬者,乃鼠瘘寒热毒气,其本在脏,其末在于颈项经脉之中。盖脏脉皆属于阴,此草能启阴而散结也。瘰则但浮于脉,瘰则但着于脏,脚肿湿痹,皆属于阴,统名寒热病。楼全善治目珠疼痛,用凉药而夜反痛甚者,用此草治之立愈,盖能启阴而补厥阴血也。徐氏治赤白带下,血崩不止,亦取其启阴之义。

【歌诀】

夏枯草寒主湿痹,破癥散瘰诸结气;

寒热瘰疬鼠瘘消,明目轻身脚肿利。(《医学要诀》草诀)

仙　茅

其叶似茅,久服轻身,故名仙茅。气辛甘微温,有小毒。能明目益精,通神广记,长肌肤,助筋骨,补劳伤,暖腰膝,填骨髓,悦颜色,去一切风痹,益房事不倦,盖补养三焦命门之药也。

【歌诀】

仙茅长精阳道益,心腹冷气不能食;

腰脚风痹筋骨疼,虚劳无子频失溺。(《医学要诀》开宝本草)

香　附

此莎草根也。性味辛苦微寒,气芳色紫,少阳厥阴药也。莎乃水草,故名水香棱,又名水莎根。盖一阳之气,生于先天之水中。厥阴主血,而血源之冲脉,起于胞中也。气行则能充身泽毛,除热止吐,定痛豁痰,开郁去积。冲脉上资,故能长须眉,调经养血,及胎前产后百病,为女子之要药。盖妇人多气多郁,而多血病也。又主散时气寒疫,膀胱连胁气痛,胕肿腹胀脚气,止心腹肢体头目齿耳诸痛。痈疽疮疡,吐血下血尿血,妇人崩漏带下,月候不调,盖能行气而行血也。香附一斤,配黄连四两,名黄鹤丹,治外感内伤,气血痰火。附一斤,配茯神四两,名交感丹,交济水火,滋肾清心。

眉批:芳主气、紫主血。少阳主初生之气。诸痛皆属于木。飞霞子云:男女气血相同,不必拘于妇女。

【歌诀】

香附益气须眉长,除胸中热充皮毛;

止吐定疼开六郁,痰痞饮食积聚消。(《医学要诀》别录中品)

香　薷

薷音柔。其气香,其叶柔,中州呼为香菜,以供蔬品。香温能温中益土,辛能行气散邪,故《和剂局方》用香薷饮,治暑为首药。盖夏月阳气尽发于外,里气甚虚,宜于温补中气,而兼散其外邪。抑亦有乘凉饮冷,致阳气为阴邪所遏,遂病头痛、发热、恶寒、烦躁、口渴,或吐或泻,或霍乱者宜用之。盖香薷乃辛温之轻剂、宣剂也。汗泄而表气疏者禁用之。

【歌诀】

香薷辛温主腹痛,霍乱吐下散水肿;

下气调中烦热清,暑热风寒脚气壅。(《医学要诀》别录中品)

硝　石

气味苦寒,无毒。主治五脏积热,胃胀闭,涤去蓄结饮食,推陈致新,除邪气。炼之如膏。久服轻身。

硝石,又名火硝,又名焰硝。丹炉家用制五金八石,银工用化金银,军中用作烽燧火药,得火即焰起,故有火硝、焰硝之名。始出益州山谷及武都、陇西、西羌,今河北、庆阳、蜀中皆有,乃地霜也。冬间遍地生如白霜,扫取以水淋汁,煎炼而成,状如朴硝,又名生硝。再煎提过,或有锋芒如芒硝,或有圭棱如马牙硝,故硝石亦有芒硝、牙硝之名,与朴硝之芒牙同称,然水火之性则异也。

硝石乃冬时地上所生白霜、气味苦寒,禀少阴、太阳之气化。盖少阴属冬令之水,太阳主六气之终。遇火能焰者,少阴上有君火,太阳外有标阳也。主治五脏积热、胃胀闭者,言积热在脏,致胃腑之气胀闭不通。硝石禀水寒之气而治脏热,具火焰之性而消胃胀也。涤去蓄结饮食则胃腑之胀闭自除。推陈致新,除邪气,则五脏之积热自散。炼之如膏,得阴精之体,故久服轻身。硝石、朴硝皆味盐(疑为咸,编者注)性寒,《本经》皆言苦寒,初时则盐极而苦,提过则转苦为咸矣。(《本草崇原》卷上)

此火硝也,性味苦寒,遇火而迅速,故能荡涤陈积,而消除热烦。《经》云:诸痛为实,痛随利减。

眉批:利者,疏利也。

【歌诀】

硝石五脏积热清,推陈饮食而致新;

涤去畜结消胃胀,消渴热烦诸痛平。(《医学要诀》草诀)

小 茴 香

茴香性味辛平。煮臭物下少许即香,故名茴香。舶上来者名大茴香,又名八角茴香。近地种者形如米谷,名小茴香,功用相同。又主大小便闭,小便频数。时珍曰:小茴性平,理气开胃。大茴性热,多食伤目。

眉批:诸方用大茴居多。

【歌诀】

茴香辛平治诸瘘,胃寒霍乱及吐哕;

脚气疝气腰重疼,止痛调中补命门。(《医学要诀》唐本草)

小 蓟

甘温凉。主养精保血,破宿血,生新血。止暴下血崩,金疮出血,呕血泻血,堕胎下血。热毒热淋,浸淫阴痒。大小功用相同,但大蓟兼治痈肿。(《医学要诀》药性备考)

小 麦

甘微寒。除客热,止烦渴咽燥,利小便,养肝气,止漏血唾血,令女人易孕。

浮麦,益气除热,止自汗盗汗,骨蒸虚热,妇人劳热。

面,甘温。补虚厚肠胃,强气力,敷痈肿,散血止痛。生食利大肠,水调服止鼻衄吐血。

麸,甘苦凉。治时疾热疮,风寒湿痹,脚气,止虚汗。醋炒调贴扑损伤折,散瘀血,治汤火灼伤。

麸筋,甘凉。解热和中,宽胸益气,劳热人宜煮食之。

麦之皮凉粉热。《别录》云:面温有微毒,不能消热止烦。(《医学要诀》药性备考)

薤　白

气味辛苦温滑,无毒。主治金疮疮败,轻身,不饥,耐老。

薤,处处有之,正月发苗,叶状似韭,韭叶中实而扁,有剑脊,薤叶中空似细葱,而有棱,气亦如葱。二月开细花紫白色,一茎一根,根如小蒜,叶青根白,入药只用其根,故曰薤白,与韭白、葱白同一义也。根之色亦有微赤者,赤者苦而不辛,白者辛而不苦,入药以白者为佳。

薤用在下之根,气味辛温,其性从下而上,主助生阳之气上升者也。《金匮》胸痹证,有栝蒌薤白白酒汤、栝蒌薤白半夏汤、枳实薤白桂枝汤,皆取自下而上从阴出阳之义。金疮疮败,则皮肌经脉虚寒,薤白辛温,从内达外,故能治之。生阳上升,则轻身不饥耐老。(**《本草崇原》卷中**)

薤白辛苦温滑。主金疮水肿,胸痹刺痛,带下赤白,泄痢下重,中恶卒死,咽喉肿痛。温中散结,归骨助阳,补不足。(**《医学要诀》药性备考**)

辛　夷

气味辛温,无毒。主治五脏身体寒热,风头脑痛,面皯。久服下气,轻身,明目,增年耐老。

辛夷,始出汉中、魏兴、梁州川谷,今近道处处有之。人家园亭亦多种植。树高丈余,花先叶后,叶苞有茸毛。花开白色者,名玉兰,谓花色如玉,花香如兰也。红紫色者,名木笔,谓花苞尖长,俨然如笔也。入药红白皆用,取含苞未开者收之。

辛夷,味辛臭香,苞毛花白,禀阳明土金之气化也。阳明者土也,五脏之所归也。故主治五脏不和而为身体之寒热。阳明者金也,金能制风,故主治风淫头脑之痛。阳明之气有余,则面生光,故治面皯。皯,黑色也。《经》云:阳明者,胃脉也,其气下行,故久服下气,土气和平,故轻身。金水相生,故明目。下气轻身明目,则增年耐老。(**《本草崇原》卷上**)

李时珍曰:鼻气通于天。天者,头也,肺也。肺开窍于鼻。而阳明胃脉,环鼻而上行,脑为元神之府,而鼻为命门之窍。人之中气不足,清阳不升,则头为之倾,九窍为之不利。辛夷之辛温,走气而入肺。其体轻浮,能助胃中清阳上行,通于天,所以能温中,治头面目鼻、九窍之病。

眉批：黓音赴，黑色也。香走胃土。

【歌诀】

辛夷风头脑痛清，五脏身体寒热平；

面黓齿痛鼻渊窒，下气明目须发生。(《医学要诀》草诀)

杏 仁

气味甘苦温，冷利，有小毒。主治咳逆上气，雷鸣，喉痹，下气，产乳，金疮，寒心奔豚。

杏叶似梅，二月开淡红花，五月实熟，有数种。赭色而圆者，名金杏；甘而有沙者，名沙杏；黄而带酢者，名梅杏；青而带黄者，名柰杏。入药用苦杏。

杏仁气味甘苦，其实苦重于甘，其性带温，其质冷利。冷利者，滋润之意，主治咳逆上气者，利肺气也。肺气利而咳逆上气自平矣。雷鸣者，邪在大肠。喉痹者，肺窍不利。下气者，谓杏仁质润下行，主能下气。气下则雷鸣，喉痹皆愈矣。产乳者，产妇之乳汁也。生产无乳，杏仁能通之。金疮者，金刃伤而成疮也。金伤成疮，杏仁能敛之。寒心奔豚者，肾脏水气凌心而寒，如豚上奔。杏仁治肺，肺者金也，金为水之母，母能训子逆。又，肺气下行，而水逆自散矣。(《本草崇原》卷中)

杏仁甘苦性温，手太阴肺金药也。油润而能通利肺气，肺主皮毛，故麻黄汤以之为佐。肺之主气而开窍于喉，故主咳逆喉痹。肺与大肠为表里，故大肠血闭者宜桃仁，气闭者宜杏仁也。肺气壅塞，则闭吸寒水上奔，子母之气相感也。肺气通利下降，能止水邪上逆以寒心。治产乳者，肺主百脉也。疗金疮者，同气相求也。又主咳嗽喘急，咯血失音，痰壅浮肿，鼻塞耳聋，血崩不止，小便不通，能清利肺气也。治诸风不遂，疳蚀虫疽，齿痛目翳，惊痫五痔，能制风而杀虫也。有杏金丹，服之长生不老，详《纲目》。

巴旦杏仁 甘平温。止咳下气，消心腹逆闷。(《医学要诀》药性备考)

眉批：里窍通则外窍始撤。凡治肺之药多疗金疮火疮，得金水之气也，金能制风杀虫。

【歌诀】

杏核咳逆上气良，雷鸣喉痹及金疮；

下气润肠利肺闭，奔豚产乳寒心降。(《医学要诀》草诀)

雄　黄

气味苦平寒,有毒。主治寒热鼠瘘,恶疮疽痔,死肌,杀精物恶鬼,邪气百虫毒,胜五兵。炼食之,轻身,神仙。

《别录》云:雄黄出武都山谷,燉煌山之阳。武都氏羌也,是为仇池,后名阶州,地接西戎界。宕昌亦有而稍劣。燉煌在凉州西数千里。近来用石门谓之新坑,始兴石黄之好者耳。阶州又出一种水窟雄黄,生于山岩中有水流处,其色深红而微紫,体极轻虚,功用最胜。抱朴子云:雄黄当得武都山中出者纯而无杂,形块如丹砂,其赤如鸡冠,光明烨烨者,乃可用。有青黑色而坚者,名熏黄。有形色似真而气臭者,名臭黄,并不入服食,只可疗疮疥。金刚钻生于雄精之中,孕妇佩雄精,能转女成男。

雄黄色黄质坚,形如丹砂,光明烨烨,乃禀土金之气化,而散阴解毒之药也。水毒上行,则身寒热,而颈鼠瘘。雄黄禀土气而胜水毒,故能治之。肝血壅滞,则生恶疮而为疽痔,雄黄禀金气而平肝,故能治之。死肌乃肌肤不仁,精物恶鬼乃阴类之邪,雄黄禀火气而光明,故治死肌,杀精物恶鬼。邪气百虫之毒,逢土则解,雄黄色黄,故杀百虫毒。胜五兵者,一如硫黄能化金银铜铁锡也。五兵,五金也。胜五兵,火气盛也。炼而食之,则转刚为柔,金光内藏,故轻身神仙。

雌黄气味辛平,有毒。主治恶疮头秃,痂疥,杀毒虫虱,身痒邪气诸毒。炼之,久服轻身,增年不老。

雌黄与雄黄同产,雄黄生山之阳,雌黄生山之阴,一阴一阳,有似夫妇之道,故曰雌雄。

李时珍曰:雌黄、雄黄同产,但以山阴山阳受气不同分别,服食家重雄黄,取其得纯阳之精也。雌黄则兼有阴气,故不重。若治病,则二黄之功,亦相仿佛,大要皆取其温中搜肝,杀虫解毒,祛邪焉尔。

愚按:雄黄、雌黄气味宜同,今雄黄曰苦平,雌黄曰辛平,须知雄黄苦平而兼辛,雌黄辛平而兼苦,气味之同,难以悉举,故彼此稍异,以俟人之推测耳。

(《本草崇原》卷中)

雄黄,金之精也。秉雄壮之精,得金利之气,故能杀恶鬼精物,邪气百虫毒及劳虫疳虫,牙虫疗癞,而胜五兵也。鼠瘘疽痔,皆阴疮也,得纯阳之气,故能起死肌。并治狐惑尸注,疢瘕痞块,阴疟癫痫。

眉批：内补上品药四种。苦平寒，有毒。

【歌诀】

雄黄主杀恶鬼精，百虫毒邪胜五兵；

寒热鼠瘘及疽痔，恶疮死肉自能平。(《医学要诀》草诀)

徐 长 卿

辛温。主鬼物百精蛊毒，疫疾恶气鬼痊，温疟小便关格。晕车晕船，久服强悍，轻身。凡人登车船烦闷头痛呕吐者，用徐长卿、石长生、车前子、车下李根皮各等分，捣碎，以方囊系半合于衣带及头上，则免此患。出《肘后方》。(《医学要诀》药性备考)

续 断

气味苦微温，无毒。主治伤寒，补不足，金疮痈疡，折跌，续筋骨，妇人乳难。久服益气力。

续断，始出常山山谷，今所在山谷皆有，而以川蜀者为胜。三月生苗，四月开花红白色，或紫色，似益母草花，根色赤黄，晒干则黑。

续断，气味苦温，根色赤黄，晒干微黑，折有烟尘，禀少阴阳明火土之气化，而治经脉三因之证。主治伤寒者，经脉虚而寒邪侵入，为外因之证也。补不足者，调养经脉之不足，为里虚内因之证也。金疮者，金伤成疮，为不内外因之证也。经脉受邪，为痈为疡，亦外因也。折跌而筋骨欲续，亦不内外因也。妇人经脉不足而乳难，亦里虚内因也。续断禀火土之气，而治经脉三因之证者如此。久服则火气盛，故益气。土气盛，故益力也。(《本草崇原》卷上)

续折筋骨，以功能而命名。夫能补不足，而后能续绝伤。正气充足，又何惧寒之伤，金之损，痈之患乎？能续连筋络，故能下乳汁。又主关节缓急，胎漏不安，皆续断之功也。

【歌诀】

续断苦温主伤寒，补不足兮疗金疮；

痈疡折跌续筋骨，益气力兮下乳难。(《医学要诀》草诀)

续 随 子

一名千金子。气味辛温有毒,与大戟、泽漆、甘遂茎叶相似,主疗亦相似,其功长于下水破积,用之得法,并皆要药也。

【歌诀】

续随子治癥瘕癖,妇人月闭血瘀结;

心腹冷痛水胀消,利大小肠下恶物。(《医学要诀》开宝本草)

萱 草

甘凉。主小便赤涩,身体烦热,湿热酒疸,水肿便闭。令人欢乐忘忧,轻身明目。(《医学要诀》药性备考)

玄 参

气味苦,微寒,无毒。主治腹中寒热积聚,女子产乳余疾,补肾气,令人明目。

玄参,近道处处有之,二月生苗,七月开花,八月结子黑色,其根一株五七枚,生时青白有腥气,曝干铺地下,久则黑也。

玄乃水天之色,参者参也,根实皆黑。气味苦寒,禀少阳寒水之精,上通于肺,故微有腥气。主治腹中寒热积聚者,启肾精之气,上交于肺,则水天一气,上下环转,而腹中之寒热积聚自散矣。女子产乳余疾者,生产则肾脏内虚,乳子则中焦不足,虽有余疾,必补肾和中。玄参滋肾脏之精,助中焦之汁,故可治也。又曰补肾气,令人明目者,言玄参补肾气,不但治产乳余疾,且又令人明目也。中品治病,则无久服矣,余俱仿此。(《本草崇原》卷中)

参属、而色玄性寒,滋补肾气者也。故主明目而壮肾气,及产乳余疾。肾液上周,则寒热积聚,靡不荡涤矣。能肃清诸气,故能御暴中之邪。后贤谓能治痈肿瘰疬,温疟洒洒者,寒热病也。治喉痹咽痛者,金水子母之气相资也。疗骨蒸传尸者,能补肾益精也。去游风斑毒者,能养阴而清风热也。为枢机之剂,管领诸气上下而肃清,治空中氤氲之气,散无根浮游之火。肾水受伤,真阴失守,当以玄参为圣剂。

眉批:相火为元气之贼,火清则气清矣。

【歌诀】

玄参腹中寒热清,女子产乳余疾平;

补肾明目消积聚,风寒暴中不知人。(《医学要诀》草诀)

玄 明 粉

此即朴硝制过,佐以甘草,去其咸寒。味辛甘性冷,能去胃中之实热,荡肠中之宿垢。较之朴硝,其性缓也。

【歌诀】

玄明粉主心烦热,五脏宿滞并癥结;

明目止衄肿毒消,伤寒发狂及热厥。(《医学要诀》药性本草)

旋 覆 花

气味咸温,有小毒。主治结气,胁下满,惊悸,除水,去五脏间寒热,补中,下气。

旋覆花,《本经》名金沸草,《尔雅》名盗庚,近道皆有,多生水边及下湿地。二月以后生苗,长一二尺,茎柔细,叶似柳,六月至七八月开花,状如金钱菊,浅黄色,中心细白茸作丛,花圆而覆下,故名旋覆。相传叶上露水滴地即生,故繁茂。

花名旋覆者,花圆而覆下也。草名金沸者,得水露之精,清肺金之热沸也。又名盗庚者,开黄花白茸,于长夏金伏之时,盗窃庚金之气也。气味咸温,有小毒。盖禀太阳之气化。夫太阳之气,从胸胁以出入,故主治胸中结气,胁下胀满,太阳不能合心主神气以外出,则惊。寒水之气动于中,则悸。旋覆花能旋转于外而覆冒于下,故治惊悸。太阳为诸阳主气,气化则水行,故除水。五脏如五运之在地,天气旋覆于地中,则五脏之寒热自去矣。去五脏间寒热,故能补中。治结气、胁满、惊悸、除水,故能下气也。(《本草崇原》卷下)

《尔雅》云:覆,盗庚也。谓其夏开黄花,盗窃金气。《本经》一名金沸草。金属乾而主天,故有旋转覆下之义,肺金之药也。肺者,脏之长而主气,气清则五脏之寒热自解。又主消胸上痰结如胶漆,消水肿,止呕吐。治伤寒心下痞鞕,噫气不除。

眉批：咸温有小毒。宗氏曰：甘苦辛无毒。

【歌诀】

旋覆花温主结气，胸肋下满及惊悸；

能除五脏间热寒，除水补中并下气。（《医学要诀》草诀）

血　竭

木之脂液，如人之膏血。其味甘咸而走血，手足厥阴药也。故主小儿瘈疭，妇人血气刺痛，为和血止痛之圣药。乳香、没药虽主血病，而兼入气分；此则专主于血也。

【歌诀】

麒麟竭主心腹痛，金疮折打损伤重；

止血破瘀能补虚，妇人血气儿瘈疭。（《医学要诀》唐本草）

血 余 炭

肾藏精，其荣在发；心主血，发乃血之余也。夫血乃所生之精汁，奉心神而化赤，故曰血者神气也。本经发，主五癃关格不通，疗小儿惊，大人痓，仍自还神化，谓血化之余荣，仍自还于神化也。血脉流通，精神交感，则关格通而惊痓自解。是以痘方用血余者，取其能导肾精中之毒气，归于心神，行于脉络，而又能败毒。（《侣山堂类辩》卷下）

延 胡 索

时珍曰：玄胡索，味苦微辛气温，入手足太阴厥阴四经。能行血中气滞，气中血滞，故专治一身上下诸痛。用之中的，妙不可言。又主小便不通，尿血，疝气。

【歌诀】

玄胡破血消结块，经候不调及崩淋；

产后血晕血冲上，心气小腹痛有神。（《医学要诀》开宝本草）

羊　肉

苦甘大热。主暖中，字乳余疾，及头脑大风汗出，虚劳羸寒冷。补中益气，安心止惊，及产后心腹疝痛。

肝，苦寒。补肝明目，治肝风虚热，目赤暗痛。

羖羊角，主青盲明目，止惊悸吐血。

筋，主尘眯中，仰卧立出。物入目，熟嚼纳。（《医学要诀》药性备考）

羊　蹄　根

气味苦寒，无毒。主治头秃疥瘙，除热，女子阴蚀。

羊蹄一名牛舌草，一名秃菜。羊蹄以根名，牛舌以叶名，秃菜以治秃疮名也。所在有之，近水及下湿地极多，秋深则生，凌冬不死，春发苗，高三四尺，叶大者长尺余，如牛舌之形，入夏起台，开青白花，花叶一色，成穗结子，夏至即枯，根长近尺，赤黄色如大黄胡萝卜之形，故一名羊蹄大黄，俗人谓之土大黄。子名金荞麦。烧炼家用以制铅汞。

羊蹄，水草也，生于川泽及近水湿地。感秋气而生，经冬不凋，至夏而死，盖禀金水之精气所生。金能制风，故治头秃疥瘙。水能清热，故除热。苦能生肌，故治阴蚀。（《本草崇原》卷下）

根苦寒。主头秃疥瘙，除热，女子阴蚀，浸淫疽痔，肠风喉痹，厉疡癜风。杀一切虫。（《医学要诀》药性备考）

阳　起　石

气味咸，微温，无毒。主治崩中漏下，破子脏中血，癥瘕结气，寒热腹痛无子，阴痿不起，补不足。

阳起石乃云母根也。出齐州之齐山，庐山及太山、云山、沂州、琅琊诸山谷。今唯齐州采取，他处不复识之矣。齐州仅一土山，石出其中，彼人谓之阳起山。其山常有暖气，虽盛冬大雪遍境，独此山无积白。盖石气薰蒸使然也。山唯一穴，官司常禁闭，每岁冬初，州发丁夫，遣人监取上供，岁月积久，其穴益深，镵凿他石得之甚难。以白色明莹，云头雨脚轻松，如狼牙者为上。黄色者亦重，其上犹带云母者,绝品也。拣择供上,剩余者,州人方货之,不尔,无由得也。置雪中倏然没迹者为真。画纸上于日下扬之飞举者,乃真佳也。

阳起石者,此山之石,乃阳气之所起也,故大雪遍境,而山无积白。有形之石,阳气所钟,故置之雪中,倏然没迹,扬之日下,自能飞举。主治崩中漏下者,崩漏为阴,今随阳气而上升也。破子脏中血,及癥瘕结气者,阳长阴消,阳气透发,则癥结破散矣。妇人月事不以时下,则寒热腹痛而无子。阳起石贞下启元,阴中有阳,阴阳和而寒热除,月事调而生息繁矣。男子精虚,则阴痿不起。阳起石助阴中之阳,故治阴痿不起,而补肾精之不足。(《本草崇原》卷中)

阳起石,云母之根。阴中之阳,升也,故能强阴有子,补肾兴阳,破阴中瘕积及崩漏之证,下者举之也。

【歌诀】

阳起破子脏中血,崩中漏下癥瘕结;

结气寒热腹痛除,阴痿不足子宫绝。(《医学要诀》草诀)

杨 柳 枝

气味苦寒,无毒。主治痰热淋疾,可为浴汤,洗风肿瘙,煮酒漱齿痛,近今以屋檐插柳,经风日者,煎汤饮,治小便淋浊痛,通利水道。《唐本草》附。

李时珍曰:柳枝去风消肿止痛,其嫩枝削为牙杖,涤齿甚妙。琦按:佛教食后嗽口,必嚼杨枝。毗奈耶云:嚼杨枝有五利,一口不臭,二口不苦,三除风,四除热,五除痰阴。是知杨枝去风、消热、除痰阴,止齿痛诸功,大有益于人也。然削为牙杖,久则枯燥,若以生枝削用,当更见效耳。(《本草崇原》卷下)

夜 明 砂

此天鼠粪也,一名伏翼。昼伏夜飞,食蚊蚋而成粪。蚊亦昼息夜飞者也。鼠乃小兽,当入少阴。盖能反阖为开,启阴中之生阳,故主面壅肿,皮肤痛。太阳之气,生于少阴而出于皮肤头面也。腹中血气,寒热积聚,病在阴也。又治小儿一切疳者,热在脏与脑也。定惊悸者,启阴气以济火也。能明目者,精阳之气上走于目而为睛也。

眉批:少阳主合。蝙蝠乃鼠之飞翔者也。

【歌诀】

夜明砂主面壅肿,皮肤洗洗时时痛;

腹中寒热及血气,积聚目翳除惊悸。(《医学要诀》草诀)

饴 糖

甘大温。补虚乏,和中气,止渴去血,止肠鸣咽痛,治唾血,消痰润肺止嗽。

(《医学要诀》药性备考)

益 智 仁

脾藏智,益智芳香,乃益脾调胃、开郁疏气之药也。土乃火之子,益土即能补火,故三焦命门虚弱者宜之。土乃水之胜,故遗尿滑精,小便余沥者宜之。

眉批:气味辛温。

【歌诀】

益智安仁补不足,遗精虚漏泄赤浊;

益气调中利三焦,肾虚淋沥小便促。(《医学要诀》开宝本草)

薏 苡 仁

气味甘,微寒,无毒。主筋急拘挛,不可屈伸,久风湿痹,下气。久服轻身益气。

薏苡其形似米,故俗名米仁。始出真定平泽及田野,今处处有之。春生苗叶如黍,五六月结实,至秋则老。其仁白色如珠,可煮粥,同米酿酒。

薏苡仁,米谷之属,夏长秋成,味甘色白,其性微寒,禀阳明金土之精。主治筋急拘挛,不可屈伸者。阳明主润宗筋,宗筋主束骨而利机关。盖宗筋润,则诸筋自和;机关利,则屈伸自如。又,金能制风,土能胜湿,故治久风湿痹。肺属金而主气,薏苡禀阳明之金气,故主下气。治久风湿痹,故久服轻身、下气而又益气。(《本草崇原》卷上)

薏苡米类,厚土之谷也。土气胜,则风湿之邪自除。治筋急拘挛者,阳明主润宗筋也。水肿脚气者,湿邪在下也。又主消渴肺痿肺痈者,土能生金也。治痈疽者,阳明主气血而生肌肉也。杀蛔虫者,能去风湿也。利小便热淋者,厚土以胜水也。

眉批:薏苡色白而形象肺,补肺金,故能制风。脾气输则小便利;寒凉而利水故能治热淋。

【歌诀】

薏苡甘寒主益气,补肺健脾并养胃;

筋急拘挛伸屈难,脚气水肿风湿痹。(《医学要诀》草诀)

茵 陈 蒿

气味苦平,微寒,无毒。主治风湿寒热邪气,热结黄疸。久服轻身益气,耐老,面白悦,长年。白兔食之成仙。

茵陈蒿,始出太山及丘陵坡岸上,今处处有之,不若太山者佳。苗似蓬蒿,其叶紧细,臭香如艾,秋后茎枯,终冬不死,至春因旧根而复生,故名茵陈。一种开花结实者,名铃儿茵陈。无花实者,名毛茵陈,入药以无花实者为胜。

《经》云:春三月,此为发陈。茵陈因旧苗而春生,盖因冬令水寒之气,而具阳春生发之机。主治风湿寒热邪气,得生阳之气,则外邪自散也。热结黄疸,得水寒之气,则内热自除也。久服则生阳上升,故轻身益气耐老。因陈而生新,故面白悦,长年。兔乃纯阴之物,喜阳春之气,故白兔食之而成仙。(《本草崇原》卷上)

此虽蒿类,经冬不死,因旧苗而生,故名茵陈。性带微寒,能发越陈郁之热,推陈则能致新,故主面色白悦。

【歌诀】

茵陈苦平主风湿,寒热邪气并热结;

小便不利兼疸黄,益气轻身面白悦。(《医学要诀》草诀)

淫 羊 藿

气味辛寒,无毒。主治阴痿绝伤,茎中痛,利小便,益气力,强志。

淫羊藿,出上郡阳山山谷,江东、陕西、泰山、汉中、湖湘间皆有。茎高一二尺,一茎三桠,一桠三叶,叶似杏叶,上有刺,关中呼为三枝九叶草。枝茎细劲,经冬不凋,四月开白花,亦有紫花者,生处不闻水声者良。陶隐居云:西川北部有淫羊,一日百遍交合,盖食此藿所致,因以为名。《唐本草》名仙灵脾,有仙灵脾酒,益丈夫,兴阳,理腰膝冷。

羊为火畜,藿能淫羊,盖禀水中之天气,而得太阳阳热之气化也。禀水中之天气,故气味辛寒。得太阳之阳热,故主治阴痿绝伤。太阳合膀胱寒水之气,故治茎中痛,利小便。太阳之气,上合于肺,内通于肾,故益气力,强志。

淫羊藿,禀太阳之气,而功能治下,与紫萍禀太阳之气,而浮越于肤表者,少有不同,故生处不闻水声者良。欲使太阳之气藏于水中,而不征现于外也。圣人体察物性,曲尽苦心,学人潜心玩索,庶几得之。(《本草崇原》卷中)

北部有淫羊,日交百遍,盖食此藿所致,故有是名。《本经》:辛寒无毒。李时珍曰:味甘气香,性温不寒,能益精气,真阳不足者宜之。一名仙灵脾。用藿一斤,酒一斗,浸三日,逐时饮之。益丈夫,兴阳事,理腰膝冷,名仙灵脾酒。

【歌诀】

淫羊藿辛治阴痿,益气力志坚骨齿;

绝伤茎痛小便通,男女久服令有子。(《医学要诀》草诀)

鱼 鳔 胶

甘平。主折伤血出不止,出肉中竹木刺,补精种子。烧研酒服,治妇人难产,产后风搐,破伤风痉,止呕血,散瘀血,消肿毒。(《医学要诀》药性备考)

禹 余 粮

气味甘寒,无毒。主治咳逆,寒热烦满,下赤白,血闭,癥瘕大热。炼饵服之,不饥,轻身延年。

禹余粮,始出东海池泽及山岛中,今多出东阳泽州、潞州,石中有细粉如面,故曰余粮。李时珍曰:禹余粮乃石中黄粉,生于池泽,其生于山谷者,为太一余粮也。

仲祖《伤寒论》云:汗家重发汗,必恍惚心乱,小便已阴痛,宜禹余粮丸。全方失传,世亦罕用。

太一余粮,气味甘平,无毒。主治咳逆上气,癥瘕,血闭,漏下,除邪气,肢节不利。久服耐寒暑,不饥,轻身,飞行千里,神仙。

陈藏器曰:太,大也。一,道也。大道之师,即理化神君,禹之师也。师尝服之,故有太一之名。陶弘景曰:《本草》有太一余粮、禹余粮两种,治体相同,而今世唯有禹余粮,不复识太一矣。李时珍曰:生池泽者,为禹余粮;生山谷者,为太一余粮,本是一物。晋宋以来,不分山谷池泽,通呼为太一禹余粮,义可知

矣。(《本草崇原》卷上)

《本经》上品。甘寒。主咳逆寒热烦满,下赤白,血闭癥瘕,大热小腹痛结。(《医学要诀》药性备考)

郁 金

郁金味辛苦寒,色黄微香。能开郁遏,治吐血、衄血、唾血、痰血、淋血、尿血,破恶血血积,血气心腹疼痛,有泄金郁之功。盖肺主气而主行营卫阴阳也。

【歌诀】

郁金下气兼止血,血气心疼冷气结;

失心癫狂血积消,败血冲心欲死绝。(《医学要诀》唐本草)

郁 李 仁

气味酸平,无毒。主治大腹水肿,面目四肢浮肿,利小便水道。

郁李山野处处有之,树高五六尺,花叶枝干并似李子,如小李,生青熟红,叶甘酸,可啖,花实俱香。《尔雅》所称棠棣,即是此树。

郁李乃肝之果,其仁当治脾。郁李花实俱青,其味酸甘,其气芳香,甲己合而化土也。土气化,则大腹水肿,面目四肢浮肿自消,小便水道自利。(《本草崇原》卷下)

李为肝之果,其核当入脾,甲己合而化土,故能制水而通利水道关格也。又主通大肠,润血燥,盖仁而有油者为滑剂。肝主血而主疏泄也。宋钱乙用治因悸目张不得瞑。

眉批:桃为肺之果,其仁入肝。杏为心之果,其仁入肺。

【歌诀】

郁李酸平主水肿,澈利小便水道通;

面目四肢腹肿大,肠中结气关格壅。(《医学要诀》草诀)

芫 花

气味辛温,有小毒。主治咳逆上气,喉鸣喘,咽肿,短气,蛊毒鬼疟,疝瘕痈肿,杀虫鱼。

芫花，《本经》名去水，言其功也。《别录》名毒鱼，言其性也。根名黄大戟，言其似也。俗人因其气恶，又名头痛花。近道处处有之。春生苗，茎紫色，长一二尺，叶色青，厚则黑。二月开花，有紫、赤、黄、碧、白数种，根色黄白如桑根，小人争斗者，取其叶按擦皮肤，辄作赤肿，如被伤以诬人。和盐擦卵，能染其壳，若赭色。

草木根荄之在下者，性欲上行，花实之在上者，性复下降，此物理之自然也。芫花气味辛温，花开赤白，禀金火之气化，主行心肺之气下降，故治咳逆上气，喉鸣而喘，以及咽肿而短气。禀火气，故治虫毒鬼疟。禀金气，故治疝瘕痈肿。辛温有毒，故杀虫鱼。（《本草崇原》卷下）

莞（应作芫，编者注）花，《本经》一名去水。辛温有毒，大能行水消痰。盖辛走气而毒善攻。气行则咳逆水气诸证自解。

【歌诀】

芫花主咽肿气短，咳逆上气喉鸣喘；

蛊毒鬼疟及疝瘕，水肿痈疽腹胀满。（《医学要诀》草诀）

远　志

气味苦温，无毒。主咳逆伤中，补不足，除邪气，利九窍，益智慧，耳目聪明，不忘，强志倍力。久服轻身不老。

远志，始出太山及冤句川谷，今河洛、陕西州郡皆有之。苗名小草，三月开红花，四月采根晒干，用者去心取皮。李时珍曰：服之主益智强志，故有远志之称。

远志，气味苦温，根荄骨硬，禀少阴心肾之气化。苦温者，心也。骨硬者，肾也。心肾不交，则咳逆伤中。远志主交通心肾，故治咳逆伤中。补不足者，补心肾之不足。除邪气者，除心肾之邪气。利九窍者，水精上濡空窍于阳，下行二便于阴也。神志相通，则益智慧。智慧益，则耳目聪明。心气盛，则不忘。肾气足，则强志倍力。若久服，则轻身不老。抱朴子云：陵阳子仲服远志二十年，有子三十七人，开书所视，记而不忘，此轻身不老之一征也。（《本草崇原》卷上）

心之所之之谓志，志藏于肾而用于心。远志苦温，能补心肾之气，故以为名。志伤，则喜忘其前言。心肾之气充足，则耳目聪明而广记。水火既济则精神自生，而无咳逆邪气之患。又止惊悸，治痈疽，虚损梦泄，失音奔豚，皆心肾之病也。

眉批：补心肾之气药。

【歌诀】

远志不忘除邪气，耳目聪明益智慧；

咳逆伤中不足滋，强肾倍力九窍利。（《医学要诀》草诀）

蚤 休

气味苦，微寒，有毒。主治惊痫，摇头弄舌，热气在腹中。

蚤休，《图经》名紫河车，《唐本草》名重楼、金线，后人名三层草，又名七叶一枝花。处处有之，多生深山阴湿之地。一茎独上，高尺余，茎当叶心，叶绿色似芍药，凡二三层，每一层七叶，茎头于夏月开花，一花七瓣，花黄紫色，蕊赤黄色，长三四寸，上有金线垂下，秋结红子，根似肥姜，皮赤肉白。谚云：七叶一枝花，深山是我家，痈疽如遇者，一似手拈拿。又，道家有服食紫河车根法云：可以休粮。

一者水之生数也，七者火之成数也，三者一奇二偶，合而为三也。蚤休三层，一层七叶，一花七瓣，禀先天水火之精，故主治惊痫，摇头弄舌。惊痫而摇头弄舌，乃小儿胎惊胎痫也。胎惊胎痫，乃热毒之气得于母腹之中，故曰：热气在腹中。

愚按：蚤休一名河车，服食此草，又能辟谷，为修炼元真、胎息长生之药，故主治小儿先天受热之病。学者得此义而推广之，则大人小儿后天之病，亦可治也。

按《日华本草》言：紫河车治胎风手足搐。故隐庵解：热气在腹中，谓热毒之气得于母腹之中云云。然即谓摇头弄舌，由小儿内热所致，不必作深一层解亦可。苏恭曰：醋磨傅痈肿蛇毒甚效。（《本草崇原》卷下）

一名紫河车，一名重楼金线。虫蛇之毒，得之即休，故有蚤休、螫休诸名。一茎挺生，皮色紫赤，厥阴血分药也。苦寒而能解毒，故主惊痫疮毒诸证。又治吐泄瘰疬，疟疾寒热，丹游入腹。

【歌诀】

蚤休苦寒主惊痫，摇头弄舌热在腹；

痈疮癫疾下三虫，胎风慢惊手足搐。（《医学要诀》草诀）

皂　荚

气味辛咸温,有小毒。主治风痹死肌,邪气风头泪出,利九窍,杀精物。

皂荚处处有之,其树高大,叶如槐叶,枝间有刺,即皂角刺也。夏开细黄花,结实有三种,一种小如猪牙,一种大而肥厚,多脂而粘,一种长而瘦薄,枯燥不粘,皆可入药。《本经》用猪牙者,其树多刺,难上采荚,以篾箍其树,一夜自落。有不结实者,树凿一孔入生铁三五斤,泥封之即结荚。人以铁砧捶皂荚,即自损,铁碾碾之,久则成孔,铁锅爨之多爆片落。

愚按:纳生铁而即结荚者,铁乃金类,色黑属水,得金水之气,则木茂而结荚也。铁遇之而剥损者,荚色紫赤,具太阳火热之气,火能克金也。蔑箍其皮,荚即落者,太阳之气自下而上行于肤表,箍其皮则阳气不能上升,太阳气殒而荚落矣。

皂荚枝有刺而味辛,禀金气也。色紫赤而味兼咸,禀水气也。太阳之气合金气而出于肤表,合水气而下挟膀胱,故味辛咸而气温热,辛咸温热,则有小毒矣。风邪薄于周身,则为风痹死肌之证。风邪上薄于头,则为风头泪出之证。皂荚禀金气而制风,故能治也。九窍为水注之气,皂荚禀水气,故利九窍。太阳阳热之气,若天与日,天日光明,则杀精物。精物,犹百精老物也。(**《本草崇原》卷中**)

肥皂荚种类与皂荚相同,以其厚而多肉,故名肥皂荚,内有黑子数颗,大如指头而不甚圆,色如黑漆而甚坚,中有白仁如栗,煨熟可食,外科用之消肿毒、瘰疬。《相感志》云:肥皂荚水能死金鱼,辟蚂蚁,麸见之则不就。皂荚子近时疡医用肥皂肉,捣罨无名肿毒。用核仁,治鼠瘘疽痔。方上游医,用为吐药,治癥瘕痃积。内科用者,盖鲜焉。(**《本草崇原》卷中**)

肥皂辛温微毒,主去风湿,下痢便血,疮癣肿毒,烧存性服。核,甘温,除风气肺痈,扑损折骨。(**《医学要诀》药性备考**)

皂荚子(附)　气味辛温,无毒。炒舂去赤皮,以水浸软,煮熟糖渍食之,疏导五脏风热壅。《本草衍义》核中白肉,入治肺药,核中黄心嚼食,治膈痰吞酸。《图经本草》仁和血,润肠。《用药法象》治风热,大肠虚秘,瘰疬肿毒,疮癣。《本草纲目》治疗肿便痈,风虫牙疼,妇人难产,里急后重,肠风下血,腰脚风痛。诸方治疝气,并睾丸肿痛。隐庵增附。(**《本草崇原》卷中**)

皂角刺(附)　一名天丁,气味辛温,无毒。米醋熬嫩刺作煎,涂疮癣,有奇效。《图经本草》治痈肿,妒乳,风疠恶疮,胎衣不下,杀虫。《本草纲目》小儿重舌,小便淋闭,肠风痢血,大风疠疡,痈疽不溃,疮肿无头。诸方去风化痰,败毒攻毒,定小儿惊风发搐,攻痘疮起发,化毒成浆。隐庵增附。(《本草崇原》卷中)

肥皂荚(附) 气味辛温。微毒。主治去风湿,下痢便血,疮癣肿毒。《本草纲目》附。

荚之树皂,故又名乌犀。味辛咸温,有小毒。辛属金,咸入肾,皂乃水色也。有不结实者,树凿一孔,入生铁三五斤,泥封之,即结荚。如以铁器槌碾皂荚,其铁即损。此木不受金刑,转以铁为生者,水之木也。得金母之生气,故主去风邪,杀精物,明目益精,消痰止嗽,中风口㖞,风痫喉闭。又主关格不通,心腹胀满,痰喘咳急,霍乱转筋,通利九窍关节。得子母之气,上下交通也。治齆鼻牙疼,肠风脚气,便毒痈疽,妇人吹乳疔肿恶疮,癣疥风癞,得金水之气化也。小而如猪牙者。皂角刺治痈肿乳痈风疠虫毒入药,重舌便闭肠风血痢攻毒化脓。

眉批:皂性洁而去垢腻,故大能消痰涎。

【歌诀】

皂荚性温主邪气,风头泪出九窍利;

风痹死肌杀鬼精,胀满痰嗽咽喉闭。(《医学要诀》草诀)

泽　兰

气味苦,微温,无毒。主治金疮,痈肿,疮脓。

泽兰,始出汝南诸大泽旁,今处处有之,多生水泽下湿地,叶似兰草,故名泽兰。茎方色青节紫,叶边有锯齿,两两对生,节间微香,枝叶间微有白毛,七月作萼色纯紫,开花紫白色,其根紫黑色。

泽兰本于水,而得五运之气,故主治三因之证。生于水泽,气味苦温,根萼紫黑,禀少阴水火之气也。茎方叶香,微有白毛,边如锯齿,禀太阴土金之气也。茎青节紫,叶生枝节间,其茎直上,禀厥阴之木气也。主治金疮痈肿疮脓者,金疮乃刀斧所伤,为不内外因之证。痈肿乃寒邪客于经络,为外因之证;疮脓乃心火盛而血脉虚,为内因之证。泽兰禀五运而治三阴之证者如此。(《本草崇原》卷中)

泽兰,水草。味苦微温,其臭香窜故能行水消肿。肾为水脏而主骨,故治骨节中水。血乃水之液,故能行血止血。血行则金疮痈肿自愈,养血则中风余疾自清。颂曰:妇人方中,胎前产后最为急用。盖能行血止血,消肿破瘀也。

眉批:水入于经,其血乃成。

【歌诀】

泽兰乳妇内衄良,中风余疾通小肠;

大腹水气四肢肿,骨节中水诸痈疮。(《医学要诀》草诀)

泽 漆

气味苦,微寒,无毒。主治皮肤热,大腹水气,四肢面目浮肿,丈夫阴气不足。

泽漆,《本经》名漆茎。李时珍云:《别录》、陶氏皆言泽漆是大戟苗。《日华子》又言是大戟花,其苗可食。然大戟苗泄人,不可为菜。今考《土宿本草》及《宝藏论》诸书并云:泽漆是猫儿眼睛草,一名绿叶绿花草,一名五凤草。江湖原泽平陆多有之,春生苗,一科分枝成丛,柔茎如马齿苋,绿叶如苜蓿叶,叶圆而黄绿,颇似猫睛,故名猫儿眼睛。茎头凡五叶中分,中抽小茎五枝,每枝开细花,青绿色,复有小叶承之,齐整如一,故又名五凤草,绿叶绿花草。茎有白汁黏人,其根白色,有硬骨,以此为大戟苗者,误也。据此则泽漆是猫儿眼睛草,非大戟苗也。今方家用治水蛊、脚气,尤与《神农》本文相合,自汉人集《别录》,误以名大戟苗,故诸家袭之尔。

愚按:泽漆与大戟同类,而各种用者,须知之。

李时珍曰:泽漆利水功类大戟,人又见其茎有白汁,遂误以为大戟。大戟根苗皆有毒泄人,而泽漆根硬,不可用苗,亦无毒,可作菜食,而利丈夫阴气,甚不相侔也。

泽漆五枝五叶,白汁白根,禀金土之精,故能制化其水,盖金生水而土制水也。气味苦寒,故主治皮肤热;土能制水,故治大腹水气,四肢面目浮肿;金能生水,故治丈夫阴气不足。《金匮》有泽漆汤,治咳逆上气,咳而脉浮者,厚朴麻黄汤主之,咳而脉沉者,泽漆汤主之。(《**本草崇原**》卷下)

苦寒有小毒。主皮肤热,大腹水气,四肢面目浮肿,丈夫阴气不足。(《**医学要诀**》药性备考)

泽 泻

气味甘寒,无毒。主风寒湿痹,乳难,养五脏,益气力,肥健,消水。久服耳目聪明,不饥延年,轻身,面生光,能行水上。

泽泻,《本经》名水泻,主泻水上行故名。始出汝南池泽,今近道皆有,唯汉中者为佳。生浅水中，独茎直上，根圆如芋，有毛。

泽泻，水草也。气味甘寒，能启水阴之气上滋中土。主治风寒湿痹者，启在下之水津，从中土而灌溉于肌腠皮肤也。乳者，中焦之汁，水津滋于中土，故治乳难。五脏受水谷之精，泽泻泻泽于中土，故养五脏。肾者作强之官，水精上资，故益气力。从中土而灌溉于肌腠，故肥健。水气上而后下，故消水。久服耳目聪明者，水济其火也。不饥延年者，水滋其土也。轻身面生光者，水泽外注也。能行水上者，言此耳目聪明，不饥延年，轻身，面生光，以其能行在下之水，而使之上也。(《本草崇原》卷上)

泽泻，水草也。凡水草，石草，皆属肾，其性主升。盖天气下降，地水之气上升，自然之理也。凡物之本乎上者性升，本乎下者性降。泽泻形圆，无下行之性矣。春时丛生苗于水中，独茎直上，秋时白花作丛，肾之肺品也。《易》曰：山泽通气，能行在下之水。随泽气而上升，复使在上之水，随气通调而下泻，故名曰泽泻。元如曰：如何首乌形圆茎蔓，其性惟升；牛膝形细而长，其性惟下，故主治在下。诸品可类推之。(《侣山堂类辩》卷下)

泽泻水草，甘寒带咸。甘淡能上渗，咸能泄下。是以能行水上，而复能泻水下行。《经》云：地气升而为云，天气降而为雨，泽泻有升上行下之功，如膏泽之下降，因而名之。阴阳交济，则五脏自和。正气既和，则邪自解矣。又主肾虚耳鸣，令人有子者，水草味咸，能补水脏。治消渴淋沥，起阴气，止泄精者，能行水上也。治水肿泄痢，呕吐痰饮者，又能渗下也。

眉批：淡附于甘。

【歌诀】

泽泻消水养五脏，风寒湿痹乳汁难；

肥健气力慧耳目，能行水上面生光。(《医学要诀》草诀)

樟　　脑

辛热。主通关节，利滞气，治中恶邪气，霍乱，心腹痛，寒湿脚气，疥癣齿虫。(《医学要诀》药性备考)

珍　　珠

蚌受月魄而生珠，阴之精也。其性咸寒，大能安神镇心，清热解毒，止白浊遗精。催生立出。

【歌诀】

真珠镇心安魂魄,明目治聋颜润泽;

催生坠痰解痘疗,消渴烦躁儿惊热。(《医学要诀》开宝本草)

知　　母

气味苦寒,无毒。主治消渴热中,除邪气,肢体浮肿,下水,补不足,益气。

知母,《本经》名连母,又名蚳母,又名地参,又名水参。出频河、怀卫、彰德、解州、滁州、彭城诸处。形似菖蒲而柔润,其根皮黄,肉白,而外毛,以肥大质润者为佳。

知母,质性滋润,得寒水之精,故气味苦寒,有地参、水参之名。又名连母、蚳母者,皮有毛而肉白色,禀秋金清肃之气,得寒水之精,而禀秋金之气,须知水之有母也。禀寒水之精,故主治消渴热中。皮外有毛,故除皮毛之邪气。肉厚皮黄,兼得土气,故治肢体浮肿、下水。补不足者,补肾水之不足。益气者,益肺气之内虚。夫金生其水,故补肾水之不足。土生其金,故益肺气也。(《本草崇原》卷中)

知母肉白而外皮毛,秋金之凉剂也。一名水参、水须。又名连母、蚳母,得金润之化,知水之有母也。故有益气止渴之功,气化则水下而肿消矣。能除经络之热邪,阳明、肺经,皆主脉也。故热在经络而渴者宜之。后贤补治骨蒸痰嗽,滋肾水,清相火,泻膀胱者,皆借母气之资生。治心烦,止惊悸者,又得子液之上济。

眉批:肺属金而外主皮毛。阳明、肺经皆属秋金。

【歌诀】

知母苦寒主益气,消渴热中除邪闭;

肢体浮肿下水功,能补不足润心肺。(《医学要诀》草诀)

栀　　子

气味苦寒,无毒。主治五内邪气,胃中热气,面赤,酒疱皶鼻,白癞,赤癞,疮疡。

卮,酒器也,卮子象之,故名,俗作栀。《本经》谓之木丹,《别录》谓之越桃,今南方及西蜀州郡皆有之。木高七八尺,叶如李,厚而深绿,春荣夏茂,凌冬不凋,五月花开,花皆六出,洁白芬芳,交秋结实,如诃子状,生青,熟则黄赤,其中仁穰亦红赤,入药宜用山栀子,皮薄而圆小,刻房七棱至九棱者为佳。李时珍曰:蜀中有红栀子,花烂红色,其实染物亦赭红色。

栀子气味苦寒,其色黄赤,春荣夏茂,凌冬不凋,盖禀少阴之气化。少阴寒水在下,而君火在上也。花多五瓣,而栀花六出。六者水之成数也。稍抄结实,味苦色赤,房刻七棱九棱,是下禀寒水之精,而上结君火之实。主治五内邪气,胃中热气者,禀寒水之精,而治热之在内也。面赤,酒皰皱鼻,白癫,赤癞,疮疡者,结君火之实,而治热之在外也。栀子能启寒水之精,清在上之火热,复能导火热之气以下降者,如此。

栀子生用能起水阴之气上滋,复导火热以下行,若炒黑则但从上而下,不能起水阴以上滋,故仲祖栀子豉汤生用不炒,有交姤水火、调和心肾之功。而后人委言栀子生用则吐,炒黑则不吐,且以栀子豉汤为吐剂。愚每用生栀及栀子豉汤,并未曾吐。夫不参经旨,而以讹传讹者,不独一栀子为然矣。(**《本草崇原》卷中**)

栀子冬不陨叶,五月感一阴之气,生花六出,洁白芬香,得金水之气也。其实结于枝梢,圆小赤色,味苦性寒,乃阴中之阳,肾之心品也,故炒黑而成离中之虚,导心火以下交于肾。元如曰:六者,阴之终也,花多五瓣,如雪花、栀子花、玄精石,皆感阴气生成。(**《侣山堂类辩》卷下**)

栀子色赤味苦,而形象心,手少阴之凉剂也。故清五内邪热,心中郁闷。清面赤胃中热者,胃络通于心也。去酒疱齄鼻者,肺乃心之盖也。治癫癞疮疡者,皆属心火也。《别录》止诸血,及淋痢者,心主血也。时珍主治疝气者,心与小肠为表里也。孟诜主暗痖者,心主言也。甄权主明目黄疸者,心脉系于目,而栀子能清郁热也。诸般变音,皆属心火之因。学者能体认先圣格物主治之旨,类而推之,用之无穷。若舍《本经》而反剿袭诸家之说,是弃本齐末,茫无旨归矣。

【歌诀】
栀子五内邪气清,面赤酒疱齄鼻新;
胃中热气心中闷,白癫赤癞疮毒平。(**《医学要诀》草诀**)

蜘　　蛛

微寒,有小毒。治大人小儿狐疝偏痹,及小儿大腹丁奚,三年不能行者。
(**《医学要诀》药性备考**)

踯躅花（羊踯躅花）

气味辛温，有大毒。主治贼风在皮肤中淫淫痛，温疟，恶毒，诸痹。

羊踯躅近道诸山皆有之，茎高三四尺，叶似桃叶，夏开花五出，蕊瓣皆黄色，羊食其花叶，即踯躅而死，故又名闹羊花。

羊踯躅花色黄，气味辛温，禀火土金相生之化。羊乃火畜而兼土金，南方赤色，其畜羊，火也。在辰为未，土也。在卦为兑，金也。此花大毒，亦禀火土金之化，羊食之，则同气相感而受其毒，是以踯躅而死。金主皮毛，土主肤肉，火主血脉，主治贼风在皮肤中淫淫痛，治金主之皮毛、土主之肤肉，乃以毒而攻毒也。疟邪随经内薄，治温疟恶毒，治火主之经脉也。诸痹乃皮脉肉之痹，而踯躅亦治之也。

按：闹羊花羊食之则死，缘此花有毒故也。谓同气相感而受毒，此说似属蛇足，不必参究至此。李时珍曰：此物有大毒，曾有人以其根入酒饮，遂至于毙。《和剂局方》治中风瘫痪，伏虎丹中亦用之，不多服耳。（《本草崇原》卷下）

一名闹羊花，辛温有大毒。主贼风在皮肤中。淫淫温疟，恶毒诸痹，邪气鬼疰。（《医学要诀》药性备考）

枳　　壳

气味苦酸，微寒，无毒。主治风痹、淋痹，通利关节，劳气咳嗽，背膊闷倦，散留结、胸膈痰滞，逐水，消胀满大，胁风，安胃，止风痛。《开宝本草》附。

上世本草只有枳实，至宋《开宝本草》，始分枳之小者为枳实，大者为枳壳。愚谓：小者其性藏密而气全，大者其性宣发而气散。或云：大者气足而力虚，小者气不足而力薄。不知气之足也，在于旺时，若过其时，则反薄矣。又，李东垣云：枳壳缓而枳实速。王好古云：枳壳主高，枳实主下，高者主气，下者主血，未免臆说不经。后学遵而信之，宁无误乎。须知实与壳，其种未始有殊也。种既无殊，则缓速气血之说，何可分乎。（《本草崇原》卷中）

枳　　实

气味苦寒，无毒。主治大风在皮肤中，如麻豆苦痒，除寒热结，止痢，长肌肉,利五脏,益气,轻身。

枳实出河内洛西及江湖州郡皆有。近时出于江西者为多,其木如橘而小,高五七尺,叶如橙,多刺,春开白花结实,至秋始成。《周礼》云:橘逾淮而北为枳。今江南枳橘皆有,江北有枳无橘,此是种类各别,非逾淮而变也。七八月采者为枳实,九十月采者为枳壳。愚按:实者乃果实之通称,言实壳亦在其中矣。

枳实气味苦寒,冬不落叶,禀少阴标本之气化,臭香形圆,花白多刺,穰肉黄白,又得阳明金土之气化,主治大风在皮肤中。如麻豆苦痒者,得阳明金气而制风,禀少阴水气而清热也。除寒热结者,禀少阴本热之气而除寒,标阴之气而除热也。止痢,长肌肉者,得阳明中土之气也。五脏发原于先天之少阴,生长于后天之阳明,故主利五脏;得少阴之阴,故益气;得阳明之气,故轻身。

仲祖本论,有大承气汤,用炙厚朴、炙枳实;小承气汤,用生厚朴、生枳实,生熟之间,有意存焉。学人不可不参。(《**本草崇原**》卷中)

《考工记》云:橘逾淮而北为枳。盖橘得江南温热之气,故气味辛温,能达中土之气,通灌于四旁;枳乘江北寒凉之气,性味苦寒,能去寒热之邪下泄。是一物而性不同,因天地之气也。《本经》主大风在皮肤中,如麻豆苦痒者,能启寒水之发,以对待其阳邪。枳叶经冬不凋。得寒水之气。夫橘至成熟而后采摘,天气充满,故能横遍于四体;枳乃初生之小者,其气收敛,故专生下泄。若夫枳壳之苦泄,其性又能横充,所以《本经》止云实而无壳,至宋时,始有壳、实之分。如病胸腹实而当下者,应用实,而以壳代之,乃识见浅而无力量处。(《**侣山堂类辩**》卷下)

枳橘皆宣剂。《周礼》云:橘逾淮北而为枳,盖得地土之寒,故橘辛温而枳苦寒也。乃宣通气分之品,大能祛风破结。佐参术,则益气长肌。佐硝黄,则消癖下结也。枳壳系开宝六年所增,其功大同小异,皆能利气豁痰,消胀逐水,破宿食积气。但实小而性速,壳大而性缓。好古云:病在胸膈皮毛者宜壳;在心腹脾胃者宜实也。

眉批:肉叶受。橘温中而枳苦泄。壳长大而性宣达,与实之下泄不同。

【歌诀】

枳实大风在皮肤,肤中苦痒如麻豆;

寒热结除利五脏,止痢益气长肌肉。(《**医学要诀**》草诀)

朱砂（丹砂）

气味甘，微寒，无毒。主治身体五脏百病，养情神，安魂魄，益气明目，杀精魅邪恶鬼。久服通神明，不老，能化为汞。

丹砂，又名朱砂，始出涪州山谷，今辰州、锦州及云南、波斯蛮獠洞中、石穴内皆有，而以辰州者为胜，故又名辰砂。大者如芙蓉花，小者如箭镞，碎之作墙壁光明可鉴，成层可拆研之。鲜红斯为上品，细小者为米砂，淘土石中得者为土砂，又名阴砂，皆为下品。苏恭曰：形虽大而杂土石。又不若细而明净者佳。

水银，出于丹砂之中，精气内藏，水之精也。色赤体坚，象合离明，火之精也。气味甘寒，生于土石之中，乃资中土，而得水火之精。主治身体五脏百病者，五脏之气，内归坤土，外合周身，丹砂从中土而达五脏之气，出于身体，则百病咸除。养精神者，养肾藏之精，心藏之神，而上下水火相交矣。安魂魄者，安肝藏之魂，肺藏之魄，而内外气血调和矣。调和其气，故益气。调和其血，故明目。上下水火相交，则精魅之怪，邪恶之鬼自消杀矣。久服则灵气充盛，故神明不老，内丹可成，故能化为汞。（《本草崇原》卷上）

丹砂内含真汞，外著炎离，味甘微寒，而为重剂，故主安神镇惊，辟邪清热，为心主血分之药。主安，则五脏百病皆安矣。又预解痘毒者，君火发原于肾，痘之原，在于肾也。

【歌诀】

丹砂辟魅养精神，魂魄能安惊热清；

身体五脏百病却，明目益气通神明。（《医学要诀》草诀）

猪　苓

气味甘平，无毒。主治痎疟，解毒蛊疰不祥，利水道。久服轻身耐老。

猪苓始出衡山山谷及济阴、冤句，今蜀州、习州亦有之。乃枫树之苓也，其皮黑，其肉白，而坚实者佳。任昉《述异记》云：南中有枫子鬼木之老者，为人形，亦呼为灵枫，盖瘿瘤也。至今越巫有得者，以之雕刻鬼神，可致灵异。《尔雅正义》云：枫子鬼乃枫木上寄生，枝高二三尺，天旱以泥涂之即雨。荀伯子《临川记》云：岭南枫木岁久生瘿，如人形，遇暴雷大雨，则暗长三五尺，谓之枫人，则枫为灵异之木，可知矣。

按:陶弘景曰:猪苓是枫树苓。苏颂曰:生土底不必枫根下始有。李时珍曰:猪苓是木之余气所结,如松之余气结茯苓之理。他木皆有,枫树为多。卢子由曰:木之有余于气与脂者,唯松与枫,松则兼气与脂而咸有余,枫则余气为苓,不复余脂为香。余脂为香,不复余气为苓,苓与香各禀气与脂之体与用也。合诸说,观之苓虽他木皆有,唯枫树下者,入药为良。犹寄生、螵蛸二物他树亦有,而唯取桑上者入药,亦此理耳。谓之猪苓者,以其形似猪矢命名。

枫树之瘿,遇雷雨则暗长,以泥涂之,即天雨,是禀水精所主之木也。猪苓新出土时,其味带甘,苓主淡渗,故曰甘平。痎疟,阴疟也。主治痎疟者,禀水精之气以奉春生,则阴疟之邪,随生气而升散矣。解毒蛊疰不详者,苓禀枫树之精华,结于中土,得土气则解毒,禀精华则解蛊疰不祥也。味甘平而淡渗,故利水道。久服则水精四布,故轻身耐老。(《**本草崇原**》卷中)

猪苓乃枫木之余气结成。得阳春之生气,故治痎疟而辟蛊。枫不祥,味苦平而淡,灵能神泄,故通利小便,而主淋浊,脚气肿胀。能渗津液上滋,故解伤寒温疫烦渴。

眉批:痎疟,阴疟也。

【**歌诀**】

猪苓毒蛊疰不祥,痎疟温疫及伤寒;

肿胀子淋通水道,脚气白浊泻膀胱。(《**医学要诀**》草诀)

竹　沥

气味甘大寒,无毒。主治暴中风,风痹,胸中大热,止烦闷,消渴,劳复。《别录》附。

箽竹、淡竹、苦竹皆可取沥,将竹截取二尺许劈开,以砖两片对立架竹于上,两头各出五七寸,以火炙出其沥,以盘承取。

朱震亨曰:竹沥滑痰,非助以姜汁不能行。(《**本草崇原**》卷中)

竹　茹

气味甘,微寒,无毒。主治呕哕温气,寒热,吐血,崩中。《别录》附。

用刀轻轻刮去竹皮上粉青,取青内之皮,谓之竹茹。今人用竹沥、竹茹,皆取大竹,不知淡竹、苦竹、箽竹皆细小不大,俱系野生,非家种也。

呕哕,吐逆也。温气,热气也。竹茹,竹之脉络也。人身脉络不和,则吐逆而为热矣。脉络不和,则或寒或热矣。充肤热肉,淡渗皮毛之血,不循行于脉络,则上吐血而下崩中矣。凡此诸病,竹茹皆能治之,乃以竹之脉络而通人之脉络也。(《本草崇原》卷中)

竹　　叶

气味苦寒,无毒。主治咳逆上气,溢筋急,消恶疡,杀小虫。

竹产处唯江河之南甚多,故戴凯之《竹谱》曰:九河鲜有,五岭实繁,茎直中通,四时青翠,茎有节,节有枝,枝有节,节有叶,叶必三之,枝必两之,六十年一花,其花结实,其竹则枯。竹之种类最多,《本经》用篁竹,后人兼用淡竹、苦竹。一种薄壳者,名甘竹,亦佳。竹禀冬令之水精,其根硬,喜行东南,是气禀西北,而体尚向东南也。冬时孕笋,春时抽篁,夏时解箨,秋日成竿,得天地四时之气。

竹叶凌冬不落,四季常青。凌冬不落者,禀太阳标阳之气也。太阳标阳本寒,故气味苦寒。四季常青者,禀厥阴风木之气也,木主春生,上行外达,故主治咳逆上气。溢筋急者,肝主筋,竹叶禀风木之精,能滋肝脏之虚急也。消恶疡者,恶疡主热,竹叶禀水寒之气,能清心脏之火热也。虫为阴类,竹叶得太阳之标阳,而小虫自杀矣。(《本草崇原》卷中)

凌冬不凋,色青劲直,具东方之木象,有阴守之坚贞。夫木生于水而孕火,竹中通性寒,惟得母之水气,而无火之孕用。故溢肝而解心火也。风平火息,则咳逆喉痹痉疡呕吐,靡不宁矣。淡竹叶辛平大寒,主胸中痰热,咳逆上气,吐血消渴,中风失音,惊痫天吊,喉痹热黄。竹茹甘寒,主呕吐寒热,吐血崩中,肺痿吐血噎膈呃逆,小儿热痫,妇人胎动。竹沥大寒,主中风失音,胸痹烦热,消渴癫狂,化痰养血。痰在经络四肢,及皮里膜外,非此不达不行。

眉批:《本经》所用者乃篁竹叶。凡用竹沥宜配姜汁。

【歌诀】
竹叶苦平主咳逆,上气能平溢筋急;
喉痹恶疡杀小虫,烦热风痉呕吐息。(《医学要诀》草诀)

紫　　草

气味苦寒,无毒。主治心腹邪气,五疸,补中,益气,利九窍。

紫草出砀山山谷及襄阳、南阳、新野所在皆有,人家或种之。苗似兰香,赤茎青节,二月开花紫白色,结实白色,春社前后采根阴干,其根头有白毛如茸,根身紫色,可以染紫。

紫乃苍赤之间色,紫草色紫,得火气也。苗似兰香,得土气也。火土相生,能资中焦之精汁,而调和其上下,故气味苦寒,主治心腹之邪气。疳者,干也,津液干枯也。五疳者,惊疳、食疳、气疳、筋疳、骨疳也。紫草禀火土之气,滋益三焦,故治小儿之五疳。补中者,补中土也。益气者,益三焦之气也。九窍为水注之气,补中土而益三焦,则如雾如沤如渎,水气环复,故利九窍。(《本草崇原》卷中)

紫草茸　按《本草纲目》紫草发明下,李时珍曰:紫草气味苦寒,如痘疹欲出未出,血热毒盛,大便闭涩者宜之,已出而紫黑便闭者,亦可用;若已出而红活,及白陷大便利者,切宜忌之。《直指方》云:紫草治痘,能导大便,使发出亦轻。《活幼新书》云:紫草性寒,小儿脾气实者犹可用;脾气虚者,反能作泻。故古方惟用紫草茸,取其初得阳气,以类触类,所以用发痘疮。今人不达此理,一概用之,非矣。夫所谓茸者,即初生之蒙茸,非紫草之外,另有茸也。又有如麒麟竭者,谓之紫草茸,非也,乃紫铆耳!《酉阳杂俎》云:紫铆树,出真腊、波斯二国,树高盈丈,枝叶郁茂,经冬不凋,天有雾露及雨沾濡,则枝条出铆,状如糖霜,累累紫赤,破则鲜红,能出痘毒。此物产于异域,殊不易得。近有市利之徒,以伪物假充,索价甚厚,非徒无益,而反害之,不若用草之为当也。(《侣山堂类辩》卷下)

苦入心,寒入肾,色紫而有心肾相交之义,故能益气补中。苦寒而有以水济火之功,故能凉血活血。

【歌诀】

紫草苦寒补中气,心腹邪气五疳悴;

凉血活血痘疹宜,通调水道九窍利。(《医学要诀》草诀)

紫河车(人胞)

气味甘咸温无毒。丹书云:天地之先,阴阳之祖,乾坤之橐籥,铅汞之匡廓。胚胎将兆,九九数足,我则乘载之,故谓之河车。色紫者为良。河车丸,治妇人瘵疾劳嗽,虚损骨蒸。大造丸,有夺天地造化之功,皆用河车为君也。

【歌诀】

人胞虚极五劳伤,癫痫失志恍惚安;

宁心养血补精气,血气羸瘦骨蒸凉。(《医学要诀》本草拾遗)

紫 花 地 丁

地丁大能解毒,主治一切痈疽疔肿。近时痘疹热毒甚者,用之甚良。又主黄疸内热,喉痹肿毒。

【歌诀】

紫花地丁辛苦寒,无名肿毒诸恶疮;

发背疔疮并瘰疬,黄疸喉痹痘毒良。(《医学要诀》本草纲目)

紫 参

气味苦寒,无毒。主治心腹积聚,寒热邪气,通九窍、大小便。

紫参,《本经》名牡蒙,出河西及冤句山谷,今河中晋解齐及淮蜀州郡皆有之。苗长一二尺,茎青而细,叶似槐叶,亦有似羊蹄者。五月开细白花,似葱花,亦有红紫,而似水荭者。根淡紫黑色,如地黄状,肉红白色,内浅皮深,三月采根,火炙干便成紫色。又云六月采,晒干用。

《金匮》泽漆汤方,用紫参。本论云:咳而脉沉者,泽漆汤主之。《纲目集解》云:古方所用牡蒙,皆为紫参,而陶氏又以王孙为牡蒙,今用亦希。因《金匮》方有紫参,故存于此。(《本草崇原》卷中)

紫参苦寒。主心腹积聚,寒热邪气;通九窍,利大小便,止吐血衄血。(《医学要诀》药性备考)

紫 石 英

气味甘温,无毒。主治心腹咳逆、邪气,补不足,女子风寒在子宫,绝孕,十年无子。久服温中,轻身延年。

紫石英,始出太山山谷,今会稽、诸暨、乌程、永嘉、阳山、东莞山中皆有,唯太山者最胜。其色淡紫,其质莹澈,大小皆具五棱,两头如箭镞。(《本草崇原》卷上)

石主肾,紫乃赤黑之间色,有坎离相济之义,故治心肾之疾,而主生育焉。《别录》:定惊悸,安魂魄,止消渴,散痈肿。亦取其水火之相济也。

【歌诀】

紫石英温主心腹,咳逆邪气补不足;

女子风寒在子宫,绝孕十年宜久服。(《医学要诀》草诀)

紫　苏

气味辛微温,无毒。主下气杀谷,除饮食,辟口臭,去邪毒,辟恶气。久服通神明,轻身耐老。《纲目》误列中品,今改入上品。

紫苏,《本经》名水苏。始生九真池泽,今处处有之。好生水旁,因名水苏,其叶面青背紫,昼则森挺,暮则下垂。气甚辛香,开花成穗,红紫色,穗中有细子,其色黄赤,入土易生。后人于壤土莳植,面背皆紫者,名家紫苏。野生瘠土者,背紫面青。《别录》另列紫苏,其实一种,但家野之不同耳。又一种面背皆青,气辛臭香者,为荠苧。一种面背皆白者,名白苏,俱不堪入药。

紫苏,气味辛温,臭香色紫,其叶昼挺暮垂,禀太阳天日晦明之气。天气下降,故主下气。下气则能杀谷,杀谷则能除饮食。除,消除也。味辛臭香,故辟口臭。辟口臭,则能去邪毒。去邪毒,则能辟恶气。久服则天日光明,故通神明。天气下降,则地气上升,故轻身耐老。

愚按:紫苏配杏子,主利小便,消水肿,解肌表,定喘逆,与麻黄同功而不走泄正气。故《本经》言:久服通神明,轻身耐老。列于上品。

苏枝附　气味辛平,无毒。主宽中行气,消饮食,化痰涎,治噎膈反胃,止心腹痛,通十二经关窍脉络。《新增》附。

苏枝是茎上傍枝,非老梗也。(《本草崇原》卷上)

紫苏　庭前植百合、紫苏各数茎,见百合花昼开夜合,紫苏叶朝挺暮垂,因悟草木之性,感天地阴阳之气而为开阖者也。如春生、夏长、秋成、冬殒,四时之开阖也;昼开、夜合、朝出、暮入,一日之开阖也。是以一岁之中有四时,一日之中有四时,而人、物应之。百合色白气平,其形象肺,能助呼吸之开阖,故主邪气腹胀心痛,盖气行,则邪散而胀痛解矣,主利大小便者,气化则出也;主补中益气者,气之发原于中也。苏色紫赤,枝茎空通,其气朝出暮入,有如经脉之气,昼行于阳,夜行于阴,是以苏叶能发表汗者,血液之汗也(白走气分,亦走血分)。枝茎能通血脉,故易思兰先生常用苏茎通十二经之关窍,治咽膈饱闷,通大小便,止下利赤白。予亦常用香苏细茎,不切断,治反胃膈食,吐血下血,多奏奇功。盖食气入胃,散精于肝。浊气归心,肝主血,而心主脉。血脉疏通,则食饮自化。《经》云：阳络伤则吐血，阴络伤则下血。通其络脉，使血有所归，则吐下自止。夫茜草、归、芎之类，皆能引血归经，然不若紫苏昼出夜入之行速耳！于戏，阴阳开阖，天地之道也，进乎技矣！（《侣山堂类辩》卷下）

此即紫苏也。好生水旁，故名水苏。叶色白者名荏，青者即荠苎。苏味辛微温。主下气杀谷，除饮食，辟口臭，去邪毒，辟恶气；止吐血衄血，血崩带下，头风鼻渊，产后中风。（《医学要诀》药性备考）

苏者，疏也。故字从稣，能稣行气血而舒畅也。苏叶昼上茂而夜下垂，得行阳行阴之气，味辛走气分，色紫入血分。是以叶主表散皮毛之风寒，茎主通经络之气血，子主利肺消痰，温中下气。虽然，茎叶又能定喘急上气、呕哕霍乱，盖外窍疏而里气下矣。子亦能治风寒湿痹，顺气去风，盖里窍通而外气撤也。又能利大小便，破癥结，治脚气，盖上窍开而下窍通也。故《经》云：病在上者取之下，病在下者取之上；病在左者取之右，病在右者取之左；病在外者治其内，病在内者治其外。医之圆机，不可执一而论也。

苏子（附） 气味辛温，无毒。主下气，除寒，温中（《别录》）。（**《本草崇原》**卷上）

【歌诀】

紫苏辛温主下气，表散风寒及湿痹；

心腹胀满霍乱平，定喘消痰小便利。（《医学要诀》别录中品）

紫　菀

气味苦温，无毒。主治咳逆上气，胸中寒热结气，去蛊毒，痿躄，安五脏。

紫菀之根紫色，而其质柔宛，故名紫菀。近道处处有之，三四月布地生苗，本有白毛，其叶二四相连，五六月开黄白紫花，结黑子。其根细而白者，白菀，即女菀也。

紫，黑赤之间色也。黑赤，水火之色也。紫菀气味苦温，禀火气也。其质阴柔，禀水气也。主治咳逆上气者，启太阳寒水之气，从皮毛而合肺也。治胸中寒热结气者，助少阴火热之气，通利三焦而上达也。蛊毒在腹属土，火能生土，故去蛊毒。痿躄在筋，属木，水能生木，故去痿躄。水火者，阴阳之征兆也。水火交，则阴阳合，故安五脏。（**《本草崇原》**卷中）

女菀 一名白菀，即紫菀之色白者。主风寒洗洗，霍乱泄痢，肠鸣上下无常处，惊痫寒热百疾。治女人面黑，令黑从大便而出。（**《医学要诀》**药性备考）

赤黑相间曰紫,紫菀根花皆紫,有上下水火交济之义,故主咳逆上气、胸中寒热等证。阴阳和,则五脏皆安矣,是以《别录》主惊悸,补虚劳,添骨髓,止吐血咳嗽,能调养心肾也。

【歌诀】

紫菀苦温主咳逆,胸中寒热结气实;

咳唾脓血五脏安,能去蛊毒治痿躄。(《医学要诀》草诀)

紫 葳

气味酸,微寒,无毒。主治妇人产乳余疾,崩中,癥痕血闭,寒热羸瘦,养胎。

紫葳,处处皆有,多生山中,人家园圃亦或栽之。蔓延木上,高数丈,年久者藤大如杯,春初生枝,一枝数叶,尖长有齿,自夏至秋,花开五瓣,赭黄色,有细点,秋深更赤,今名凌霄花,谓其花之极高也,根花并用。

紫葳,延引藤蔓,主通经脉,气味酸寒,主清血热,故《本经》主治如此。近时用此,为通经下胎之药。仲景鳖甲煎丸,亦用紫葳以消癥痕,必非安胎之品。《本经》养胎二字,当是堕胎之讹耳。(《本草崇原》卷中)

一名凌霄花,味酸微寒。主妇人产乳余疾,崩中癥痕血闭,寒热,羸瘦。养胎同玉簪根、凤仙子丸服,主断产。(《医学要诀》药性备考)

自 然 铜

主折伤,散血止痛,破积聚,续筋骨,止惊悸,治心疼。(《医学要诀》药性备考)

棕 榈 炭

棕皮性涩。若失血去多,瘀滞已尽者,用之切当,所谓涩可去脱也。与乱发同用更良。年久败棕入药尤妙。《摄生方》又能治小便不通,棕皮烧存性,以水酒服二钱甚验。盖涩味走肝,肝主疏泄也,故东垣谓胞衣不下,涩剂可以下之。与此同义。

【歌诀】

棕榈苦平主止血,赤白带痢及崩中;

鼻衄吐血破癥块,金疮止痛治肠风。(《医学要诀》嘉祐本草)